Brigitte Pregenzer

Einfach gesund – Das Hildegard von Bingen Gesundheitsbuch

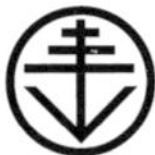

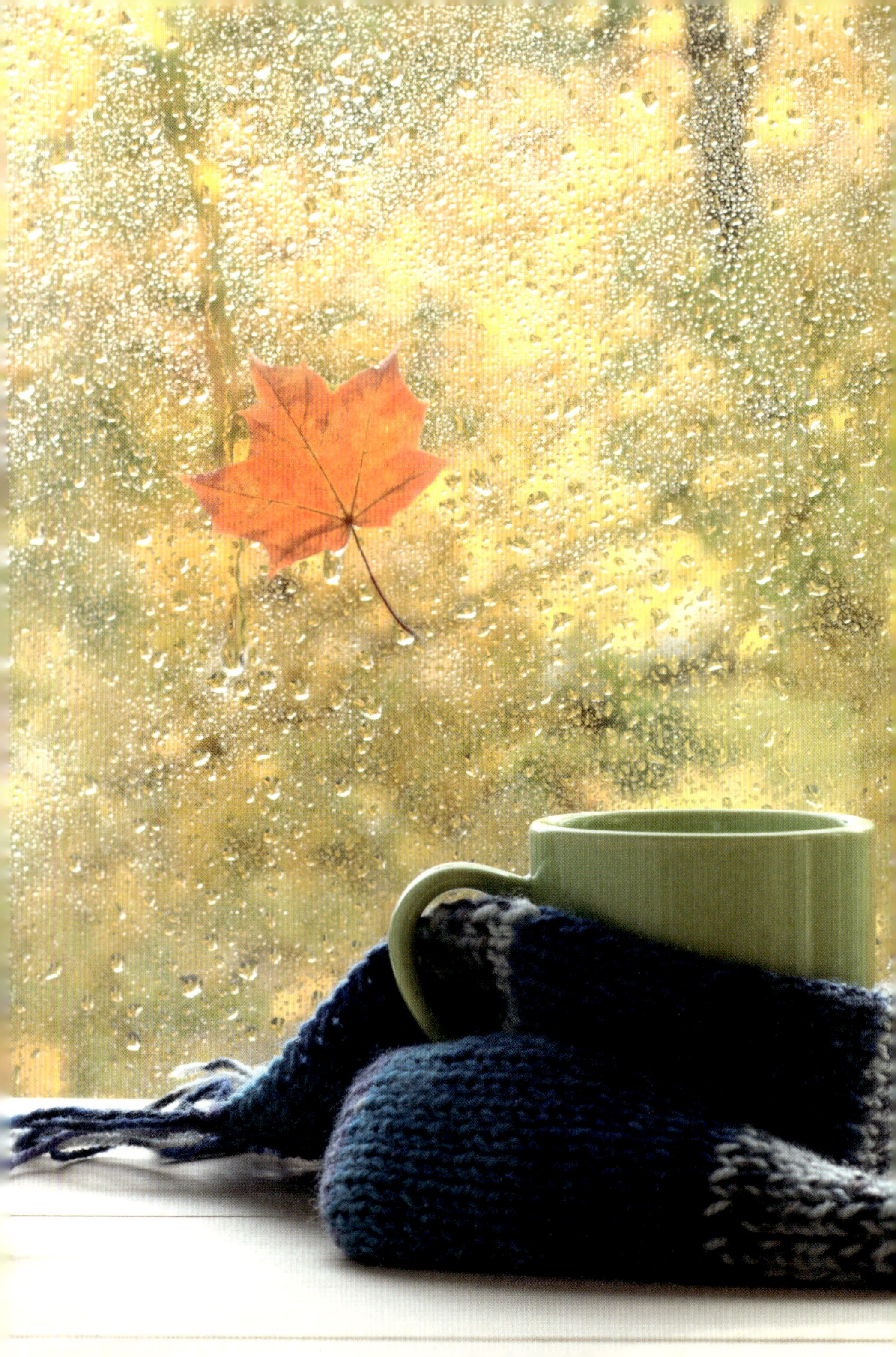

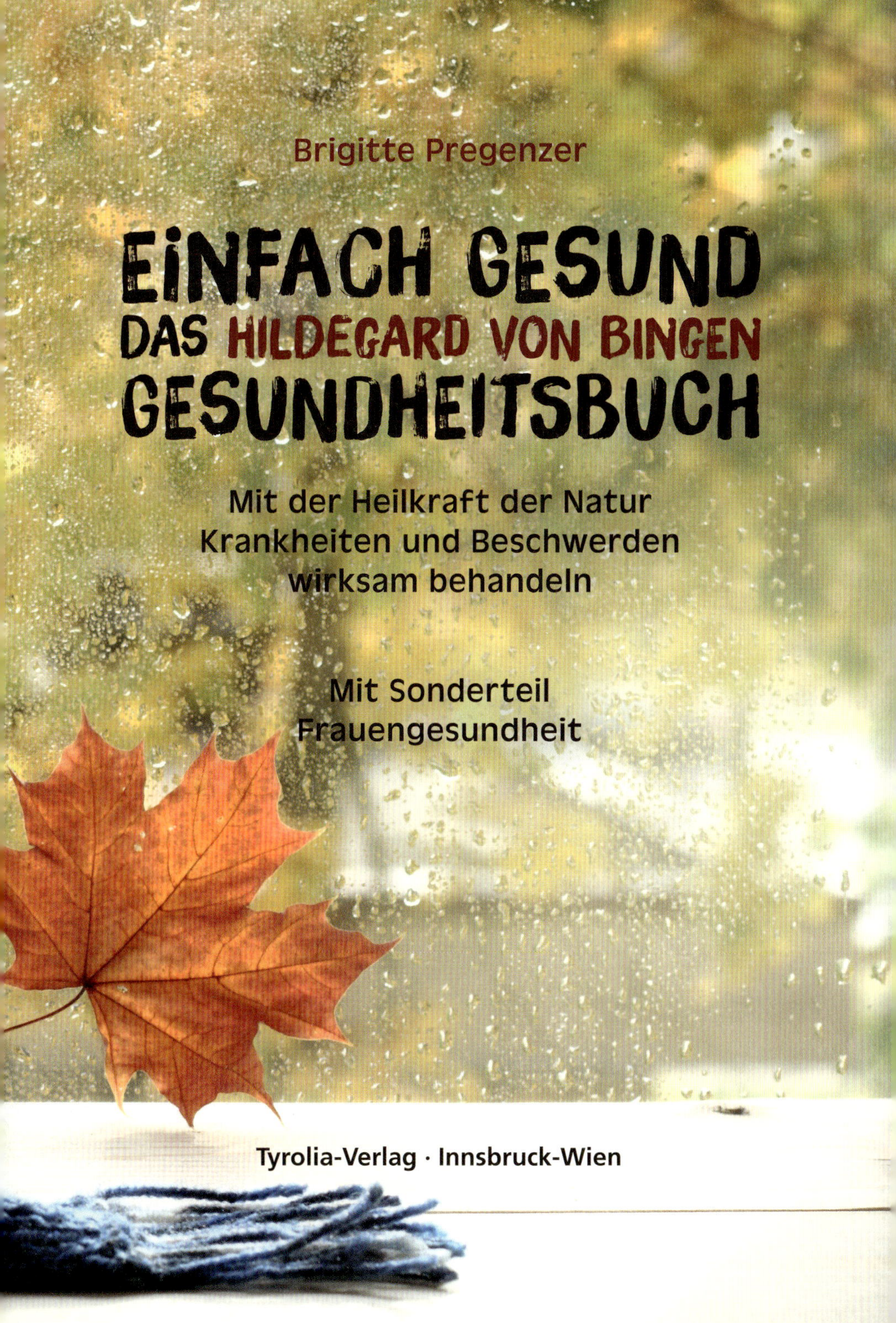

Brigitte Pregenzer
EINFACH GESUND
DAS HILDEGARD VON BINGEN GESUNDHEITSBUCH
Mit der Heilkraft der Natur Krankheiten und Beschwerden wirksam behandeln
Mit Sonderteil Frauengesundheit
Tyrolia-Verlag · Innsbruck-Wien

Dieses Buch ersetzt keinen Arzt. In Krankheit und bei Beschwerden ist ein Arzt aufzusuchen. Die hier beschriebenen Heilmittel können die Genesung unterstützen und vorbeugend das Immunsystem stärken. Die Anwendung und Dosierung der angegebenen Mittel liegen in der Verantwortung jedes einzelnen Anwenders.

Dieses Buch ist eine gründlich aktualisierte und erweiterte Neuauflage des Titels „Hildegard von Bingen. Einfach gesund“ von Brigitte Pregenzer und Brigitte Schmidle (ISBN 978-3-7022-2747-0).

Nachhaltige Produktion ist uns ein Anliegen; wir möchten die Belastung unserer Mitwelt so gering wie möglich halten. Über unsere Druckereien garantieren wir ein hohes Maß an Umweltverträglichkeit: Wir lassen ausschließlich auf FSC®-Papieren aus verantwortungsvollen Quellen drucken, verwenden Farben auf Pflanzenölbasis und Klebestoffe ohne Lösungsmittel. Wir produzieren in Österreich und im nahen europäischen Ausland, auf Produktionen in Fernost verzichten wir ganz.

Mitglied der Verlagsgruppe „engagement“

Umschlaggestaltung und Layout: Tyrolia-Verlag, Innsbruck
Titelbild: Brigitte Pregenzer
Bilder im Innenteil: shutterstock, Adobe Stock und Pregenzer (S. 9, 79)
Lithografie: Artilitho, Trento (I)
Druck und Bindung: esperia, Lavis (I)
ISBN 978-3-7022-4175-9 (gedrucktes Buch)
ISBN 978-3-7022-4176-6 (E-Book)
E-Mail: buchverlag@tyrolia.at
Internet: www.tyrolia-verlag.at

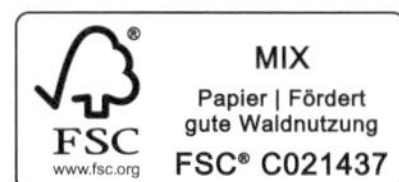

Inhaltsverzeichnis

Zu diesem Buch

Das vielfach bewährte Buch *Einfach gesund* wurde nun von Brigitte Pregenzer überarbeitet, erweitert und mit Themen aus der Frauenheilkunde ergänzt.
Auch dieses Mal schöpft sie aus dem reichen Erfahrungsschatz der Hildegardheilkunde, die den Menschen ganzheitlich sieht – mit Leib und Seele, in seiner Beziehung zur Natur, zu Gott, zu den Mitmenschen und zu sich selbst.
Möge auch diese Neuauflage für viele Menschen wertvoll werden und ihnen die zahlreichen Möglichkeiten der Hildegard-Medizin zugängig machen.

Dr. med. Dorit Jäger

„Die ganze Natur steht
dem Menschen zu Diensten …
und legt ihm freudig ihre Güter ans Herz."
Hildegard von Bingen

An dieser Stelle möchte ich mich ganz herzlich bei Dr. Felicitas Karlinger bedanken, die den Inhalt dieses Buches bei der Erstauflage mit viel Geduld und Kompetenz kritisch überprüft hat. Zudem bedanke ich mich ganz herzlich bei Dr. Dorit Jäger, die die Ergänzungen und Erweiterungen der Neuauflage ebenfalls kritisch und genau durchgesehen hat.

Vorwort

Bei der Überarbeitung dieses Buches ist mir einmal mehr bewusst geworden, wie selbstverständlich Gesundheit für uns ist. Das Freisein von Krankheit und Schmerz nehmen wir als gegeben – bis sich dies durch einen Unfall, eine überraschende Diagnose oder eine schleichende Krankheit ändert. Gesundheit ist ein „Zustand" des Wohlbefindens auf körperlicher, seelischer und geistiger Ebene. Und dafür sind wir zu einem guten Teil selbst verantwortlich und können täglich dafür Sorge tragen.

Unser Körper ist ein Wunderwerk der Schöpfung, in dem ohne unser Zutun und ohne unser Wissen um komplexe Zusammenhänge wie Stoffwechsel, Kreislauf, Hormonhaushalt usw. komplizierte Prozesse ablaufen.

Wir erachten es oft als selbstverständlich, dass unser Körper „funktioniert" und dass wir sofort wieder gesund werden, wenn wir erkranken. Dieser Wunsch ist zwar verständlich, aber es ist überhaupt nicht selbstverständlich, dass wir durchgängig gesund sind. In guten Zeiten vergessen wir oft, dafür dankbar zu sein, und so werden wir manchmal durch Krankheit daran erinnert, gut auf unseren Körper, unseren Geist und unsere Seele zu achten und unseren Lebensstil zu überdenken.

Wenn unser Körper Signale in Form von Erkältungen und Krankheiten sendet, steht immer auch ein Ruf der Seele dahinter. Hildegard von Bingen war der Überzeugung, dass die Gesundung des Körpers nur möglich ist, wenn auch die seelischen Bedürfnisse gestillt werden. So waren für sie das Gebet und die Meditation tägliche Praxis, um dieses Bedürfnis zu befriedigen. Sie setzte zudem Musik und Gesang als Heilmittel ein, um die Seele zu „stimmen", damit der Körper genesen konnte.

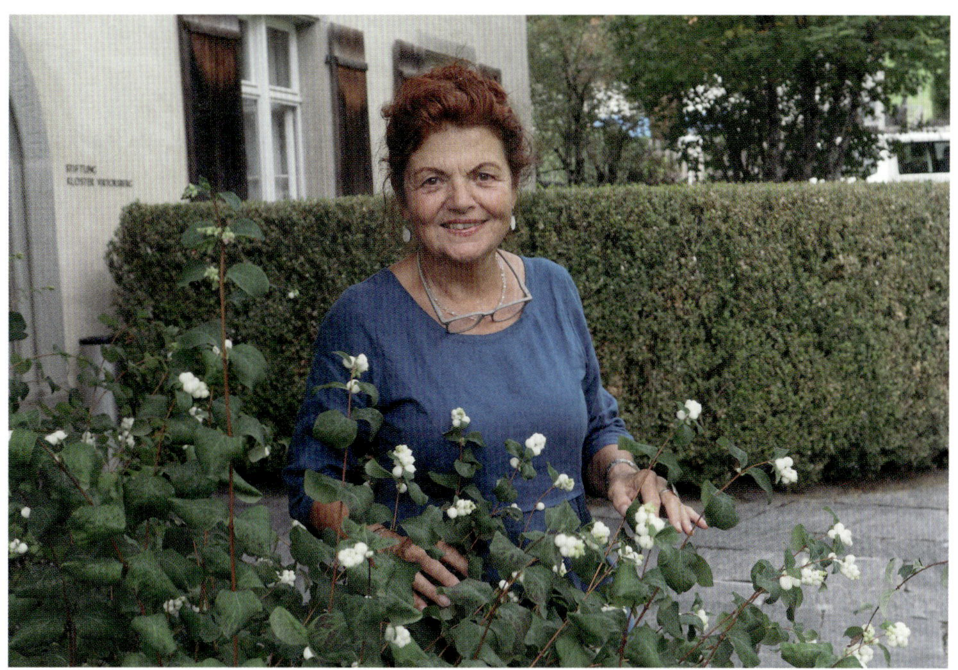

Bei einer Erkrankung ist es deshalb sinnvoll und wichtig, auf die innere Stimme zu hören und die tieferliegenden Bedürfnisse auf körperlicher und seelischer Ebene wahrzunehmen.
So wünsche ich allen Leserinnen und Lesern eine gute Gesundheit und wohltuende Erkenntnisse durch dieses Buch.

Von Herzen
Brigitte Pregenzer

Einleitung

Wir alle wünschen uns Gesundheit und sind uns oft nicht ganz im Klaren, was wir darunter verstehen. Wir können körperlich gesund sein und dennoch fühlen wir uns „krank": Ein diffuses Unwohl-Sein, eine innere Leere oder gedankliche Unruhe zeigen auf, dass es mehrere Ebenen von Gesundheit gibt und wir uns darum kümmern müssen. Wohlbefinden auf allen Ebenen unseres Seins erreichen wir, indem wir „das Leben pflegen, wo es uns begegnet", wie es Hildegard zu ihrer Zeit bereits geschrieben hat.

Einer der zentralen Begriffe der Lehre der Hildegard von Bingen ist die „Discretio", das rechte Maß. Die **Discretio** ist sowohl beim Essen und Trinken als auch beim Arbeiten und in der Freizeit sowie beim Schlafen und Wachen die Mutter aller Tugenden. Das rechte Maß wirkt sich ganz entscheidend auf unser Wohlbefinden und auf unsere Gesundheit aus. Wie aber findet man gerade in der heutigen Zeit zum rechten Maß? Dies geschieht über den goldenen Mittelweg, indem man mit einer „gesunden" **Disziplin** – eine weitere Hildegard-Tugend – in allen Bereichen des Lebens agiert. Das gilt sowohl für den körperlichen als auch für den geistigen und seelischen Bereich. Gerade die seelischen Bedürfnisse werden heute viel zu sehr vernachlässigt, dabei ist die Auflösung seelischer Blockaden eine Voraussetzung für jede vollständige Heilung.
Hildegard von Bingen beschreibt sehr eindrücklich 35 Tugenden bzw. Untugenden, mit denen ein Mensch im Laufe seines Lebens konfrontiert werden kann, um daran zu wachsen. Sie weist ganz klar darauf hin, wie z. B. mit Bequemlichkeit, Feigheit, Neid, Vergnügungssucht, Streitsucht usw. umgegangen werden soll. Sie empfiehlt eine Auseinandersetzung auf positive Weise, indem man diesen „Lastern" jeweils die Tugenden

entgegensetzt. Wer also geizig ist, sollte sich so oft wie möglich in Großzügigkeit üben, und wer ungeduldig ist, sollte lernen, geduldig zu sein. Ziel dieser „Psychotherapie" ist die Stärkung des seelischen Abwehrsystems mit Hilfe der Tugenden, damit eine ganzheitliche Gesundung möglich werden kann.

Neben der Discretio ist die „**Misericordia**", die Barmherzigkeit, eine wichtige Tugend, die wir pflegen sollten. Sowohl im deutschen als auch im lateinischen Wort steckt der Begriff „Herz". Das Herz ist nach Hildegard der Sitz der Seele und der Gedanken. Wer mit hartem Herzen durchs Leben geht, ständig nur beurteilt, aburteilt und verurteilt, der wird stur, kalt und unbeweglich. Die Barmherzigkeit hingegen „befreit zum Leben". Daher ist es besonders wichtig, sie immer wieder zu aktivieren und einzusetzen. Wer barmherzig ist, der nimmt Anteil, zeigt Verständnis und hat Mitgefühl. Die Barmherzigkeit hat enorme Kräfte und ist imstande, bei sich und bei anderen Blockaden aufzulösen, Verhärtungen zu erweichen und alte Wunden zu heilen. Durch ihre Wärme, ihre Zartheit und ihre Nähe verbindet sie die Herzen miteinander und lässt Verständnis und Zuneigung füreinander fließen.

Krankheit ist immer nur ein äußeres Symptom für seelische und geistige Befindlichkeit. Es geht nicht darum, dieses Symptom zum Verschwinden zu bringen, sondern um eine ganzheitliche Heilung auf allen drei beteiligten Ebenen. Krankheit ist auch nicht unser Feind, den wir bekämpfen müssen, sondern ein Fingerzeig, dass etwas in unserem Leben nicht in der rechten Ordnung bzw. im rechten Maß ist.
Ich wünsche Ihnen, dass Sie zu Ihrem eigenen Maß finden, das Ihnen wiederum zu einem gesunden und frohen Leben verhilft. Die angeführten Heilmittel bieten eine Hilfestellung, um diesem Ziel näher zu kommen.

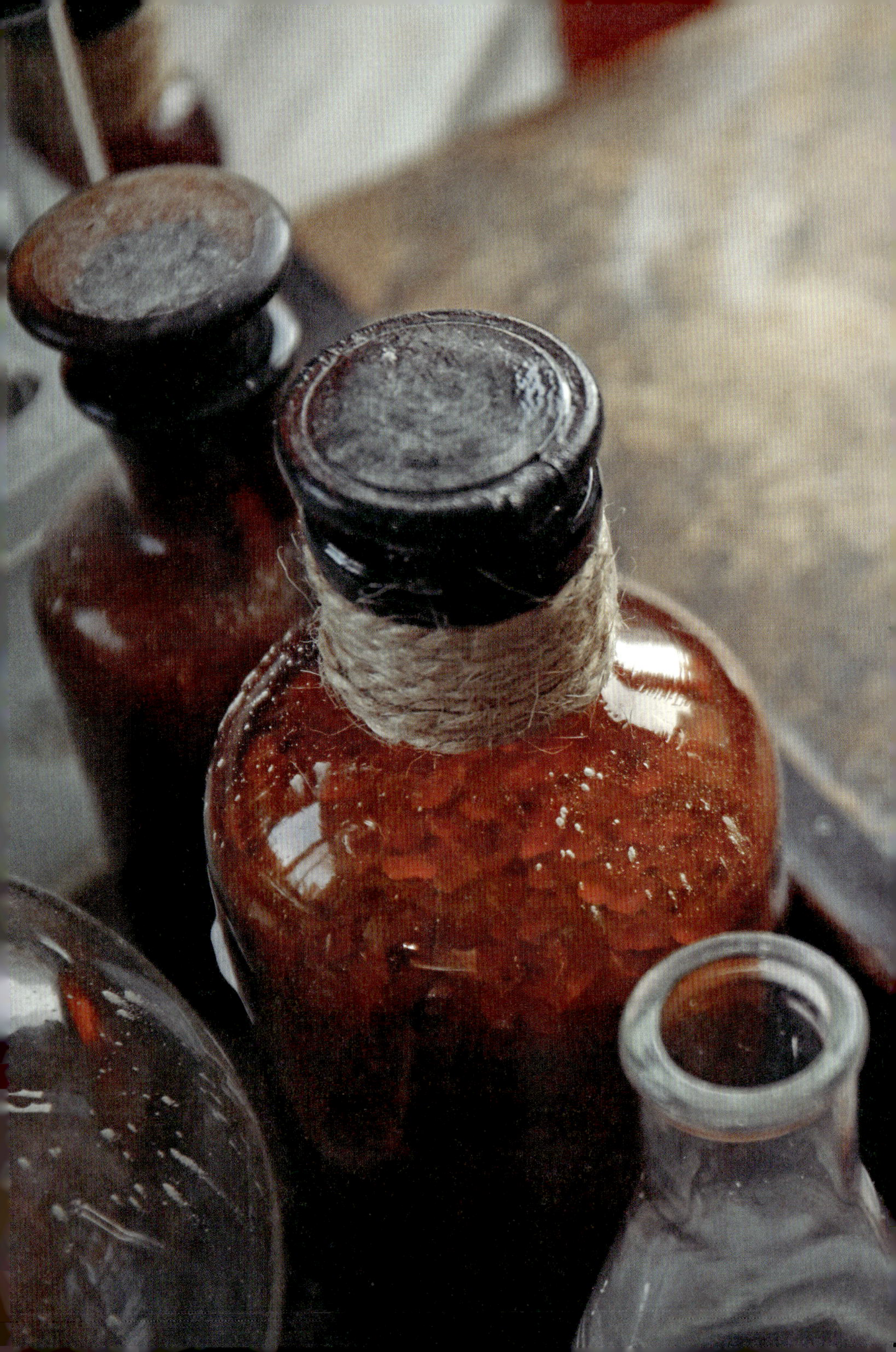

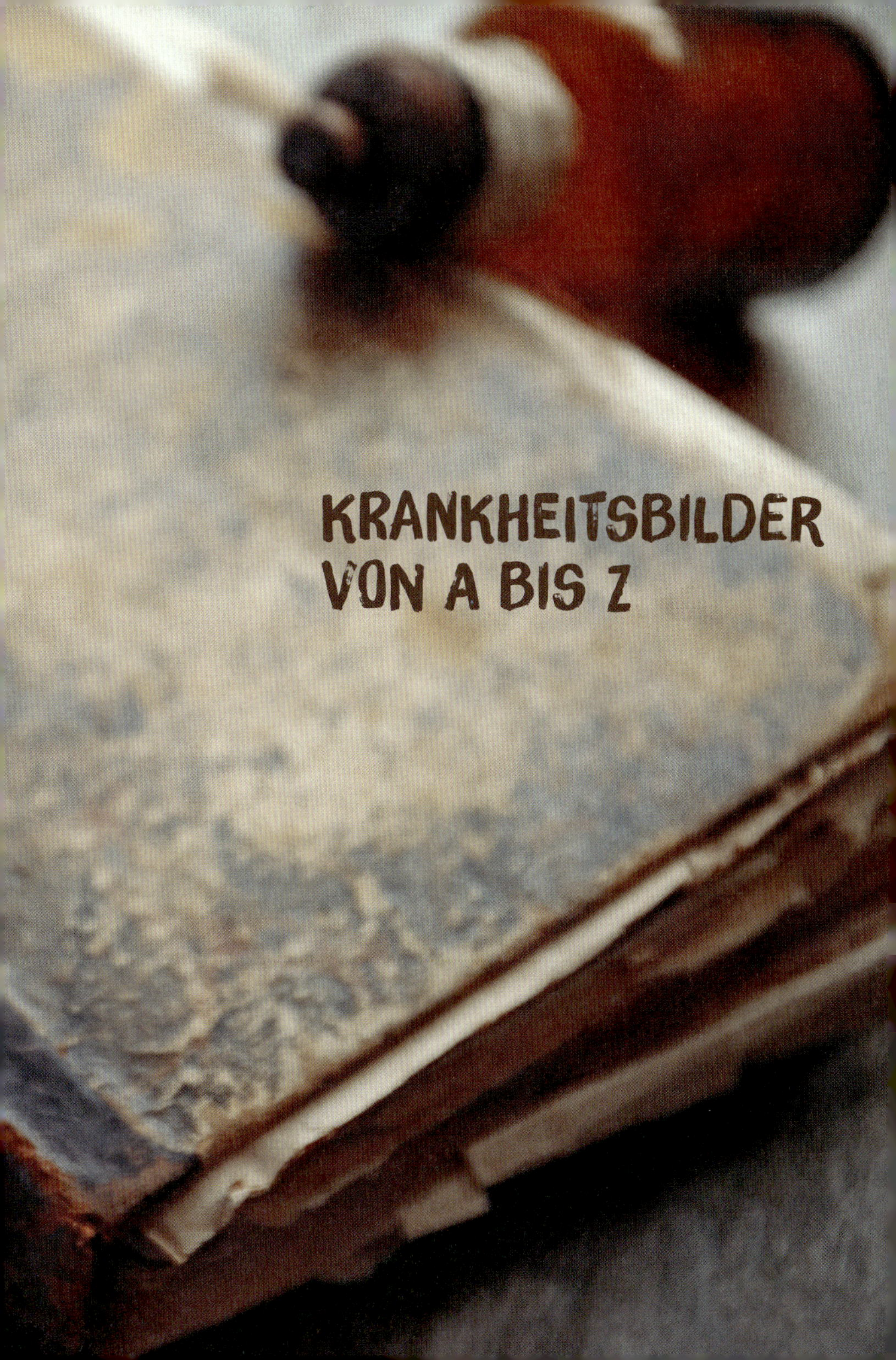

KRANKHEITSBILDER VON A BIS Z

Es sei ausdrücklich darauf hingewiesen, dass zur Abklärung von gesundheitlichen Beschwerden ein Arzt des Vertrauens aufgesucht werden muss. Für dieses Buch wurden bewusst einfach anzuwendende Heilmittel ausgewählt. Die angeführten Rezepte sind zu einem großen Teil dem Buch „Große Hildegard-Apotheke" von Dr. Hertzka und Dr. Strehlow entnommen und wurden von Dr. Felicitas Karlinger erweitert. Die Neuerungen im Buch und das Frauenkapitel wurden von Dr. Dorit Jäger begutachtet und ergänzt. Hildegard beschreibt noch viele weitere Heilmittel, dic Sic in ihren Werken (Literaturverzeichnis Seite XX) nachlesen können.

Akne

Bei Akne sollten grundsätzlich die Ernährungsgewohnheiten überdacht werden. Die Basis einer optimalen Ernährung bilden Dinkel, Obst und Gemüse. Zusätzlich empfehlen sich:

Meisterwurz

Der Meisterwurz wirkt wie ein Antibiotikum. Bei Akne den Wein kurmäßig einnehmen: 5 Tage einnehmen, 5 Tage Pause, 3 Tage einnehmen, 3 Tage Pause, 1 Tag einnehmen, 1 Tag Pause, 3 Tage einnehmen, 3 Tage Pause und wiederum 5 Tage einnehmen. Die Kur solange fortsetzen, bis eine deutliche Besserung eintritt. Den Wein jeweils vor den Mahlzeiten trinken. Am Ende des Tages den Rest wegschütten, denn dieser Fieberwein muss jeden Tag frisch zubereitet werden.

Durch dieses „Auf und Ab" werden die körperlichen Selbstheilungskräfte aktiviert.

Hirschzungenelixier

Es sorgt für den hormonellen Ausgleich. In der 1. Woche nach jedem Essen einen Schluck und in der 2. bis 6. Woche vor und nach dem Essen einen Schluck Hirschzungenelixier einnehmen.

Schafgarbenpulver
Mehrmals täglich 1–2 Messerspitzen Schafgarbenpulver in Fencheltee einnehmen. Das Schafgarbenpulver nicht mitkochen.

Die Schafgarbe ist das typische Hildegard-Wundheilmittel. Sie sollte bei sämtlichen Wundbehandlungen unbedingt zum Einsatz kommen.

Quendel
Quendel prisenweise entweder als Pulver oder in gerebelter Form Suppen, Gemüse, Fleisch usw. beigeben. Es ist wichtig, den Quendel oft zu verwenden und ihn immer mitzukochen. Ein nachträgliches Würzen hilft nicht.

Amethyst
Der Amethyst leistet besonders bei Gesichtsakne wertvolle Hilfe. Den Stein zuerst einspeicheln und dann vorsichtig um die Pusteln herum streichen. Die Rötung nimmt zwar einen Tag lang etwas zu, die Akne beginnt dann aber abzuheilen.

Allergie

Bei Allergien grundsätzlich auf einfachste Ernährung achten. Möglichst lange nur wenige Nahrungskomponenten mischen. So zum Beispiel Dinkel in Form von Nudeln, Reis oder Bratlingen wählen und dazu nur eine Gemüsesorte oder nur eine Sorte Salat essen.

Je weniger Komponenten der Körper „dekodieren" muss, umso mehr Energie bleibt für die Heilung übrig.

Flohsamenwein
Dreimal täglich vor dem Essen einen Schluck warmen Wein trinken. Die abgesiebten Flohsamen eventuell noch zusätzlich warm in einem Leinensäckchen auf den Magen legen.

Leinsamenwickel
Er regt die Verdauung an und leitet Gifte aus. Den Leinsamenwickel auf die Gürtelzone legen und mit warmen Frotteetüchern abdecken.

Lorbeerfrüchte
Sie eignen sich für Menschen, die leicht zu fieberhaften Erkrankungen neigen. Immer wieder Lorbeeren kauen, sie räumen nach Hildegard mit allen Fiebern auf.

Mohn
Speisemohn ist ein natürliches Antihistaminikum, er wirkt also Juckreiz entgegen. Nach Möglichkeit täglich 2–3 Teelöffel ungemahlenen Mohn übers Apfelmus, übers Hildegard-Frühstück oder einfach über ein Stück Brot streuen und essen.

Bertram
Bertram ist ein wohlschmeckendes Küchengewürz, das den Körper entgiftet. Allen Speisen prisenweise Bertram beifügen. Bertram kann sowohl roh als auch gekocht verwendet werden.
Das „Bertramziehen" hat sich ebenfalls sehr bewährt: Morgens nüchtern, vor dem Zähneputzen, eine Prise Bertram einspeicheln und diese 5 Minuten durch die Zähne ziehen. Ausspucken, ausspülen und dann erst die Zähne putzen.

Goldwein mit Enzianwurzelpulver
Sowohl der Goldwein als auch das Enzianwurzelpulver wirken Allergien entgegen. Einen Esslöffel Wein in ein Schnapsglas geben. Ein kleines Flussgold-Nugget zwei Minuten auf die heiße Herdplatte legen, mit einer Pinzette wegnehmen und in den Wein tauchen. Diesen Vorgang noch 2-mal wiederholen. Eine Messerspitze Enzianwurzelpulver darunter rühren und diesen Wein täglich zum Mittagessen trinken.

Beim Kochen den Kochtopf etwas beiseite schieben und das Nugget auf der freien Herdplatte erwärmen.

Mutterkümmel
Er hilft bei Milch-Eiweiß-Allergien und Käseunverträglichkeit. Speisen mit Mutterkümmel würzen bzw. bestreuen. Bei Herzproblemen Mutterkümmel meiden!

Der Mutterkümmel ist auch als Kreuzkümmel bekannt.

Onyxessig
Einen Onyx 5 Tage in 1/2 Liter Weinessig legen. Danach den Stein herausnehmen, die Speisen damit würzen und gekochten Speisen einen Schuss von diesem Essig beigeben.
Den Essig so oft wie möglich einsetzen.

Alpträume und Angst

Achten Sie darauf, den Abend ruhig ausklingen zu lassen, meiden Sie belastende Informationen wie Nachrichten, Klatsch und Tratsch und nehmen Sie ein leichtes Abendmahl ein. Zusätzlich helfen:

Betonikakrautkissen
Es beruhigt die Gedanken. Trockenkraut in ein kleines Schlummerkissen füllen und auf das Kopfkissen legen. Die erstaunlich schnelle Wirkung dieses Kräuterkissens hält etwa ein halbes Jahr an.

Betonika nur äußerlich anwenden.

Jaspis
Der Jaspis hilft Jung und Alt gegen Alpträume durch Ängste und Sorgen und bei unruhigem Schlaf. Er hat sich auch bei Kindern, die nachts immer ins Bett der Eltern kommen, oder bei Kindern, die Bett nässen, hervorragend bewährt. Den Stein unter das Kopfkissen legen oder am Körper tragen.

Angina

Akeleitropfen
Die Tropfen bis zum Abklingen der Symptome einnehmen. Erwachsene: 3–4-mal täglich 10–20 Tropfen.
Kinder: pro Altersjahr 1⁄2 Tropfen (einem 4-jährigen Kind z. B. 2 Tropfen geben).

Bei Kindern hat sich die Einnahme von Akeleihonig als hilfreich erwiesen (siehe Seite 169).

Achtung: Die Akelei ist giftig und nur in dieser kleinen Menge heilfähig, keinesfalls überdosieren!

Bertramziehen

Eine Messerspitze Bertrampulver morgens nüchtern einspeicheln, mindestens 5 Minuten lang durch die Zähne ziehen und anschließend ausspucken. Den Mund ausspülen und dann erst die Zähne putzen.

Bergkristallkette

Das Tragen einer Bergkristallkette, vor allem in Kombination mit Süßwasserperlen, löst Verschleimungen im Halsbereich.

Appetitlosigkeit, Untergewicht

Essen Sie Ingwer nur so lange, bis es Ihnen wieder besser geht, denn nach Hildegard macht der Ingwer pur genossen einen gesunden Menschen vergesslich, matt und zügellos.

Ingwerpulver

Bei Abmagerung und Appetitlosigkeit etwas Ingwerpulver über die Suppe oder auf ein Stück Dinkelbrot streuen und auf leeren Magen essen.

Gersten-Hafer-Fenchel-Brühe

Hilft, wenn man keine normale Nahrung mehr verträgt. Halb Gerste, halb Hafer und etwas Fenchel kochen und abseihen. Diese Kraftbrühe trinken, bis man wieder gesund ist.

Griechenkleepulver

Griechenklee ist auch als Bockshornklee bekannt.

Griechenklee ist das „Aromat" der Hildegard-Küche und muss mindestens 10 Minuten mitgekocht werden, weil er sonst bitter schmeckt. Das Griechenkleepulver gleicht Unter- bzw. auch Übergewicht aus.

Zitwerpulver

Das Zitwerpulver wirkt verdauungsfördernd und appetitanregend. Zitwerpulver in ein Säckchen geben, mit Wasser übergießen, über Nacht stehen lassen und nüchtern trinken.

Muskatellersalbeiwein
Bei Appetitlosigkeit in Folge von Magenproblemen nach dem Mittag- und Abendessen jeweils einen Schluck des Elixiers trinken.

Salbeisauce
Salbei, Kerbel und Knoblauch in Weinessig zerstoßen und als Sauce verwenden.

Pfeffer
Pfeffer ist ein Gewürz das, als Heilmittel eingesetzt, für eine gute Verdauung sorgt. Bei Appetitlosigkeit etwas weißen oder schwarzen Pfeffer auf ein Stückchen Dinkelbrot streuen und essen.

In der Hildegard-Küche wird anstatt Pfeffer Galgant verwendet und Pfeffer wird bewusst als Heilmittel eingesetzt.

Dinkelbrottrunk
Der Dinkelbrottrunk trägt zur Darmsanierung und -entgiftung bei und verhilft zu Kraft und Energie. Einen Liter Wasser (am besten Kristallwasser) und 100 g altes Dinkel-Vollkornbrot 10 Minuten kochen, absieben und oft davon trinken.

Den Dinkelbrottrunk immer frisch zubereiten, denn er wird schnell sauer.

Gerstenbad
Das Gerstenbad kräftigt: drei Tassen Gerstenkörner in vier Liter Wasser eine Stunde auskochen. Das Wasser abseihen und den Absud entweder dem Badewasser beigeben oder ein Fußbad nehmen.

Appetit zügeln

Dinkelkaugummi
Das ist besonders hilfreich, wenn man gerne etwas zwischen den Zähnen hat. Einige rohe bzw. bei Zahn-

problemen leicht gekochte Dinkelkörner in den Mund nehmen, einspeicheln und gut kauen.

Würzen
Je kräftiger man würzt, desto mehr steigt der Appetit. Um den Hunger zu zügeln, ist es sinnvoll, die Speisen mild zuzubereiten.

Arthritis, Arthrose

Siehe Gicht und Rheuma.

Bei Asthma ist es generell wichtig, vermehrt Mandeln und Produkte aus Ziegenmilch einzusetzen.

Achtung: Die Akelei ist giftig und nur in dieser kleinen Menge heilfähig. Keinesfalls überdosieren!

Asthma

Akeleihonig
25 Akeleiblätter (in der Größe von ca. 2 cm Durchmesser) fein hacken, mit 250 g Bienenhonig gut mischen und im Kühlschrank aufbewahren. Der Akeleihonig hat speziell „Rotznasen-Kindern" schon oft geholfen. Er eignet sich auch gut zur Beseitigung von „Polypen".
Je nach Alter mehrmals täglich eine Messerspitze bis einen Teelöffel Akeleihonig gut einspeicheln.
Statt Akeleiblättern kann auch 25 g Akeleipulver auf 250 g Honig verwendet werden.

Wacholderbeerenelixier
2–3 Wochen lang morgens nüchtern und vor dem Mittagessen einen Schluck trinken und 2 Wochen lang nach dem Mittagessen einen Schluck einnehmen. Bei Bedarf wiederholen.

Gelöschter Wein
Der gelöschte Wein besänftigt das Gemüt und mindert die Angst vor Anfällen. 100 ml Wein zum Kochen bringen, 50 ml Wasser dazugeben, sofort von der Herdplat-

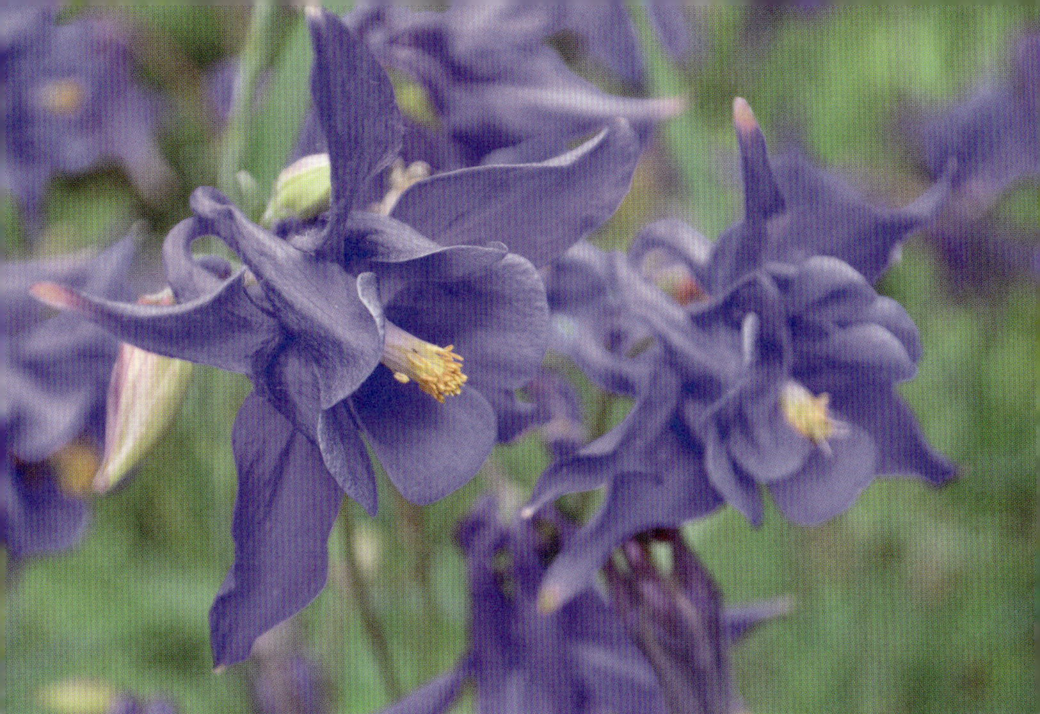

te wegstellen und öfters ein Gläschen lauwarmen gelöschten Wein trinken.

Akelei

Fenchel-Balsam-Tee
Speziell Kindern hilft dieser Tee ausgezeichnet. Das Kraut aufbrühen, 2–3 Minuten ziehen lassen, abseihen und am Nachmittag oder Abend ein Gläschen kalt trinken.

Aufregung, Lampenfieber

Jaspis
Der Jaspis hilft bei Herzstolpern, allen Aufregungen wie z. B. Prüfungsangst oder Liebeskummer, jedem seelischen Druck, der das Herz höher schlagen lässt, rheumatischen Beschwerden und Angstträumen. Eine Jaspisscheibe solange aufs Herz legen, bis sie warm oder sogar heiß ist. Dann den Stein wegnehmen und ihn auskühlen lassen. Diesen Vorgang 3–4-mal wiederholen.

Beim Jaspis handelt es sich um den Indischen Blutjaspis bzw. Heliotrop.

Gelöschter Wein
Der gelöschte Wein besänftigt das Gemüt. 100 ml Wein zum Kochen bringen, 50 ml kaltes Wasser dazugeben und sofort von der Herdplatte wegstellen. Öfters ein Gläschen lauwarmen gelöschten Wein trinken.

Kubeben
Immer wieder einige Kubebenfrüchte kauen.

Nervenkekse
In aufregenden Zeiten immer wieder einige Nervenkekse essen.

Wer unter Aufstoßen leidet, sollte darauf achten, langsam und in aller Ruhe zu essen, da sonst die Gefahr besteht, zuviel Luft mitzuschlucken.

Aufstoßen

Muskatellersalbeiwein
Der Muskatellersalbeiwein ist ein wichtiges Magenmittel. Es hilft bei allen Magenleiden wie Magenschmerzen, Sodbrennen, Aufstoßen, Verdauungsschwäche oder Appetitlosigkeit. Nach jedem Essen 1–2 Schlucke trinken.

Fenchel, Fenchelkörner
Immer wieder Fenchel essen und so oft wie möglich gekochte (vom Fencheltee) oder getrocknete Fenchelkörner kauen.

Augen bzw. Sehkraft

Bohnenkraut
Das Bohnenkraut stärkt Augen, Magen und Herz. Es ist ein Frohmacher und sollte roh gegessen werden, d. h. es wird erst nach dem Kochen den Speisen beigefügt.

Fenchelkörner

Das tägliche Kauen von Fenchelkörnern stärkt die Sehkraft und klärt die Augen.

Goldtopaswein

Den Goldtopaswein (siehe Seite 181) anwenden.

„Ins Grüne schauen"

Dieses einfache Mittel trägt zur Entspannung der Augen bei, das wird auch von der modernen Farbpsychologie bestätigt. Hildegard empfiehlt zudem, in ein fließendes Gewässer zu blicken oder so lange auf grünes Gras zu schauen, bis die Augen zu tränen beginnen.

Auch grüne Servietten, ein grünes Tischtuch oder ein grünes Bild tragen zur Erholung der Augen bei.

Poleiessighonig

Dreimal täglich vor dem Essen einen Esslöffel Poleiessighonig einnehmen. Da der Poleiessighonig sehr scharf ist, verdünnt man ihn am besten mit etwas Tee.

Veilchenöl

Am Abend die Augenlider und auch die Schläfen vorsichtig mit Veilchenöl bestreichen.

Augenprobleme

Bertram und Fenchel

Bei Augenproblemen verstärkt Bertram und Fenchel als Küchengewürze einsetzen und immer wieder Fenchelsamen kauen.

Frühlingsfarn

Am Abend frische Farnwedel auf die Augen legen, mit einem Stirnband oder Tuch festbinden und damit schlafen.

Rebstockwasser wird auch „Einfache Rebtropfen“ genannt und darf nicht mit den öligen Rebtropfen verwechselt werden.

Rebstockwasser
Das Rebstockwasser zählt zu den besten Augenmitteln der Hildegard-Heilkunde. 4–5-mal pro Tag die geschlossenen Lider einreiben. Es hilft bei allen Augenentzündungen, Bindehautentzündung, jeder Überreizung der Augen sowie bei trockenen und verklebten Augen.

Smaragd
Den Stein anhauchen und auf die geschlossenen Augen legen.

Saphir
Bei Hornhauttrübungen, Bindehautentzündungen und Augenrötung den Saphir nüchtern in den Mund nehmen und einspeicheln. Diesen Speichel mit dem Finger sowohl auf die Lider als auch (wenn möglich) auf den Augapfel streichen.

Goldtopaswein
Der Goldtopas hilft bei erhöhtem Augeninnendruck, Sehschwächen und beginnendem grauen und grünen Star. Einen Goldtopasstein 3 Tage und 3 Nächte in einem Likörglas Wein liegen lassen und vor dem zu Bett gehen 5 Tage lang mit dem feuchten Stein über die Augenlider streichen. Dann den Wein wegschütten.
In der Zwischenzeit erneut Topaswein ansetzen (3 Tage und 3 Nächte) und diese Kur mindestens 4 Wochen lang machen. Die Kur gegebenenfalls nach 2 Wochen Pause wiederholen.

Tränende Augen

Die Rosen dürfen nicht chemisch behandelt sein.

Rosenblätter
Am Morgen am besten taufrische Rosenblätter sammeln und auf die Augenlider legen.

Ausfluss, *siehe auch Seite 210*

Mutterkrautsuppe
Sie ist ein Universalmittel bei Frauenleiden. Sooft wie angenehm Mutterkrautsuppe essen.

Mutterkrautsalbe
Auch die Mutterkrautsalbe bewährt sich generell bei Frauenleiden. Einen Teil Mutterkrautsaft und einen Teil Butter vermischen und damit den Unterbauch im Uhrzeigersinn einreiben.

Hirschzungenelixier
Das Hirschzungenelixier bewirkt eine grundlegende Körperreinigung. In der 1. Woche nach jedem Essen einen Schluck und in der 2. bis 6. Woche vor und nach dem Essen einen Schluck Hirschzungenelixier einnehmen.

Kuren sollten nicht unterbrochen werden.

Wermutkur
Die Wermutkur ist ein Stärkungsmittel und sollte von Mai bis Oktober gemacht werden. Jeden 3. Tag morgens nüchtern einen Schluck Wermutelixier trinken.

Ausleitung

Speziell nach Chemotherapien, bei Dauermedikation und nach Amalgam-Entfernungen ist es wichtig, den Körper zur Ausleitung anzuregen.

Auch Fasten, Schröpfen und der Aderlass unterstützen die Ausleitung.

Bertramspeicheln
Bertram entgiftet und entlastet den Körper. Am Morgen nüchtern ein wenig Bertrampulver einspeicheln und einige Minuten lang durch die Zähne ziehen, dann ausspucken und die Zähne gut putzen.

Weiße Striche an den Rändern Ihrer Zunge können auf Amalgambelastungen hinweisen.

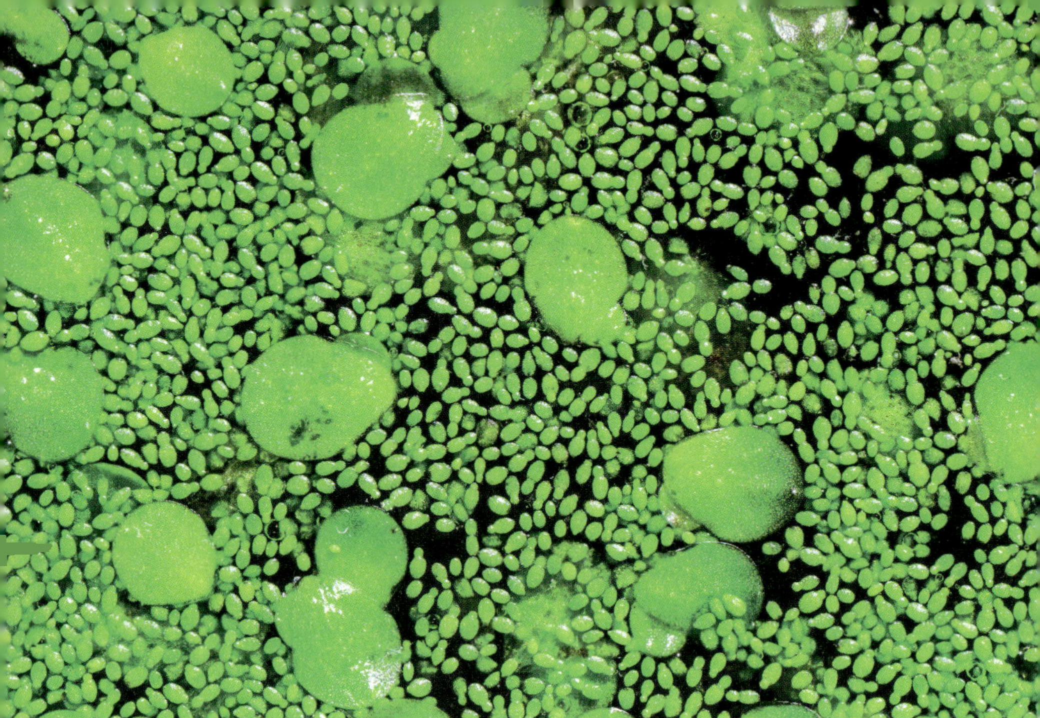

Wasserlinsen

Birnbrei

Der Birnbrei ist ein Entgiftungs- und Entschlackungsmittel. Eine Reinigungskur dauert etwa 3–4 Wochen. Morgens nüchtern einen Teelöffel, nach dem Mittagessen 2 Teelöffel und vor dem Schlafengehen 3 Teelöffel Birnbrei einnehmen.

Für eine Wasserlinsenkur ist die dunkle Jahreszeit, also der Winter, besonders geeignet, da dieses Elixier eine „aufhellende" Wirkung hat.

Wasserlinsenelixier

Drei Monate lang am Morgen nüchtern und am Abend vor dem zu Bett gehen ein Likörglas Wasserlinsenelixier trinken.

Bandscheiben

Galgantwein

Zusätzlich eine Jaspisscheibe auf die schmerzende Stelle legen.

Bei Schmerzen einen Schluck Wein warm trinken. Bei starken Schmerzen Galgantwein in die Thermoskanne geben und immer wieder einen Schluck trinken. Dadurch sind weniger Schmerzmittel nötig.

Wermutsalbe

Die Wermutsalbe 2–3-mal pro Tag auf die schmerzende Stelle auftragen und so lange gut einreiben, bis ein Wärmegefühl auftritt.

Eschenblätterpackung

Eschenblätter sammeln, trocknen und in Papiersäckchen aufbewahren. Eschenblätter ohne Stiel in genügend Wasser 3–5 Minuten kochen. Schmerzende Stellen mit den warmen Blättern einwickeln und mit einem Leinentuch gut zudecken. Diese Packung oft wiederholen.

Eschenblätter können auch in jeder Apotheke gekauft werden. Frische Eschenblätter sind jedoch wirksamer als Trockenkraut.

Weizenkörnerpackung

Gekochte Weizenkörner in ein Leinensäckchen geben und so warm wie möglich auf die schmerzende Stelle auflegen. Die Packung 3–4 Stunden einwirken lassen. Die Körner nur ein Mal verwenden. Die Weizenkörnerpackung jeden zweiten Tag wiederholen.

Die Wirkung dieser Packung wird noch verstärkt, wenn man die Haut vorher mit Wermutcreme einreibt.

Goldwein

Den Wein täglich zum Mittagessen trinken.

Jaspisscheibe

Eine Jaspisscheibe auf die schmerzende Stelle auflegen (eventuell mit Klebeband fixieren). Die Scheibe einmal täglich unter fließendem Wasser reinigen und erneut auflegen.

Der Indische Blutjaspis gilt als Schmerzstein, aber auch als Angst- und Sorgenstein. Er hilft auch bei Herzproblemen.

Bänderzerrung

Wegerichhonig

Täglich einen Esslöffel Wegerichhonig pur einnehmen, als Brotaufstrich verwenden oder in Tee auflösen.
Wegerichwurzeln im zeitigen Frühjahr und ab Oktober sammeln, weil dann die Kraft der Pflanze noch bzw. schon wieder in den Wurzeln ist.

Schafgarbe
3–5-mal täglich eine Messerspitze Schafgarbenpulver mit etwas Wasser oder Fencheltee einnehmen.

Veilchencreme
2–3-mal täglich die betroffene Stelle mit Veilchencreme einreiben.

Bauchschmerzen

Siehe auch Magen, Darm.

Tannensalbe
Die Tannensalbe immer zuerst über dem Herzen und dann erst über dem Magen bzw. an der schmerzenden Stelle einreiben.

Die Tannensalbe hilft Kindern besonders gut.

Wegerichpackung
Spitz- oder Breitwegerichblätter in Wasser aufkochen, absieben, ausdrücken und auflegen. Die Packung mit einem Frotteetuch warm halten.

Leinsamenwickel
Er regt die Verdauung an und leitet Gifte aus. Leinsamenbrei auf die Hälfte eines alten Leinentuchs streichen, die zweite Hälfte darüber geben und den Wickel auf die Gürtelzone legen. Zwei warme Frotteetücher darüber legen.

Mutterkraut
Bei Darmbeschwerden und Regelschmerzen Mutterkrautsuppe zubereiten und täglich einen Teller Suppe essen.

Bauchspeicheldrüsen-Funktionsschwäche

Tannensalbe
Die Salbe zuerst rund ums Herz und dann im Uhrzeigersinn im Magenbereich einstreichen. 1–2-mal täglich anwenden.

Beingeschwüre, offene

Veilchencreme
Veilchencreme 3-mal täglich um die Wundränder einreiben. Die Veilchencreme nie direkt auf die Wunde geben.

Veilchencreme fördert den Heilungsprozess und bewirkt eine schöne Narbenbildung.

Mariendistelsaft
Die Beine mit Mariendistelsaft in Herzrichtung, also von den Zehen aufwärts, einreiben.
Den Mariendistelsaft nicht auf offene Wunden geben, sehr wohl aber Krampfadern damit einreiben.

Schafgarbenpulver
Mehrmals täglich 1–2 Messerspitzen Schafgarbenpulver in Fencheltee einnehmen. Das Schafgarbenpulver nicht mitkochen.

Der Schafgarbenumschlag sollte bei sämtlichen Wundbehandlungen zum Einsatz kommen.

Schafgarbenumschlag
Schafgarbenkraut abkochen und über einer Mullbinde auf die Beine auflegen und festbinden.

Smaragd
Einen Mulltupfer auf die Wunde legen, ein Smaragdscheibchen darüber geben, mit einem weiteren Mulltupfer bedecken und das Ganze fixieren. Dadurch wird das meist eitrige Sekret sehr gut herausgezogen.

Der Smaragd ist nach Hildegard „stark gegen alle Schwächen und Krankheiten des Menschen“.

Beinschmerzen

Dachsfell

Das Dachsfell trägt nach Hildegard wesentlich zur Fuß- und Beingesundheit bei. Dachsfellschuhe, Dachsfellsocken oder Dachsfelleinlagen tragen.

Wermutsalbe

Sie kommt bei massiven Schmerzen zum Einsatz. Die Wermutsalbe 2–3-mal pro Tag auf die schmerzende Stelle auftragen und solange gut einreiben, bis ein Wärmegefühl auftritt.

Rosenöl

Füße und Beine regelmäßig mit Rosenöl einreiben.

Nachtschattenpackungen

Diese Packungen helfen bei Schwellungen besonders gut. Nachtschattenkraut abkochen und auf Füße und Beine auflegen. Ersatzweise rohe Kartoffeln grob raspeln, kurz in Wasser aufkochen und auflegen. Mit einem Handtuch abdecken. Über einen längeren Zeitraum hinweg jeden Tag eine Packung machen.

Bertrammischpulver

Es hilft gegen Beinleiden, Fuß-, Sohlen- und Fersenschmerzen. 3-mal täglich eine Messerspitze Bertrammischpulver in ein Gläschen Wein (am besten Herzwein) geben und vor dem Essen trinken.

Das Bertrammischpulver besteht aus drei Teilen Bertrampulver, einem Teil Ingwerpulver und 1/2 Teil Pfeffer.

Beinzucken

Das Beinzucken ist auch unter dem Begriff „restless legs“ bekannt und ist ein äußeres Zeichen von nervlicher Anspannung.

Zitwerelixier

Dieses Elixier hilft, wenn man über seine Glieder keine Kontrolle mehr hat. Die Regeneration der Nervenfunktion erfolgt nur langsam. Deshalb sollte diese Kur mindestens 3 Monate, längstens aber 6 Monate dauern. Anschließend mindestens ein halbes Jahr pausieren, dann die Kur bei Bedarf wiederholen. 6–8 Wochen lang 2–3-mal täglich ein Likörglas Zitwerelixier lauwarm trinken.

Zitwer ist ein scharfes Gewürz und hat nach Hildegard eine große Kraft in sich.

Diptampulver

Diptampulver hilft, die Durchblutung zu verbessern. Mehrmals täglich über einen längeren Zeitraum 1–2 Messerspitzen Diptampulver auf etwas Brot geben und vor dem Essen einnehmen.

Lassen Sie auch Ihren Eisen- und Folsäurespiegel überprüfen.

Rosenöl

Es hat eine Schmerz lindernde Wirkung und hilft bei kribbeligen, unruhigen Beinen. Die schmerzende Stelle von den Zehen aufwärts gut mit Rosenöl einmassieren.

Das Rosenöl ist ein sehr bewährtes Mittel. Bei der Selbstherstellung nur biologische Rosenblätter verwenden.

Bettnässen

Bei Bettnässen auf einen „warmen" Magen achten und vermehrt Dinkel, Maroni, Fenchel und andere wärmende Lebensmittel essen.

Bettnässen ist häufig ein Zeichen von versteckten Ängsten.

Jaspis

Der Jaspis ist der Angst- und Sorgenstein und hilft rasch und zuverlässig. Eine Jaspisscheibe unters Kopfkissen legen oder als „Nachtkette" tragen.

Blähungen

Galgantpulver

In der Hildegard-Heilkunde gilt der Galgant als eines der wirksamsten Mittel gegen Blähungen. Er kann gut vorbeugend eingesetzt werden, indem man jedem Essen eine Messerspitze Galgantpulver beigibt.

Wenn Ihnen die Galgantwurzel zu scharf ist, versuchen Sie es mit Galgant-Globuli.

Galgantwurzel

Um Blähungen auszuleiten bzw. um ihnen vorzubeugen, empfiehlt es sich auch, nach jedem Essen ein Stück Galgantwurzel zu kauen.

Fenchel

Sooft wie möglich Fenchelkörner kauen, Fenchelgemüse essen und Fencheltee trinken. Auch das Fenchelpulver hilft bei Verdauungsstörungen und sollte häufig zum Einsatz kommen. Fenchel wirkt basisch und gleicht somit Übersäuerungen aus.

Odermennigwein

Er wärmt den Oberbauch, löst Krämpfe und bewirkt eine gute Verdauung. 1–2 Blättchen Odermennig so lange in 1/8 Liter Wein einlegen, bis der Wein den Geschmack annimmt. Den Wein zum Essen trinken.

Rainfarnkraut ist auch in der Apotheke erhältlich.

Rainfarnsuppe

Sie bewirkt eine gute Verdauung. 1–2 Messerspitzen Rainfarnpulver in einer Brennsuppe oder in einer Gemüsesuppe mitkochen. Bei Frischpflanzen nur das Rainfarnkraut (ohne Blüten) verwenden.

Es ist wichtig, jeden Bissen gut zu kauen.

Lorbeerküchlein

Sie lösen Blähungen und reinigen den Magen. Aus kalt gepresstem Lorbeeröl und Dinkelfeinmehl Küchlein (Palatschinken) zubereiten und öfters davon essen.

Brunnenkresse
2–3-mal pro Woche eine Hand voll Brunnenkresse dünsten und als Gemüsebeilage essen.

Bachminze
Die Bachminze entlastet den Magen und die Atmung. Sie sollte speziell bei Übergewicht oft roh oder gekocht verwendet werden.

Tragen Sie auf Reisen oder bei Restaurantbesuchen immer eine kleine Dose Minzepulver bei sich und streuen Sie davon bei Bedarf etwas über Ihr Essen.

Ackerminze
Die Ackerminze wärmt den Magen und fördert die Verdauung. Sie kommt vor allem bei empfindlichem Magen und bei Verdauungsschwäche zum Einsatz und kann sowohl roh als auch gekocht verwendet werden.

Blasenbeschwerden

Bei Blasenbeschwerden für einen „warmen" Magen sorgen, d. h. auf Hildegard-Ernährung umstellen und auf wohltemperierte Getränke achten.
Vor allem Getränke einsetzen, die von ihrer „Subtilität" her wärmen, wie zum Beispiel der Fencheltee.

Salbeitee-Kur
1/2 Liter Kristallwasser und 2–3 Salbeiblätter 4 Minuten lang kochen, sofort absieben und nicht ziehen lassen. Den Salbeitee in eine Thermoskanne geben und über den Tag verteilt trinken. Dies 4 Wochen lang täglich wiederholen.
Nach einer Pause von weiteren 4 Wochen nochmals 4 Wochen lang täglich 1/2 Liter Salbeitee trinken.

Die 4-wöchige Pause ist unbedingt einzuhalten!

Wermutelixier
Zur Stärkung von Blase und Nieren von Mai bis Ende Oktober jeden dritten Tag morgens nüchtern ein Likörglas Wermutelixier trinken. In Akutsituationen 3-mal

Es ist sinnvoll, ein Heilmittel bis 2 Tage nach Verschwinden der Symptome einzunehmen.

täglich einen Schluck trinken, bis die Symptome verschwunden sind.

Meisterwurz
Die Meisterwurzkur anwenden, bis die Symptome verschwunden sind und dann noch 3 Tage verlängern.

Siehe auch Seite 211f. im Kapitel Frauenleiden.

Bluthochdruck

Der Blutdruck sollte immer wieder kontrolliert werden.

Bei hohem Blutdruck sollte grundsätzlich die Ernährung überdacht werden. Gehen Sie sparsam mit Salz um und verzichten Sie auf Schweinefleisch, Wurst und Kaffee. Die Basis einer optimalen Ernährung bilden Dinkel, Obst und Gemüse.
Der **Aderlass** hat sich bei Bluthockdruck vielfach bewährt.

Gewürznelken
Über den Tag verteilt maximal drei Gewürznelken einspeicheln und kauen. Dadurch verschwindet der Druck im Kopf sehr schnell.

Bluthochdruck macht anfangs meistens keine Beschwerden. Daher wird er immer erst sehr spät entdeckt.

Nelkenwasser
Wenn Ihnen das Nelkenkauen zu scharf ist, legen Sie über Nacht 4–5 Gewürznelken in ein Glas Wasser und trinken Sie das Nelkenwasser in der Früh nüchtern. Das Nelkenwasser schwemmt den Körper aus, beseitigt also auch unangenehme Stauungen in den Beinen.

Das Fenchelmischpulver ist auch als Sivesanpulver bekannt und setzt sich aus Fenchelsamen-, Galgantwurzel-, Diptamkraut- und Habichtskrautpulver zusammen.

Fenchelmischpulver
Etwa eine Stunde nach dem Mittag- und Abendessen 2 Messerspitzen Fenchelmischpulver in einem Gläschen gewärmtem Wein (wenn möglich Herzwein) einnehmen.

Wermutelixier
Das Wermutelixier ist ein Hildegard-Universalmittel und stabilisiert unter anderem auch das Herz, das bei hohem Blutdruck extrem gefordert ist.
Von Mai bis Ende Oktober jeden dritten Tag morgens nüchtern ein Likörglas Wermutelixier nüchtern trinken.

Petersilienhonigwein
2–3-mal täglich einen Schluck des stärkenden Herzweins trinken.

Lattichmischpulver
2-mal täglich dieses Pulver vor dem Essen einnehmen.

Bluterguss

Vogelmiere
Vogelmierekraut klein schneiden, kochen und noch warm auf die betroffene Stelle auflegen. Mit Leinentüchern festbinden und einige Stunden einwirken lassen. Die Behandlung eventuell nochmals wiederholen.

Veilchencreme, Veilchenöl
Den Bluterguss immer wieder mit Veilchencreme bzw. Veilchenöl einreiben.

Die Veilchencreme gilt als „Hildegard-Klassiker" und ist eine ausgezeichnete Wund- und Heilsalbe.

Schafgarbenpulver
Mehrmals täglich 1–2 Msp. Schafgarbenpulver in Fencheltee einnehmen. Das Schafgarbenpulver nicht mitkochen.

Amethyst
Einen Amethyst auf den Bluterguss legen und/oder über den Bluterguss streichen.

Bosheit

Bosheit wirkt nicht nur nach außen, sondern vergiftet uns auch innerlich.

Chalzedon
Der Chalzedon gleicht Stimmungsschwankungen aus und beruhigt erhitzte Gemüter. Den Stein an einer gut durchbluteten Stelle tragen, am besten als kurze Halskette oder am Handgelenk. Bei Männern hat es sich bewährt, eine kleine Chalzedonscheibe unter die Uhr zu kleben.

Chrysopras
Den Stein bei plötzlich auftauchendem Zorn und bei Bosheit an die Kehle drücken und auch als Kette tragen. Der „Chrysopraszorn" ist im Gegensatz zum „Chalzedonzorn" sozusagen „ferngesteuert". Er tritt plötzlich auf und der Betroffene weiß meist selbst nicht, was ihn da eigentlich überkommt. Zorn ist immer Gift für die Seele.

Aquamarin
Der Aquamarin wird auch Beryll genannt und hilft bei Streitsucht und Streitlust. Am besten ein Schmuckstück tragen und dieses immer wieder anschauen und auch Steinwasser (siehe Seite 199) damit zubereiten.

Rosenriechpulver
Rosenblütenblätter und Salbeiblätter trocknen und pulverisieren. Das Pulver in einer kleinen Dose bei sich tragen und immer wieder daran riechen.

Gelöschter Wein
Der gelöschte Wein besänftigt das Gemüt. 100 ml Wein zum Kochen bringen, 50 ml kaltes Wasser dazugeben, sofort von der Herdplatte wegstellen und den lauwarmen, gelöschten Wein schluckweise trinken. Den Wein immer frisch zubereiten.

Brandwunden

Ein ideales Heilmittel bei Verbrennungen ist der Leinsamen, da er gleichzeitig kühlend, schmerzlindernd und heilend wirkt. Leinsamen wird in der Hildegard-Heilkunde ausschließlich äußerlich eingesetzt, und zwar in Form eines Umschlags oder eines Bades (zur Hautpflege). Leinsamengel immer leicht gewärmt auflegen.

Da im Notfall immer schnell und effektiv gehandelt werden muss, ist es sinnvoll, Leinsamengel auf Vorrat zu kochen.

Leinsamengel
1/2 Liter Wasser und 2 Esslöffel Leinsamen 10 Minuten sprudelnd kochen lassen, absieben und in kleine Gläschen füllen. Im Kühlschrank aufbewahren.

Leinsamengel ist ein guter Badezusatz. Ein Leinsamengelbad pflegt die Haut und macht sie geschmeidig. Keine sonstigen Zusätze verwenden!

Leinsamenumschlag
Im Falle einer Verbrennung ein Stück Leinenstoff bügeln, in Leinsamengel eintauchen und auf die Brandwunde legen. Den Umschlag erneuern, sobald er trocken oder unangenehm kalt ist. Das Gel kann auch pur (ohne Leinen) aufgetragen werden.

Sonnenbrand ist auch eine Verbrennung, bei der ein Leinsamenumschlag rasch hilft.

Schafgarbenumschlag
1–2-mal täglich behutsam einen Umschlag mit Schafgarbentee machen, bis die Wunde verheilt ist.
Zusätzlich 3-mal täglich eine Messerspitze **Schafgarbenpulver** mit etwas Fencheltee oder Wasser einnehmen.

Bronchienleiden

Siehe auch Husten und Lungenprobleme.

Bertrampulver
Bei Problemen mit den Atemwegen ist es besonders wichtig, allen Speisen Bertrampulver als Gewürz beizufügen. Das „Bertramziehen" – am besten morgens vor

dem Zähneputzen – verschafft Erleichterung und kann untertags wiederholt werden.

Rainfarnpulver

Bei trockener Bronchitis 1 Teelöffel Rainfarnpulver mit 2 Esslöffel Weizenmehl mischen und kurz in 1/4 Liter Wasser aufkochen. Für die Dauer von 3–7 Tagen diese Suppe 2–3-mal täglich essen.

Akeleihonig

50 Akeleiblätter mit einem Durchmesser von 2 cm vor oder nach der Blüte pflücken, sehr fein hacken und mit 500 g Bienenhonig mischen. Im Kühlschrank lagern. Pro Tag 1–2 Kaffeelöffel gut einspeicheln. Kindern dem Alter entsprechend weniger geben.

Die Hirschzunge ist eine Farnart, die unter Naturschutz steht. Heilpflanzen für die Hildegard-Heilmittel werden in speziellen Kräutergärten angebaut.

Hirschzungenelixier

Es bewirkt eine grundlegende Körperreinigung, insbesondere von Leber und Lunge.
In der 1. Woche nach jedem Essen einen Schluck und in der 2. bis 6. Woche vor und nach dem Essen einen Schluck Hirschzungenelixier einnehmen.

Brombeerelixier

Bei Verschleimung hat sich dieses Elixier hervorragend bewährt. 3-mal täglich nach dem Essen 1–2 Esslöffel Brombeerelixier einnehmen.
Nach einem kleinen Mahl einen Esslöffel, nach einem reichhaltigen Mahl 2 Esslöffel einnehmen.

Ein Schluck ist eine Menge, die jeder für sich selbst bestimmt.

Lavendelwein

Einen Liter Wein 5 Minuten kochen, 3 gehäufte Esslöffel Speiklavendel dazugeben, nochmals 5 Minuten kochen und absieben. Täglich 2–3 Schlucke Lavendelwein trinken.

Wacholderbeerenelixier
2–3 Wochen lang nüchtern vor dem Frühstück und vor dem Mittagessen ein Likörglas Wacholderbeerenelixier einnehmen. Dann 2 Wochen lang jeweils nach dem Mittagessen ein Likörglas dieses Elixiers trinken. Die Kur solange wiederholen, bis die Symptome abgeklungen sind.

Brustschmerzen

Siehe auch Herzbeschwerden.

Brustschmerzen sind häufige Begleiterscheinungen bei Erkältungen und Husten. Bei diffusen Brustschmerzen in jedem Fall einen Arzt aufsuchen, da sie auf Herzprobleme hinweisen könnten.

Galgant
Das Kauen von Galgantwurzeln bringt rasche Erleichterung. Auch Galganttropfen oder Galganttabs helfen rasch und zuverlässig.

Pelargonienpulver
Bei Erkältungsbrustschmerzen mehrmals täglich Pelargonienmischpulver aus der Hand schlecken.

Gundelrebenpackung
Gundelrebenkraut in Leinensäckchen füllen, die Säckchen verschließen und in kochendes Wasser legen. Herausnehmen, auswinden und so warm wie möglich auf Hals und Brust auflegen. Mit warmen Frotteetüchern abdecken und 3 Stunden einwirken lassen. Die Gundelrebenpackung mehrere Wochen lang anwenden.

Wermutöl
Die schmerzende Stelle 2-mal täglich mit Wermutöl einreiben.

Candida und Scheidenherpes

Rubin

Einen Trommelstein für die Dauer von 3 Minuten einführen und dies alle 2–3 Stunden wiederholen. Zusätzlich einen Tampon mit Veilchencreme bestreichen, einführen und ca. 2 Stunden einwirken lassen.

Zusätzlich täglich Rubinwasser trinken.

Aus hygienischen Gründen ist es wichtig, den Rubin nur für diesen Zweck zu verwenden und einmal täglich 15 Minuten lang auszukochen.

Veilchencreme

Den Vaginalbereich mit Veilchencreme behandeln. Zusätzlich einen Tampon mit Veilchencreme bestreichen, einführen und 2 Stunden lang wirken lassen.

Akeleitropfen

3-mal täglich 10–20 Akeleitropfen einnehmen.

Chemotherapie

Hier zwei Mittel, die als Begleitmaßnahmen bei einer Chemotherapie eingesetzt werden können.

Dotterkekse

Bei Übelkeit und Erbrechen während und nach der Chemotherapie haben sich die Dotterkekse bewährt. Mehrmals täglich ein Keks gut kauen und langsam essen.

Wasserlinsenelixer

Das Wasserlinsenelixier hilft hervorragend mit, Gifte auszuleiten, und wird deshalbnach Chemotherapien eingesetzt. Zudem stärkt es die Psyche und das Gemüt. Über einen Zeitraum von 3 Monaten morgens nüchtern und abends nach dem Zähneputzen einen Schluck einnehmen.

Cholesterin

Aderlass
Bei erhöhten Cholesterinwerten reguliert ein Aderlass rasch und nachhaltig.

Flohsamenschalen
Von Hildegard wurden sie nicht beschrieben, aber in der Praxis haben sich Flohsamenschalen bewährt. Bis zu 6 Wochen täglich 1 Teelöffel Flohsamenschalen ins Müsli rühren oder pur einnehmen. Wichtig: mindestens 1/4 Liter Flüssigkeit zusätzlich trinken, da die Schalen nachquellen.

Corona, Covid-19

Akeleitropfen
Bei den ersten Anzeichen von Corona- bzw. Grippesymptomen, bei Halsweh, erhöhter Temperatur, Schnupfen, Husten und Verschleimung dieses Mittel anwenden.
Erwachsene nehmen 3-mal täglich 15–20 Akeleitropfen.

Achtung: Kinder von 2–14 Jahren nehmen nur 1 Tropfen pro Lebensjahr!

Andorn-Hustenwein
Bei hartnäckigem Husten, Schnupfen und einer Virusgrippe diesen Wein trinken und eine Andorn-Rahm-Suppe zubereiten. Der Andorn-Hustenwein schmeckt zwar etwas unangenehm, er hilft aber ausgezeichnet. 2–4-mal pro Tag eine halbe Tasse Hustenwein warm trinken.

Andorn-Rahmsuppe
Sie hilft hervorragend bei hartnäckigen Erkältungen sowie chronischen Entzündungen der Mandeln und des Rachens.

Diese Suppe zweimal täglich warm trinken, bis die Symptome verschwunden sind. Im Idealfall kombiniert man den Andornwein mit der Suppe.

Brombeerelixier
Der Brombeerwein ist das beste Mittel gegen hartnäckigen Husten mit Verschleimungen im Atembereich.
3-mal pro Tag nach dem Essen einen Schluck Wein warm trinken.

Galgantwurzel
Als Vorsorge täglich zwischendurch Galgantwurzel kauen oder 1–2 Galganttabletten (bei empfindlichem Magen besser Galgant-Fenchel-Tabletten) oder zweimal 20 Galganttropfen einnehmen.
Im Akutfall ebenfalls Wurzel kauen oder Tabletten oder Tropfen einnehmen.
Bei Fieber Galgantwasser trinken: 2 Messerspitzen Galgantpulver in einem Glas Wasser verrühren und schluckweise trinken. Kindern gibt man am besten einige zerdrückte Himbeeren dazu.

Galgantwein = Schmerzwein
Galgantwein hilft bei Schmerzen aller Art. Erkältungen und grippale Infekte verursachen oft Kopfweh, Rücken- oder Gliederschmerzen. Rasche Besserung bringen der Galgantwein oder die Galganttropfen.

Königskerzen-Fenchelwein
Bei Heiserkeit, Halsweh oder Entzündungen im Rachen mehrmals täglich diesen Wein warm trinken.
Frisch zubereiteten Wein in eine Thermoskanne füllen und am besten stündlich einnehmen. Ausgekühlten Wein im Mund anwärmen und dann erst schlucken oder in einem heiß ausgespülten Gläschen anwärmen.

In der Hildegard-Medizin wir dieser Wein Stimmkräuterwein genannt.

Meisterwurz
Als Vorbeugung gegen Erkältungen und gegen Viren täglich öfter ein Stück Meisterwurzel kauen und ausspucken.

Meisterwurz-Wein
Der Meisterwurz-Wein ist ein Universalmittel bei Fieber, Infektionen, Eiterungen und Entzündungen aller Art. Er ist das Mittel bei Schnupfen, Stirnhöhlenentzündung, Bronchitis und begleitend bei einer Lungenentzündung.
Den Wein jeweils vor den Mahlzeiten einnehmen und wenn möglich aufbrauchen. Am Ende des Tages den Rest wegschütten, denn dieser Fieberwein muss jeden Tag frisch zubereitet werden. Den Meisterwurz-Wein in leichten Fällen 3 Tage, in schweren Fällen 5 Tage lang trinken.

Ölige Rebtropfen
Bei erkältungsbedingten Ohrenschmerzen, Ohrenentzündungen und Mittelohrentzündungen die Rebtropfen sanft rund ums Ohr und über die Seitenstränge einmassieren.
Bei Kopfschmerzen die Rebtropfen auf den Schläfen einreiben.

Pelargonienpulver
Bei Schnupfen und Anzeichen von Grippesymptomen einen halben Teelöffel Pelargonienpulver in der Handfläche verreiben, daran riechen und den Rest aus der Handfläche schlecken.
Bei Erkältungskopfweh einen Teelöffel Pelargonienpulver mit Salz auf ein Stück Dinkelbrot streuen und essen.
Bei Heiserkeit, Halsweh und Grippesymptomen einen Teelöffel Pelargonienpulver mit einer Tasse Wein aufkochen, kurz ziehen lassen und heiß trinken. Anschließend ruhen oder noch besser schlafen gehen.

Dieses Mittel ist auch unter dem Namen Grippewein bekannt.

Bei Herzschmerzen während oder nach Corona bzw. einer Grippe 3-mal täglich 1 Kaffeelöffel Pelargonienpulver übers Essen streuen.

Rainfarn

Der Rainfarn ist mehr Heil- als Küchengewürz und vor allem ist er ein wichtiges Mittel bei trockenem Husten und bei Reizhusten. In beiden Fällen sollte man ihn häufig passenden Gerichten beimengen.

Bewährt hat sich eine Einbrennsuppe mit Dinkelfeinmehl; zur Rainfarnmehlsuppe siehe Seite 312.

Zimt

Zimt ist ein wichtiger Zusatz in einigen Hildegardelixieren und in den Energiekeksen. Er wirkt antiviral, entzündungshemmend, antioxidativ und krebshemmend. Deshalb sollte er so oft wie möglich als Küchengewürz eingesetzt werden und in Erkältungszeiten ganz besonders häufig, denn er hilft bei Nasennebenhöhlenentzündungen, Schwellung der Nasenschleimhaut und bei Abstumpfung von Geruchs- und Geschmackssinn.

Gerade bei den häufig beschriebenen Symptomen von Geschmacks- und Geruchsverlust Corona-Erkrankter ist Zimt eine große Hilfe. Verwenden Sie Ceylon-Zimt und streuen Sie ihn so oft wie möglich über Speisen, kochen Sie ihn in Gerichten mit und verfeinern Sie Kompotte und Obstkuchen mit Zimt.

Schnelle Variante: 1–2 Messerspitzen Zimt auf ein Stück Dinkelbrot streuen, gut einspeicheln und langsam kauen, damit die Wirkung über die Schleimhäute optimal ist.

Darmbeschwerden

Es ist wichtig, eine gründliche Darmreinigung vorzunehmen. Dazu eignen sich alle unten angeführten Mittel.

Wermutelixier

Als Kur von Mai bis Oktober anwenden.
Jeden 3. Tag morgens nüchtern einen Schluck Wermutelixier einnehmen.

Flohsamen

Der Flohsamen trägt durch seine enorme Quellfähigkeit sehr gut zur Regulierung der Verdauung bei. Flohsamen werden in der Hildegard-Heilkunde anstatt Leinsamen eingesetzt. Täglich 1–2-mal einen Teelöffel ins Müsli rühren oder z. B. über die Suppe streuen. Man kann ihn auch trocken einnehmen und danach ein Glas Wasser oder Tee trinken. Achten Sie auf genügend Flüssigkeitszufuhr.

Die Samen vergrößern mit Hilfe von Flüssigkeit ihr Volumen bis auf das 40-fache. Bei einem Teelöffel Flohsamen sollte man etwa 1/4 Liter Flüssigkeit zu sich nehmen.

Salbei

Der Salbei wirkt gegen alle Schadstoffe, die im Körper gespeichert sind. Er reinigt und heilt gleichzeitig. Wenn möglich täglich 1–2 Salbeiblätter frisch essen oder als Salbeipulver im Essen mitkochen bzw. über ein Stück Dinkelbrot streuen und essen.

Tannensalbe

Die Tannensalbe immer zuerst über dem Herzen und dann erst über dem Magen und unter den Rippenbögen einreiben.
Die Salbe kann zu Hautreizungen führen. In diesem Falle eine 2–3-tägige „Salbenpause" einlegen.

Birnbreikur

Die Birnbreikur hat sich vielfach bewährt und sinnvollerweise kombiniert man sie mit einer einfachen und entlastenden Ernährung auf der Basis von Dinkel, Obst und Gemüse. Eine Kur von mindestens 3 Wochen bis maximal 3 Monaten machen.

Nach Hildegard enthält die Poleiminze die Kraft von 15 Kräutern.

Poleiminze

Das wohlschmeckende Küchengewürz als Trockenpulver oder als Frischpflanze mit den Speisen mitkochen, einer Marinade roh beifügen oder über das Essen streuen.

Hirschzungenelixier

Das Hirschzungenelixier hilft bei Magen- und Darmproblemen, auch beim so genannten Reizdarm und bei Neigung zu Blähungen. Eine Kur von 6 Wochen machen.

Fenchelmischpulver

Dieses Stärkungsmittel verhilft zu einer geregelten Verdauung. Täglich eine Stunde nach dem Mittagessen 2 Messerspitzen in einem Schluck (Herz-)Wein einnehmen.

Bertram

Dieses Küchengewürz täglich in jedem Gericht verwenden.

Darmträgheit/Durchfall

Die Darmtätigkeit kann durch eigene Disziplin angeregt werden. Trainieren Sie Ihren Darm möglichst pünktlich um 7 Uhr in der Früh (gegebenenfalls die Sommerzeit berücksichtigen), denn um diese Zeit ist er am besten auf Ausscheidung eingestellt. Setzen Sie sich auf die Toilette und spannen bzw. entspannen Sie abwechselnd Ihren Schließmuskel so, als ob Sie „müssten". Zudem wirken folgende Heilmittel der Darmträgheit entgegen:

Der Flohsamen gilt in der Hildegard-Heilkunde als Frohmacher. Er hilft unter anderem sehr gut bei gedrückter Stimmung.

Flohsamen

Täglich 1–2-mal einen Teelöffel Flohsamen ins Müsli rühren oder z. B. über die Suppe streuen. Achten Sie auf genügend Flüssigkeitszufuhr. Bei einem Teelöffel Flohsamen rechnet man etwa 1/4 Liter Flüssigkeit.

Poleiminze

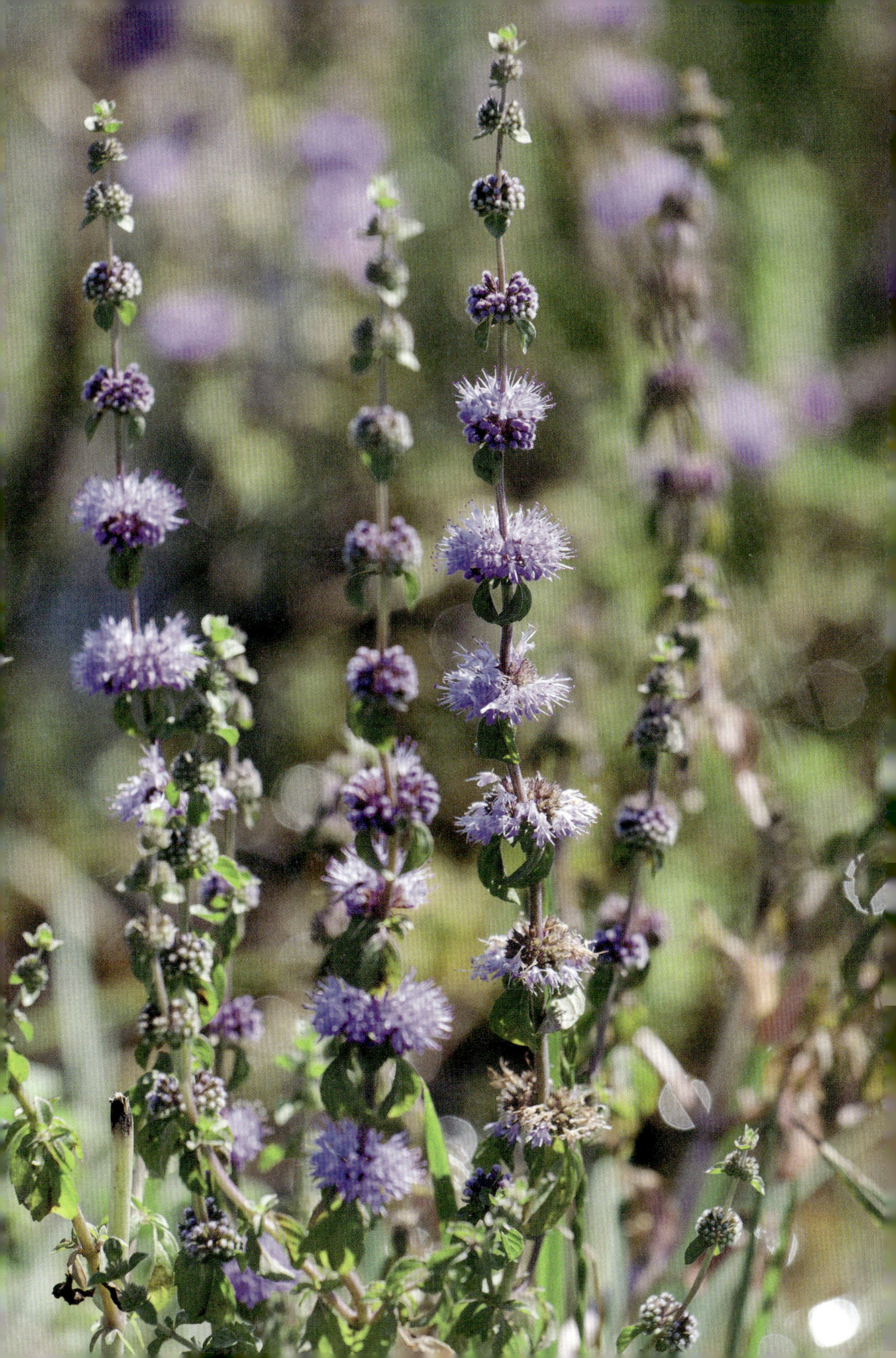

Bertram

Alle Speisen mit Bertram würzen. Er sorgt nach Hildegard für eine „gute Verdauung, für gutes Blut und er bringt zu Kräften". Zudem morgens nüchtern Bertramwurzel kauen, das regt die Darmtätigkeit an.

Süßholzwurzel

Das Kauen von Süßholzwurzel und der Süßholzwurzeltee regen ebenfalls die Darmtätigkeit an.

Krauseminze und Ackerminze

Die schmackhaften Minzen klein geschnitten oder als Pulver im Gemüse, im Fleisch oder in Fischgerichten mitkochen oder roh über die Speisen streuen.

Odermennigpillen

Täglich nüchtern und nach Möglichkeit vor Sonnenaufgang 5 Odermennigpillen schlucken und in Bewegung bleiben.

Flohsamenschalen

Bei akutem und bei ständigem Durchfall haben sich Flohsamenschalen bestens bewährt. 1 Teelöffel Flohsamenschalen täglich ins Müsli oder in die Suppe streuen oder in etwas Wasser quellen lassen und schlucken. Unbedingt 1/4 Liter Flüssigkeit nachtrinken.

Depression, Arbeitsunlust

Achten Sie bei Depressionen besonders auf Hildegard-Frohmacher wie z. B. Dinkel, Fenchel, Maroni, Muskat oder Süßholz.

Aronstabelixier

Pro Tag 2–3 Schlucke trinken. Eine Kur von 3 Wochen machen. Während des Jahres bei Bedarf einen Schluck nehmen.

Veilchenelixier

Es hilft bei Melancholie, Arbeitsunlust, Traurigkeit und

dadurch bedingten Lungenbeschwerden. 3-mal täglich einen Schluck Veilchenelixier einnehmen.

Flohsamenwein
1 Liter Rotwein mit 4 gehäuften Kaffeelöffeln Flohsamen 5–10 Minuten kochen und absieben. Dreimal täglich vor dem Essen einen Schluck warmen Wein trinken.

Die abgesiebten Flohsamen eventuell noch zusätzlich warm in einem Leinensäckchen auf den Magen legen.

Kubebe
Die Kubebe ist eine Pfefferart, die nach Hildegard zu einer heiteren, ausgeglichenen Gemütslage und zu einer guten Auffassungsgabe führt. Zudem fördert sie die Geschicklichkeit. 3–4-mal täglich eine Kubebe zerkauen.

Süßholzwurzel
Das Kauen von Süßholzwurzel und der Genuss von Süßholzwurzeltee erhellen die Stimmung.

Fenchel-Balsam-Tee bzw. -Tropfen
Dieser Tee trägt zur Stärkung der Nerven bei und wird kalt getrunken. Alternativ 3-mal täglich 15 Balsamtropfen einnehmen.

Schlüsselblumen
Schlüsselblumen auf die Brust auflegen und Schlüsselblumenwasser trinken. Zur Herstellung des Wassers 2 Hand voll Schlüsselblumen in einem Liter Wasser einige Stunden in die Sonne stellen.

Schlüsselblumen frisch oder als Trockenkraut anwenden.

Weinraute
Täglich ein Weinrauteblatt kauen.

Maronihonig
Täglich einen Esslöffel Maronihonig als Brotaufstrich am Morgen oder einen Kaffeelöffel voll am Abend vor dem Schlafengehen essen.

Ysop
Dieses froh machende Kraut häufig einsetzen und regelmäßig Ysophuhn (Rezept siehe Seite 315f.) essen.

Bohnenkraut
Dieses wohlschmeckende Kraut gehört zu den Frohmachergewürzen und passt zu allen Gemüsegerichten. Häufig verwenden.

Nervenkekse
Die Frohmachergewürze Zimt, Muskat und Nelken machen aus Keksen ein Heilmittel. Täglich einige Kekse genießen und die Gewürze häufig einsetzen.

Jaspis
Eine Jaspisscheibe so lange auf das Herz auflegen, bis sie warm ist. Die Scheibe dann auskühlen lassen und nochmals auflegen. Den Vorgang so oft wiederholen, bis sich der Zustand bessert.
Verwenden Sie am besten große Jaspisscheiben.

Diabetes

Gekochte Dinkelkörner
Sie durchqueren den Magen nur langsam und geben auch ihre Inhaltsstoffe nur nach und nach an den Darm ab. Ein gleichmäßiger Blutzuckerspiegel ist die Folge. Gekochte Dinkelkörner täglich ins Müsli rühren oder unter den Salat mischen.

Maroni
Die Edelkastanie wirkt laut Hildegard „gegen jede Schwäche im Menschen“ und gilt genauso wie der Dinkel als Universalheilmittel. Immer wieder einige Maroni essen.

Topinambur
Dieses Gemüse wirkt sich positiv auf den Blutzuckerspiegel aus und sollte daher von Diabetikern oft gegessen werden (siehe Seite 314f.).

Rohe Mandeln
Sie sind für Diabetiker sehr empfehlenswert, denn sie enthalten wertvolle Eiweiße und Fette und nur wenig Zucker. Täglich einige rohe Mandeln essen.

Bertram
Der Bertram sollte in keinem Essen fehlen. Er sorgt nach Hildegard für eine „gute Verdauung, für gutes Blut und er bringt zu Kräften". Er aktiviert sämtliche Enzyme, auch das Insulin der Bauchspeicheldrüse.

Zimt
Dieses „Frohmachergewürz" wirkt Stoffwechselstörungen entgegen und sollte daher täglich zum Einsatz kommen.

Verwenden Sie Ceylon-Zimt, da zu viel Cassia-Zimt die Leber belasten kann.

Brunnenkresse
Ihre verdauungsfördernden Eigenschaften wirken sich auch bei Diabetes wohltuend aus. Die Brunnenkresse wird wie Spinat zubereitet.

Lorbeerküchlein
Aus Lorbeeröl und Mehl Küchlein zubereiten, lautet die Anweisung Hildegards. Man bäckt daraus also beispielsweise Palatschinken und isst davon so oft wie möglich.

Tannensalbe
Täglich mit der Tannensalbe zuerst die Herzgegend und dann den Bereich der Bauchspeicheldrüse einreiben.

Drüsenprobleme

Einen Bergkristall in einen Glaskrug geben und mit Wasser auffüllen. 24 Stunden an einem lichtdurchfluteten Ort stehen lassen und das Wasser anschließend trinken.

Bergkristall
Der Bergkristall fördert den Stoffwechsel und die Drüsentätigkeit. Täglich 1–2 Liter Kristallwasser trinken und eine kurze Kristallkette tragen. Bei Schilddrüsenproblemen zusätzlich Kristallwasserwickel am Hals machen und öfters einen an der Sonne erwärmten Bergkristall auf den Problembereich auflegen.

Bergkristallwein
Einen Bruchstein an der Sonne erwärmen, ein Glas Wein darüber gießen und den so „mineralisierten" Wein schluckweise über den Tag verteilt trinken.

Hirschzungenelixier
Es bewirkt eine grundlegende Körperreinigung, speziell auch bei Drüsenproblemen. In der 1. Woche nach jedem Essen einen Schluck und in der 2. bis 6. Woche vor und nach dem Essen einen Schluck Hirschzungenelixier einnehmen.

Sanikelelixier
Es hilft bei Drüsenproblemen, die mit Darmproblemen einhergehen. Das Elixier kurmäßig anwenden, das heißt, über einen längeren Zeitraum hinweg 3-mal täglich jeweils nach dem Essen ein Likörglas Sanikelelixier trinken.

Liebstöckel-Gundelrebe-Packung
Liebstöckel und etwas mehr Gundelrebe in Wasser kochen und die Kräuter auflegen. Diese Packung hilft bei akuten Schwellungen sehr gut.

Leinensäckchen in der Größe von 10 x 15 cm nähen. Auf einer Seite einen Klettverschluss einnähen.

Eisenkrautpackung
Ein Leinensäckchen mit Eisenkraut füllen, in kochendes Wasser geben und quellen lassen. Ausdrücken und so warm wie möglich auf die betroffene Stelle legen.

Durchblutungsstörungen

Siehe auch Kreislauf.

Mariendistelsaft
Bei Durchblutungsstörungen generell die Beine mit Mariendistelsaft in Herzrichtung, also von den Zehen aufwärts, einreiben.

Galgant
1–2 Galgantwurzeln kauen oder 1 Galganttablette im Mund zergehen lassen. Das bewirkt innerhalb kurzer Zeit eine spürbare Erleichterung. Man kann Galgant aber auch in Pulverform prisenweise Suppen, Fleisch oder Gemüse beigeben.

Galgant-Fenchel-Tabletten haben eine noch größere krampflösende Wirkung.

Gundelrebenpackung
Sie hilft, wenn man einen „Stau" im Kopf spürt oder wenn der Kopf pocht. Frisches oder getrocknetes Gundelrebenkraut in Leinensäckchen füllen, die Säckchen verschließen und in kochendes Wasser legen. Herausnehmen, auswinden und so warm wie möglich auf Stirn, Schläfen und Nacken auflegen. Warme Frotteetücher darüber geben und längere Zeit einwirken lassen. Die Gundelrebenpackung über mehrere Wochen hinweg 3-mal pro Woche anwenden.

Die Gundelrebe hat herzförmige Blätter und lila Blüten und wächst in jedem Garten. Man kann sie gut für den Winter einfrieren.

Dinkel-Kopfsalat
Er verbessert die Kopfdurchblutung. Kopfsalat mit einer Marinade aus Weinessig und Sonnenblumenöl mischen und mindestens 10 Minuten ziehen lassen. Dieses „Läutern" ist wichtig, weil es die Verdauung fördert. Zum Schluss noch gekochte Dinkelkörner dazugeben.

Edelkastanienholz
Immer wieder mit einem Edelkastanienholz spielen oder mit den Füssen über ein Stück Holz rollen.

Dachsfell
Das Dachsfell hat eine kräftigende und durchblutungsfördernde Wirkung. So oft wie möglich Dachsfellsohlen in den Schuhen tragen oder einen Dachsfellgürtel umbinden.

Diptampulver
Es hilft gegen „Versteinerungen" (Arteriosklerose, Gallen- und Nierensteine), die sich auf die Durchblutung auswirken. Über einen längeren Zeitraum hinweg vor und nach jedem Essen 1–2 Messerspitzen Diptampulver auf etwas Brot geben und essen.

Durchfall

Bei Durchfall unbedingt viel trinken, z. B. Fencheltee, eventuell auch Schwarztee.

Bei Durchfall sollte man einige Zeit Diät einhalten und dann erst ganz langsam wieder mit der Ernährung beginnen, z. B. mit einer leicht gesalzenen Dinkelfeinmehl-Suppe.

Durchfall-Ei

Das Durchfall-Ei gibt es auch als „Halbfertigprodukt" im Hildegard-Fachhandel zu kaufen. Das aufwändige Rösten fällt dann weg.

Ein Ei trennen, das Eigelb in einer Schalenhälfte behalten. 1–2 Messerspitzen des Durchfallpulvers dazugeben. Ein altes Teesieb als Halterung verwenden und die Schale samt Eigelbmischung ins Teesieb geben. Das Eigelb über einer Kerze „rösten" und stocken lassen. Immer wieder mit einem Zahnstocher umrühren. Das gestockte Eigelb wie ein Rührei auf ein Stück Dinkelbrot geben und essen.

Durchfallsuppe

Durchfallpulver:
8 1/2 g Mutterkümmelpulver und
1 1/2 g weißen Pfeffer mischen und in eine Dose geben.

4 Esslöffel Dinkelfeinmehl unter ständigem Rühren rösten. 4 Kaffeelöffel Durchfallpulver dazugeben und mit 500–600 ml Kristallwasser aufgießen. Unter Rühren ca. 10 Minuten köcheln lassen. 2 Eigelb unterrühren, mit Salz würzen und nochmals 2 Minuten köcheln las-

sen. Die Suppe in eine Thermoskanne geben und alle 2 Stunden etwa 100 ml davon essen.

Durchfallpulver auf Brot

Die „schnelle" Variante gegen Durchfall:
Mehrmals täglich eine Messerspitze Durchfallpulver auf einem Stück Dinkelbrot essen. Gut kauen.

Rubin

Über den Tag verteilt einen Liter Rubinwasser trinken. Das Wasser kann sowohl mit Trommel- als auch mit Bruchsteinen hergestellt werden.

Eisenmangel

Eisenmangel kommt häufig vor und kann durch eine konsequente Ernährung verbessert werden. Dinkel (Vollkorn) als Basisdiät, kombiniert mit Hülsenfrüchten, Nüssen, Samen, grünem Blattgemüse und Trockenfrüchten verbessert die Eisenwerte, vor allem, wenn sie zusätzlich mit Vitamin-C-haltigen Lebensmitteln kombiniert werden. Die gleichzeitige Einnahme von Vitamin C ist für die Eisenaufnahme im Körper wichtig.

Eiterungen, *siehe Verletzungen*

Ekzeme, *siehe Hautprobleme*

Entgiften/Entschlacken

Bertramspeicheln

Am Morgen nüchtern eine Messerspitze Bertrampulver einspeicheln und einige Minuten durch die Zähne ziehen. Dann ausspucken, ausspülen und die Zähne gut putzen.

Eine Kur dauert etwa 3–4 Wochen. Birnbrei nur kiloweise zubereiten, da er nicht lange haltbar ist.

Birnbrei
Der Birnbrei wird auch Bärwurzbirnhonig genannt. Morgens nüchtern einen Teelöffel, nach dem Mittagessen 2 Teelöffel und vor dem Schlafengehen 3 Teelöffel Birnbrei einnehmen.

Wasserlinsenelixier
Es stärkt die Abwehrkraft und hilft mit, Gifte auszuleiten. Am Morgen nüchtern und am Abend vor dem Zubettgehen ein Likörglas Wasserlinsenelixier trinken.

Salbeipulver
Salbeipulver auf ein Stückchen Dinkelbrot streuen und essen.

Entscheidungsprobleme

Saphir
Um zu „rechtem Verstand" und zu guten Einsichten zu gelangen, den Saphir morgens nüchtern einige Minuten in den Mund nehmen.

Bergkristall
Um in schwierigen Situationen Klarheit zu erlangen, legt man den Bergkristall während einer Meditation auf die Lider.

Den Stein als Kette oder als Armband auf der Haut tragen oder als Handschmeichler anwenden.

Achat
Der Achat hilft mit, sich mit Problemen klarer auseinanderzusetzen und sie dann feinsinnig, vertrauensvoll und klug zu lösen. Er trägt auch zur eigenen Unabhängigkeit bei und stärkt die Persönlichkeit.

Amethyst

Der Amethyst dient der geistigen Reinigung, stärkt die innere Weisheit, verhilft zu innerer Gelassenheit und Ruhe, stärkt die spirituelle Entwicklung und heilt alte seelische Verletzungen. Er kann schlechte Gedanken (eigene und andere) abwehren und sollte zu diesem Zweck über der Kleidung getragen werden.

Chrysopras

Der hübsche grüne Stein bringt auch in der Meditation Ruhe und Gelassenheit. Er hilft, die echte Berufung zu finden und gute Entscheidungen zu treffen.

Entzündungen

Eisenkraut

Ein Leinensäckchen mit Eisenkraut füllen, in kochendes Wasser geben und quellen lassen. Ausdrücken und so warm wie möglich auf die entzündete Stelle legen. Hilft auch bei geschlossenen Eiterherden.

Eisenkrautpackungen oft wechseln und jede Packung nur ein-mal anwenden.

Schafgarbenpulver

Das Schafgarbenpulver trägt zur besseren Wundheilung bei und wird vor Operationen als Schutz eingesetzt. 3-mal täglich eine Messerspitze Schafgarbenpulver in Fencheltee einnehmen. Als „OP-Schutz" 10 Tage vor und 10 Tage nach dem Eingriff wie oben angeführt einnehmen.

Meisterwurzwein

Den Meisterwurzwein 3–5 Tage einnehmen. Bei hartnäckigen Entzündungen über einen längeren Zeitraum die Meisterwurzkur machen.

Erbrechen

Dotterkeks

Im Falle von Erbrechen durch See- und Reisekrankheit, aber auch nach Chemotherapien sowie bei Schwangerschaftsübelkeit leisten die Hildegard-Dotterkekse wertvolle Hilfe. Die Dotterkekse können gut auf Vorrat gebacken werden, denn sie sind bis zu einem Jahr haltbar. Täglich 5–8 Dotterkekse essen.

Eventuell auch ein mit Mutterkümmelpulver bestreutes Brot essen. Gut kauen.

Erkältung

Pelargonienwein

Der Pelargonienwein wird auch Erkältungswein genannt. 1/8 Liter Wein erwärmen und 1/2 Kaffeelöffel Pelargonienmischpulver beifügen und schluckweise trinken.

Wenn möglich gleich schlafen gehen.

Pelargonienmischpulver

Bei Schnupfen immer wieder eine Prise Pelargonienmischpulver in der Handfläche verreiben und daran riechen. Wenn auch der Darm betroffen ist, oft Pelargonienmischpulver aus der Hand schlecken. Das Pulver wirkt über den Speichel. Und bei Erkältungskopfschmerzen Pelargonienmischpulver und wenig Salz auf ein Stückchen Dinkelbrot geben und essen.

Zur Vorbeugung gegen Erkältungen wird dieses fein duftende Gewürzpulver einfach prisenweise allen Speisen und Salatsaucen beigegeben.

Das Pelargonienmischpulver besteht aus Edelpelargonie, Bertram und Muskatnuss und wird auch als „Hildegard-Grippepulver" bezeichnet.

Andorn-Rahmsuppe

Sie hilft bei hartnäckigen Erkältungen sowie chronischen Entzündungen der Mandeln und des Rachens. Diese Suppe 2-mal täglich warm trinken, bis die Symptome verschwunden sind.

Galgantpulver/Galganttabletten
Eine Messerspitze Galgantpulver in Fencheltee oder Himbeersaft geben und trinken bzw. Galgant- oder Galgant-Fenchel-Tabletten einnehmen. Galgant steigert die körperliche Abwehrkraft.

Ölige Rebtropfen
Bei Erkältungen allgemein und bei Ohrenschmerzen speziell die öligen Rebtropfen an den Seitenwänden der Nase und rund ums Ohr einreiben. Vor Gebrauch gut schütteln.

Ölige Rebtropfen nur äußerlich anwenden.

Stimmkräuterwein
Der Stimmkräuterwein ist auch als Königskerzen-Fenchelwein bekannt. Er hilft bei heiserer und strapazierter Stimme. 1⁄4 Liter Stimmkräuterwein zubereiten, in eine Thermoskanne geben und schluckweise über den Tag verteilt trinken.

Königskerzen werden aufgrund ihrer „wolligen" Blätter auch als Wollblumen bezeichnet.

Andornwein
Einen Esslöffel Andornkraut in 1/8 Liter Wasser aufkochen und abseihen. Diesem Absud 1⁄4 Liter Wein und einen Esslöffel Butter oder Sahne zugeben und das Ganze nochmals kräftig aufkochen. 2-mal täglich warm davon trinken.

Rainfarnsuppe
2–3-mal täglich für die Dauer von 3–7 Tagen die Rainfarnsuppe einnehmen.

Veilchencreme
Die Veilchencreme ist ein Universalmittel und bewirkt eine bessere Durchblutung. Stirn, Hals und Brust 2-mal täglich damit einreiben.

Zum Thema Erkältungen und Vorbeugung finden Sie im Buch „Das Immunsystem stärken" weitere Informationen.

Ermüdung, Erschöpfung

Damit es erst gar nicht zu einer Erschöpfung kommt, sollte man rechtzeitig die eigenen Grenzen ausloten und darauf achten, wie man selbst Körper und Seele unterstützen kann.

Fenchelmischpulver

Dieses Pulver wirkt stark und zuverlässig und gehört zu den wichtigsten Universalheilmitteln der Hildegard-Lehre. Es stärkt Herz und Kreislauf, bewirkt eine gute Durchblutung und entsäuert. Etwa eine Stunde nach dem Mittag- und Abendessen 2 Messerspitzen Fenchelmischpulver in einem Gläschen gewärmten Wein (wenn möglich Herzwein) einnehmen.

Aronstabelixier

Kräftigend wirken auch die Nervenkekse und der Dinkelbrottrunk.

Es hilft bei Depressionen, Traurigkeit und Stimmungsschwankungen und damit verbundener Appetitlosigkeit. Diese Symptome sind meist eine Begleiterscheinung von Erschöpfung.

Als Kur 6–8 Wochen lang 3-mal am Tag jeweils nach dem Essen ein Likörglas Aronstabelixier trinken.

Gundelrebenbad

Bei Hals- und Brustschmerzen ist die Gundelrebenpackung zu empfehlen. Dazu Gundelrebenkraut in ein Leinensäckchen geben, abkochen und warm auflegen. Mehrere Wochen lang anwenden.

Es ist ein wunderbares Stärkungsbad. Aus Gundelrebenkraut und Wasser einen Absud herstellen und dem Badewasser beigeben. Die stärkende Gundelrebe sollte auch immer wieder gekocht gegessen werden.

Am besten unter Spinat oder Mangold mischen.

Eibenholz

Die Eibe steht bei Hildegard von Bingen für Freude und Gesundheit. Immer wieder ein Stück Eibenholz in den Händen reiben und eventuell auch damit meditieren.

Lattichmischpulver
1–2 Messerspitzen Lattichmischpulver, 1/2 Teelöffel Süßholzsaft und einen Teelöffel Honig in einer Tasse Fencheltee verrühren und 2-mal täglich vor dem Essen einnehmen.

Das Lattichmischpulver ist im Fachhandel erhältlich.

Benediktenkrauttee
Einen Teelöffel Benediktenkraut mit einer Tasse Wasser aufkochen und abseihen. 2–3-mal täglich schluckweise warm trinken.

Das Benediktenkraut ausschließlich in Form von Tee anwenden. Diesen Tee nur solange trinken, bis eine Besserung eingetreten ist.

Zypressenbad
Es hilft bei körperlicher Erschöpfung, Kreislaufschwäche, Altersschwäche und wenn sich die Muskulatur zurückbildet. Zypressenzweige in kleine Stücke schneiden und in 2–3 Liter Wasser auskochen. Den Absud dem Badewasser beigeben. 1–2-mal pro Woche mindestens 20 Minuten lang ein Vollbad nehmen.

Die ätherischen Öle der Zypresse beleben den Kreislauf und tun auch der Seele spürbar wohl.

Smaragd
Der Smaragd steht für Lebenskraft und Fruchtbarkeit, er hat die stärkste Grünkraft (Viriditas) und gilt daher als besonderer Energiestein. Einen Smaragd über Nacht in den Bauchnabel legen und am besten mit einem Pflasterstrip oder bei starker Behaarung mit einer Bauchbinde fixieren.

Fieber

Fieber ist eine gesunde Reaktion des Körpers, um mit einer Krankheit oder einem Infekt umzugehen. Getränke aus Zitrusfrüchten oder Himbeeren kühlen innerlich und feuchte Wickel oder Essigsocken kühlen von außen.

Akeleitropfen
Erwachsene nehmen 3–4-mal täglich 10–20 Tropfen,

Die Akeleitropfen bei Bedarf mit etwas Fencheltee verdünnen. Akelei gibt es auch in homöopathischen Potenzen.

Kindern gibt man pro Altersjahr 1/2 Tropfen (einem 4-jährigen Kind z. B. 2 Tropfen geben).
Die Akelei ist giftig und nur in dieser kleinen Menge heilfähig, keinesfalls überdosieren!

Himbeerblättertee
Himbeerblätter in Wasser kochen und als Tee trinken. Die gekochten Blätter auflegen. Dem Tee eventuell eine Messerspitze Galgant beifügen.

Meisterwurzwein
Den Wein jeweils vor den Mahlzeiten einnehmen. Am Ende des Tages den Rest wegschütten, denn dieser Fieberwein muss jeden Tag frisch zubereitet werden.
Den Meisterwurzwein in leichten Fällen 3 Tage (auch wenn das Fieber bereits abgeklungen ist), in schweren Fällen 5 Tage lang trinken.
Auch Kindern kann dieser Fieberwein in ganz kleinen Mengen verabreicht werden (je nach Alter teelöffel- bzw. tröpfchenweise).

Vom Griechenklee können sowohl Samen als auch Blüten und Blätter verwendet werden. Er kann auch gut getrocknet werden.

Griechenkleewein
Der Griechenklee ist auch als Bockshornklee bekannt und hilft bei Sommerinfekten als Fiebermittel. Einen Teelöffel frische Griechenkleeblätter in 100 ml Wein erwärmen (nicht kochen) und vor dem Essen immer wieder einen Schluck davon trinken.

Lorbeerfrüchte
Sie eignen sich für Menschen, die leicht zu fieberhaften Erkrankungen neigen. Vorbeugend immer wieder Lorbeeren kauen, denn sie räumen nach Hildegard mit allen Fiebern auf.

Basilikumwein
Er hilft bei fieberhaften Zuständen mit Schüttelfrost. Einen Kaffeelöffel trockenes Basilikumkraut in 1/4 Li-

ter Wein kochen, etwas Bienenhonig dazugeben und davon vor und nach dem Essen und bei Bedarf auch nachts immer wieder schlückchenweise warm trinken.

Den Wein in einer Thermoskanne aufbewahren.

Himbeersaft und Himbeer-Galgant-Saft

2 Tassen Himbeeren mit 3⁄4 Liter Wasser zum Kochen bringen, 2–3 Esslöffel Rohrohrzucker beifügen und auskühlen lassen. Je nach Belieben noch einige Tropfen Zitronensaft beifügen. Wird dem Himbeersaft noch etwas Galgantpulver (Galgant besitzt eine entzündungshemmende und antivirale Wirkung) zugegeben, dann erhält man ein wertvolles Heilmittel, das bei jedem grippalen Infekt unbedingt zum Einsatz kommen sollte. Kindern wird der Himbeersaft warm verabreicht.

Auch Kopfschmerzen bei Fieber können mit dem Himbeer-Galgant-Saft erstaunlich rasch beseitigt werden.

Rubin

Einen Rubin 3 bis maximal 5 Minuten lang in den Bauchnabel legen und dies im Abstand von drei Stunden wiederholen. Zusätzlich (und nur während der Erkrankung) Rubinwasser trinken.

Onyxessig

Einen Onyx 5 Tage in 1/2 Liter Weinessig legen, danach den Stein herausnehmen. Salate mit diesem Onyxessig zubereiten und gekochten Speisen einen Schuss von diesem Essig beifügen.

Fieberblasen

Fieberblasen sind eine Viruserkrankung und kommen bei Schwächezuständen und Stress immer wieder zum Vorschein.

Veilchencreme

Die betroffene Stelle alle 2 Stunden mit Veilchencreme salben.

Rubin

Zusätzlich Rubinwasser trinken.

Immer wieder mit einem Rubin über die betroffene Stelle streichen und dies im 2-Stunden-Rhythmus wiederholen.

Frühjahrsmüdigkeit

Die Frühjahrsmüdigkeit geht oft mit einer gewissen Lustlosigkeit und Traurigkeit einher. Manchmal ist es gut, solche Gefühle zuzulassen. Sollten sie allerdings zu lange dauern und lästig werden, eignen sich die unten angeführten Mittel, um wieder in Schwung zu kommen.

Veilchenelixier

Es hilft bei Melancholie, Arbeitsunlust, Traurigkeit und dadurch bedingten Lungenbeschwerden.
3–4-mal täglich einen Schluck einnehmen.

Schlüsselblumenwasser

Nach Möglichkeit Bergkristallwasser verwenden, weil es den Stoffwechsel fördert.

Schlüsselblumenblüten und -blätter in ein mit Wasser gefülltes Gefäß geben. Dieses in die Sonne stellen, bis das Wasser den Geschmack der Schlüsselblume angenommen hat. Pro Tag etwa eine große Tasse Schlüsselblumenwasser schluckweise trinken.

Smaragd

Der Smaragd steht für Lebenskraft und Fruchtbarkeit, er hat die stärkste Grünkraft („Viriditas") und gilt daher als besonderer Energiestein. Einen Smaragd über Nacht in den Bauchnabel legen und am besten mit einem Pflasterstrip fixieren. Auch das häufige Lutschen am Smaragd bringt neue Energie.

Furunkel

Veilchenöl und Veilchencreme
Mehrmals täglich über und großflächig um die Furunkel einstreichen.

Eisenkrautpackung
Eisenkraut in Wasser kochen und warm auflegen. Die Packung mehrmals täglich anwenden, aber jedes Mal frisch zubereiten.

Meisterwurzwein
Den Meisterwurzwein, wie auf Seite 188 beschrieben, als Kur anwenden.

Fußbeschwerden

Unsere Füße tragen das ganze Gewicht unseres Körpers und werden oft vernachlässigt. Regelmäßige Fußbäder mit Basenpulver oder kühlenden Essenzen, Fußmassagen oder regelmäßiges Eincremen beugen Fußleiden vor und stärken zudem über die Reflexzonen unseren ganzen Körper.

Regelmäßiges Schröpfen (siehe Seite 248) hat sich ebenfalls bestens bewährt und entlastet Füße und Beine.

Gemischtes Bertrampulver
Bei Fuß- und Beinrheuma bzw. bei „reißenden" Schmerzen in den Füßen 3-mal täglich vor dem Essen eine Messerspitze gemischtes Bertrampulver mit einem Schluck Herzwein einnehmen.

Dachfellsohlen
Bei kalten Füßen, Durchblutungsstörungen, Krampfadern und zur Erhaltung der Fußgesundheit Dachsfelleinlagen in den Schuhen tragen, auch in den Hausschuhen. Wer beruflich viel auf den Beinen ist oder in der Kälte arbeitet, tut sich mit den Sohlen Gutes.

Kartoffelwickel
Bei Schmerzen in den Schienbeinen oder Waden warme Wickel mit Nachtschattenkraut oder Kartoffelkraut machen. Ersatzweise rohe Kartoffeln grob reiben, kurz in Wasser aufkochen und warm mit einem Tuch um die Waden wickeln.

Rosen-Olivenöl
Bei Fußschmerzen oder Restless-Legs kräftig mit dem Rosen-Olivenöl einreiben, bis die Stellen warm werden.

Salbeisalbe
Bei häufigen Wadenkrämpfen und rheumaartigen Schmerzen 2–3-mal täglich die betroffenen Stellen mit Salbeisalbe kräftig einreiben.

Gastritis, *siehe auch Magenprobleme*

Süßholzwurzel
2–3-mal täglich zwischen den Mahlzeiten 1/2 Teelöffel Süßholzwurzelpulver mit etwas Tee oder Wasser einnehmen. Zusätzlich Süßholzwurzel kauen.

Krauseminze, Ackerminze und Poleiminze
Die schmackhaften Minzen klein geschnitten oder als Pulver im Gemüse, im Fleisch oder in Fischgerichten mitkochen oder roh über die Speisen streuen.

So oft wie möglich Brennnessel und Beifuß essen.

Beifuß
Der Beifuß heilt nach Hildegard kranke Eingeweide und wird prisenweise mit den Speisen mitgekocht.

Lorbeerwein
Einige Lorbeeren und ein Glas Wein einige Minuten kochen. Die Lorbeeren absieben und den Wein schluckweise warm trinken.

Odermennigwein
Er wärmt den Oberbauch, löst Krämpfe und bewirkt eine gute Verdauung. 1–2 Blättchen Odermennig so lange in 1/8 Liter Wein einlegen, bis der Wein den Geschmack annimmt. Den Wein zum Essen trinken.

Muskatellersalbeiwein
Nach jedem Essen 1–2 Schlucke Muskatellersalbeiwein trinken.

Weinraute-Salbei-Mischung
Wenn unmittelbar nach dem Essen Magenschmerzen auftreten, ein Weinrauteblatt und 2 Salbeiblätter mit etwas Salz sorgsam kauen und schlucken.

Gedächtnisschwäche

Wasser
Wasser sorgt dafür, dass unsere Zellen gut versorgt und „straff" sind. Täglich genügend Wasser trinken, damit die geistige Leistungsfähigkeit erhalten bleibt.

Fenchel-Balsam-Tee oder -Tropfen
Er beruhigt in Stress-Zeiten, denn Fenchel ist ein Frohmacher und das Balsamkraut wirkt ausgleichend. Einen Kaffeelöffel Kräutermischung (einen Teil Balsamkraut, drei Teile Fenchel) mit 1/4 Liter Wasser kalt ansetzen, abkochen, abseihen und ausgekühlt über den Tag verteilt trinken. Ersatzweise 3-mal täglich 15 Balsamtropfen einnehmen.

Dinkel sollte die Grundlage der Ernährung sein. Hafer verhilft zu frohem Sinn und klarem Verstand. Maroni und Mandeln stärken das Gehirn.

Quendel
Quendel hilft gegen Vergesslichkeit. Speisen oft mit Quendel würzen und täglich einige Quendelkekse zur Jause essen.

Bertram sorgt für einen klaren Verstand, Kubeben machen scharfsinnig und Muskat reinigt die Sinne. Auch diese Gewürze möglichst oft einsetzen.

Brennnesselöl
Vor dem Schlafengehen zuerst die Brust und dann die Schläfen einreiben. Das Brennnesselöl 2 Monate lang anwenden.

Poleiminzepackung
Poleiminze in Wein kochen und abseihen. Ein Stück Leinenstoff in den Wein tauchen und um den Kopf wickeln. Mit einem Frotteetuch warm halten.

Poleiminze hat nach Hildegard die Kraft von 15 Kräutern

Achat
Der Achat stärkt die geistige Entwicklung und er hilft mit, Ideen zu verwirklichen. Zudem fördert er die Freude am Lernen und trägt dazu bei, das Erlernte zu behalten. Den Achat in Form einer Scheibe oder eines Trommelsteins auf der Haut tragen.

Gelenksschmerzen

Gelenksschmerzen weisen oft auf eine Übersäuerung des Körpers hin. Deshalb Stress vermeiden, täglich mehrere rohe Mandeln essen, so oft wie möglich Quitten in Form von Kompott, Gelee, Saft, Mus usw. zu sich nehmen und immer wieder Gemüsebrühe, Fenchel und Maroni auf den Speiseplan setzen.

Petersilie-Fenchel-Salbei-Öl
Es hilft bei Gelenksbeschwerden und Kreuzweh. Glatte Petersilie, Fenchelkraut und Salbeiblätter zu gleichen Teilen mit etwas Rosen-Oliven-Öl zerstampfen und auf den schmerzenden Gelenken auftragen. So lange wirken lassen, bis die Auflage warm ist (1–2 Stunden) und dann den Verband bei Bedarf erneuern.

Wegerichwein

Er hilft sehr gut bei Abnützungsbeschwerden.
1/2 Kaffeelöffel frischen Wegerichsaft oder 20 Tropfen Wegerich-Urtinktur mit Wein mischen und mit Honig abschmecken. 3–4-mal am Tag ein Likörglas trinken.

Wegerichsaft bzw. Wegerich-Urtinktur kann in der Apotheke und im Hildegard-Fachhandel gekauft werden.

Eschenblätterpackung

Eschenblätter in Wasser kochen und warm auf die betroffene Stelle auflegen.

Quittentabs

3–4-mal täglich 5 Stück Quittentabs kauen.

Chrysopras

Den Stein auf die schmerzende Stelle binden oder immer wieder mit ihm darüber streichen.

Gesichts- und Altersflecken

Amethyst

Den Stein zuerst einspeicheln und dann mit ihm so oft wie möglich über die Flecken streichen.

Amethyst-Gesichtswasser

Den Amethyst auf 2 Kochlöffelstielen über leicht kochendes Wasser halten, damit er sich feucht beschlägt und der Dunst ins Wasser tropft. Danach den Stein ins Wasser legen und das Gesicht mit diesem Wasser waschen. Diese Anwendung oft wiederholen.

Veilchencreme

Die betroffenen Stellen 2–3-mal täglich mit Veilchencreme bestreichen. Am besten auch über Nacht einwirken lassen.

Gicht, *siehe auch Rheuma*

Zwei grundlegende Ursachen für Gichtleiden sind der Konsum von zu viel tierischem Eiweiß und von zu viel Alkohol. Daher sollten in erster Linie die Ernährungsgewohnheiten umgestellt werden. Die Basis einer optimalen Ernährung bilden Dinkel, Obst und Gemüse. Fleisch sollte lediglich als „Sonntagsgericht" wieder geschätzt werden.

Goldwein

Den Wein 1–3-mal täglich zum Essen trinken.

Gliederschmerzen

Olivenöl wird bei Hildegard ausschließlich äußerlich angewendet.

Rosenöl

Das Rosenöl hat eine schmerzlindernde Wirkung. Rosenblütenblätter möglichst früh am Morgen sammeln und damit eine dunkle Flasche locker auffüllen. Mit kalt gepresstem Olivenöl gut bedecken und in die Sonne stellen. Zwei Wochen lang jeden Tag schütteln und dann abseihen. Das Öl kühl und dunkel aufbewahren. Bei Bedarf gut einmassieren.

Jaspis

Eine Jaspisscheibe auf die betroffene Stelle auflegen bzw. festbinden. Die Scheibe einmal täglich unter fließendem Wasser reinigen und erneut auflegen. Den Stein auch nachts anwenden.

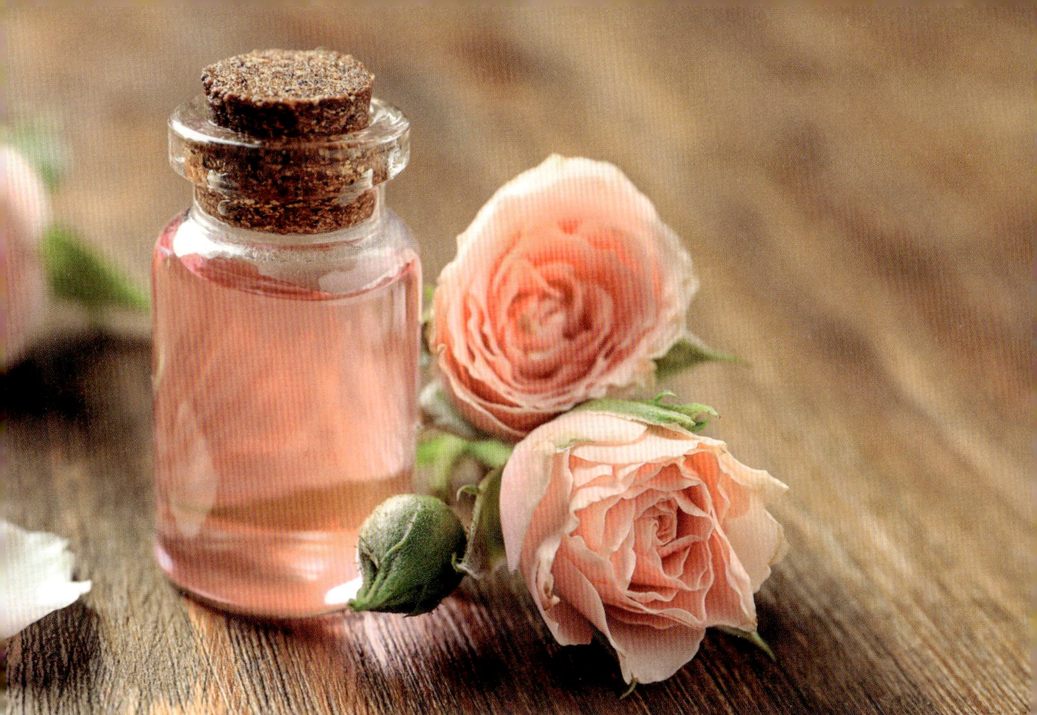

Rosenöl

Gliederzittern, Restless-Legs, Parkinson

Zitwerpulver
Einen Teelöffel Zitwerpulver in einem Teefilter über Nacht in 1/8 Liter Wasser stehen lassen.
Diesen Kaltauszug morgens nüchtern trinken.

Zitwerelixier
2–3-mal täglich ein Likörglas Zitwerelixier warm trinken – im Mund anwärmen – und über einen längeren Zeitraum kurmäßig einnehmen.

Bohnenkrautmischpulver
Einen Teelöffel Mischpulver, einen Teelöffel Honig und einen Teelöffel Süßholzsaft (in der Apotheke erhältlich) nach dem Essen in etwas Fencheltee verrühren und einnehmen.

Bohnenkrautmischpulver
25 g Bohnenkraut
20 g Salbeipulver
15 g Mutterkümmel

Chrysopras
Den Chrysopras als Handschmeichler einsetzen und täglich einen Liter Chrysopraswasser trinken bzw. mit diesem Wasser Tee und Säfte zubereiten.

Gürtelrose

Möglichst oft Fenchel und Rote Rüben essen und das Hautgewürz Quendel (= Feldthymian) einsetzen. So wird die Heilung auch von innen her unterstützt.

Flohsamenwein
Täglich unmittelbar vor dem Insbettgehen Flohsamenwein trinken. So lange einnehmen, bis die Symptome verschwunden sind.

Leinsamengelbad
Das Leinsamengel und 3 Tassen Weinessig dem Badewasser beifügen. Die abgesiebten Leinsamen in einen Waschhandschuh geben und die betroffenen Stellen immer wieder abtupfen.

Leinsamen immer nur äußerlich anwenden.

Galgant
Bei beginnenden Beschwerden 2–3-mal pro Tag eine Galganttablette bzw. eine Galgant-Fenchel-Tablette einnehmen. Man kann auch eine Messerspitze Galgantpulver in Fencheltee oder Himbeersaft geben und trinken. Zusätzlich Galgantpulver als Küchengewürz prisenweise Suppen, Fleisch oder Gemüse beigeben.

Galgant steigert die körperliche Abwehrkraft.

Wasserlinsenelixier
Bis zu 3 Monate lang am Morgen nüchtern und am Abend vor dem Zubettgehen ein Likörglas Wasserlinsenelixier trinken.

Haarausfall

Pflaumenaschenlauge

Sie hilft bei Haarausfall und Schuppen. Nach dem Haarewaschen massiert man mit Pflaumenaschenlauge den Haarboden gut ein. Die Haare danach nicht mehr ausspülen. Zusätzlich auch jeden Morgen die Finger mit Pflaumenaschenlauge befeuchten und den Kopfboden massieren. Man kann die Lauge auch in eine Sprühflasche füllen und auf diese Weise anwenden.

Die Lauge gibt es fertig im Hildegard-Fachhandel zu kaufen.

Birnbrei

Der Birnbrei ist ein Entgiftungs- und Entschlackungsmittel. Morgens nüchtern einen Teelöffel, nach dem Mittagessen 2 Esslöffel und vor dem Schlafengehen 3 Esslöffel Birnbrei einnehmen.

Eine Reinigungskur dauert etwa 3–4 Wochen. Birnbrei nur kiloweise zubereiten, da er nicht lange haltbar ist.

Aderlass

Der Aderlass steigert die Abwehrkräfte und sollte bei massivem Haarausfall angewendet werden.

Halsbeschwerden, Heiserkeit

Stimmkräuterwein

Er hilft bei Heiserkeit, Erkältung, Stimmbandproblemen, bei starker Beanspruchung der Stimme und ist auch ein hervorragendes Mittel für Sänger. 1⁄4 Liter Rotwein und einen Esslöffel der Stimmkräutermischung 4 Minuten kochen, absieben und etwas Bienenhonig dazugeben. Einen Esslöffel pro Stunde warm einnehmen. Am besten in einer Thermoskanne aufbewahren.

Stimmkräuter
1 Teil Königskerze
1 Teil Fenchel

Andorn-Hustenwein

1⁄2 Liter Wein und 2 Esslöffel Andornkräutermischung 4 Minuten lang kochen. 2 –4-mal pro Tag 1/2 Tasse Hustenwein warm trinken. Kindern bis zu 6 Jahren mehr-

Andornkräutermischung
1 Teil Andornkraut
3 Teile Fenchelkraut
3 Teile Dillkraut

mals täglich einen Teelöffel geben. Kinder bis zu 12 Jahren bekommen mehrmals täglich einen Esslöffel.

Pelargonienmischpulver
Immer wieder eine Prise dieses Pulvers in der Handfläche verreiben, daran riechen und etwas davon abschlecken.

Gundelrebenpackung
Gundelrebenkraut in Leinensäckchen füllen, das Säckchen verschließen und in kochendes Wasser legen. Herausnehmen, auswinden und so warm wie möglich auf Hals und Brust auflegen. Mit warmen Frotteetüchern abdecken und 3 Stunden einwirken lassen. Die Gundelrebenpackung so lange wie nötig anwenden.

Bertramziehen
Mehrmals täglich 1–2 Messerspitzen Bertrampulver einspeicheln, 5–10 Minuten durch die Zähne ziehen, ausspucken und den Mund ausspülen.

Süßholz
2–3-mal täglich 1/2 Teelöffel Süßholzwurzel pur einnehmen und erst danach trinken. Es besänftigt die Stimmbänder und schmeichelt zudem dem Magen.

Smaragd
Einen Smaragd auflegen oder umbinden. Er stärkt die Abwehrkräfte.
Bei häufigem Halsweh prophylaktisch immer wieder an einem Smaragd lutschen und ihn als Kette tragen.

Smaragd gibt es als erschwinglichen Halbedelstein im Handel.

Hämorrhoiden

Bei Neigung zu Hämorrhoiden besonders auf die Ernährung und genügend Ballaststoffe achten. Flohsamen oder Flohsamenschalen einnehmen und den Darm trainieren, indem täglich zur selben Zeit eine „Sitzung" probiert wird und man so tut, als ob man „müsste".

Karneol
Der Karneol fördert einerseits die Blutbildung und wirkt andererseits auch blutstillend. Eine Karneololive nach jedem Stuhlgang 10 Minuten lang einführen.

Hautpilz

Rubin
Rubinwasser zubereiten und mehrere Wochen bzw. so lange, bis der Pilz verschwunden ist, täglich davon trinken. Zusätzlich mit einem (zweiten) Rubin über die betroffene Stelle streichen.

Veilchencreme
Die betroffene Stelle immer wieder mit Veilchencreme bestreichen.

Hautprobleme

Haut und Darm stehen in einem direkten Zusammenhang und die Haut gibt nach Außen Aufschluss darüber, wie es im Darm aussieht. Deshalb auch die Darmmittel beachten und bei Hautproblemen immer eine Birnbreikur machen.

Birnbreikur
Über einen Zeitraum von mindestens 3 Wochen bis maximal 3 Monaten eine Birnbreikur machen und auf die Ernährung achten.

Flohsamen
Zusätzlich zur Darmregulierung täglich 1 Kaffeelöf-

fel Flohsamen 10 Minuten quellen lassen und trinken. Zusätzlich 1/4 Liter Flüssigkeit nachtrinken, damit die Flohsamen ihre volle Wirkung entfalten.

Mohn

Öfter Gerichte mit Mohn zubereiten und so oft es passend ist, Mohn den Speisen beifügen. Er hilft bei Juckreiz bzw. lindert ihn.

Quendel

Es ist wichtig, den Quendel oft zu verwenden und ihn immer mitzukochen, nachträgliches Würzen hilft nicht.

Der Quendel oder Feldthymian gilt in der Hildegard-Heilkunde als das typische Hautgewürz, denn er hilft ganz ausgezeichnet mit, Hautprobleme zu lindern bzw. sogar ganz auszuheilen. Daher sollte dieses wohlschmeckende Gewürz auch in keiner Hildegard-Küche fehlen. Quendel prisenweise, frisch oder als Pulver oder in gerebelter Form Suppen, Gemüse, Fleisch usw. beigeben.

Rote Rüben

In den Randengerichten zusätzlich noch Quendel mitkochen.

Auch Rote Rüben bzw. Randen eignen sich bei Hautproblemen gut als Heilmittel.
So oft wie möglich Randensalat, Randengemüse oder auch Randensuppe essen.

Weinessig

Die Haut immer wieder mit verdünntem Weinessig betupfen.

Gerstenwasser

Das Gerstenwasser ist ein Hildegard-Schönheitsmittel. Es bewirkt eine weiche und zarte Haut und kräftigt gleichzeitig. 3 Tassen Gerstenkörner in 4 Liter Wasser eine Stunde auskochen. Den Absud entweder dem Badewasser beigeben oder Leinentücher in den Absud tauchen und Umschläge bzw. Gesichtswaschungen machen.

Aderlass
Der Aderlass ist auch bei Hautproblemen ein sehr hilfreiches Mittel (siehe Seite 246).

Leinsamengel
Zur Kühlung und Beruhigung der Haut immer wieder Leinsamengel aufstreichen.

Quendelsalbe
Bei Hautausschlägen, Juckreiz, Schuppenflechte oder Neurodermitis die betroffenen Stellen immer wieder mit Quendelsalbe einreiben.

Veilchencreme
Sie fördert die Durchblutung. Veilchencreme dünn auftragen und gut einreiben.

Kardensalbe
Bei Ekzemen und Hautausschlägen die Kardensalbe 2–3-mal täglich dünn auftragen. Maximal 8 Wochen anwenden.

Pflaumenaschenlauge
Bei Schuppen und Kopfhautjucken täglich 1–2-mal die Kopfhaut mit der Pflaumenaschenlauge massieren.

Chalzedon
Pubertätsbedingte Hautprobleme, Hautunreinheiten und Pickel verschwinden oft durch das Tragen eines Chalzedons. Zusätzlich Chalzedonwasser trinken.

Amethyst
Bei schuppiger Haut oder bei Altersflecken einen Amethyst mit dem eigenen Speichel nass machen und über die betreffenden Hautstellen massieren.

Das Amethystwasser trägt zur Gesundung und Verfeinerung der Haut bei.

Amethyst-Gesichtswasser

Den Amethyst auf 2 Kochlöffelstielen über leicht kochendes Wasser halten, damit er sich feucht beschlägt und der Dunst ins Wasser tropft. Danach den Stein ins Wasser legen und das Gesicht mit diesem Wasser waschen.

Herpes

Rubin

Mit einem Rubin alle 2 Stunden über die betroffene Stelle streichen. Aus hygienischen Gründen ist es wichtig, dass jeder seinen eigenen Rubin verwendet und diesen einmal täglich 15 Minuten lang auskocht.

Veilchencreme

Nach jeder Rubinanwendung Veilchencreme dünn auftragen.

Akeleitropfen

Akelei gibt es als Akeleisaft und als Akelei-Urtinktur.

Akeleitropfen haben sich sehr bewährt.
Erwachsene nehmen 3–4-mal täglich 10–20 Tropfen. Kinder bekommen pro Altersjahr 1⁄2 Tropfen verabreicht (einem 4-jährigen Kind z. B. 2 Tropfen geben). Für Kleinkinder die Tropfen mit etwas Fencheltee oder Himbeersaft verdünnen.

Herzbeschwerden

Herzöffnend sind Frohmacher wie Zimt, Muskat, Nelken und Melisse.

Bei Herzbeschwerden jeglicher Art unbedingt einen Arzt aufsuchen und die Symptome abklären lassen. Im Sinne Hildegards sich selbst die Frage stellen, wer oder was das Herz bedrückt und wie es um die eigene Herzenswärme und Herzensgüte bestellt ist.

Herzwein

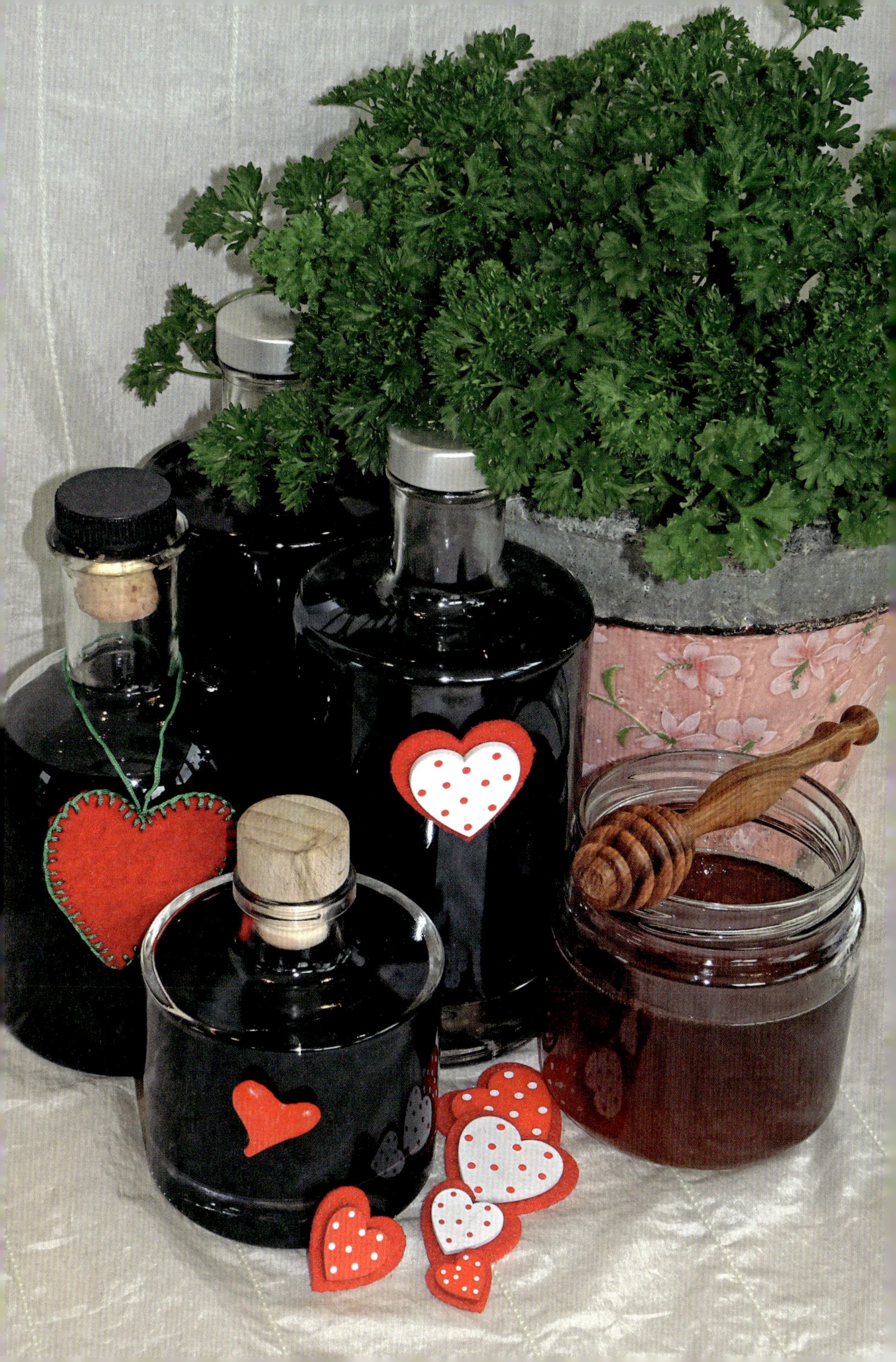

Galgant

Galgant ist das Hildegard-Herzmittel und hilft bei Herzschmerzen, Herzrasen, Herzschwäche und Herzkrämpfen. 1–2 Galgantwurzeln kauen oder eine Galganttablette im Mund zergehen lassen. Das bewirkt innerhalb von wenigen Minuten eine Erleichterung der Herzprobleme (Galgant-Fenchel-Tabletten haben ebenfalls eine krampflösende Wirkung).

Herzdruck, vor allem in Zusammenhang mit Anstrengung, unbedingt vom Facharzt abklären lassen.

Galganthonig

20–30 g Galgantpulver und 100 g Bienenhonig mischen und davon 3–4-mal pro Tag eine Messerspitze einnehmen.

Petersilienhonigwein

Petersilienhonigwein ist ein Universalherzmittel und hilft auch bei „Herzeleid" durch Traurigkeit. Täglich einen bzw. bei Bedarf auch mehrere Schlucke Herzwein trinken.

Enzianwurzelpulver

Das Enzianwurzelpulver kommt dann zum Einsatz, wenn einem etwas sehr zu Herzen geht. 1⁄2 Teelöffel Enzianwurzelpulver über die gekochte Suppe streuen und diese essen. Bei Herzschmerzen täglich 2–3-mal wiederholen. Enzian schmeckt bitter, daher am besten den oben schwimmenden Enzian zuerst löffeln.

Das Enzianpulver immer erst nachträglich über die Suppe streuen und nicht mitkochen!

Onyxwein

Einen Onyx in der Hand erwärmen, Wein erhitzen und von der Platte nehmen. Dann den Onyx auf zwei Kochlöffelstielen über den dampfenden Wein halten und anschließend den Stein in den Wein legen. Den fertigen Onyxwein in kleinen Schlucken trinken.

Königskerzenkraut

Die Königskerze stärkt das Herz und macht es fröhlich. Fisch- und Fleischspeisen oder auch Omelettenteig mit dem schmackhaften Königskerzenkraut oder den Blüten würzen.

Lorbeeröl

Das Lorbeeröl hilft bei ausstrahlenden Herzschmerzen. Den Rückenbereich und den Bereich um das Herz herum mit Lorbeeröl einreiben. Wenn die Haut gereizt reagiert, das Öl nur eine Stunde wirken lassen und dann wieder abwischen.

Das Lorbeeröl wird aus den noch grünen Lorbeeren gepresst. Es ist nur im Hildegard-Fachhandel erhältlich.

Bohnenkraut

Bei schwachem Herzen zum Würzen der Speisen verwenden. Am besten erst vor dem Servieren roh über die Speisen geben.

Rohe Maroni

Rohe Maroni helfen bei Herzschwäche. Täglich 5–7 frische, rohe Maroni schälen, klein hacken und übers Müsli streuen oder pur essen. Ersatzweise getrocknete Maroni einige Stunden einweichen und wie die rohen Maroni verwenden.

Fenchelmischpulver

Zwei Messerspitzen dieses Universalmittels täglich eine Stunde nach dem Mittagessen mit einem Schluck Herzwein einnehmen.

Storchenschnabelmischpulver

Dieses Mittel hilft bei Herzbeschwerden, die von Traurigkeit oder Liebeskummer ausgelöst werden oder damit einhergehen. 2–3-mal täglich 2 Messerspitzen des Storchenschnabelpulvers auf einem Stück Brot einnehmen. So lange einnehmen, bis sich die Traurigkeit oder der Herzschmerz bessern bzw. ganz verschwinden.

Diptampulver

Diptam hilft allgemein gegen „Versteinerungen“ wie

Arterienverkalkung, Gallen- und Nierensteine. Mehrmals täglich über einen längeren Zeitraum 1–2 Messerspitzen Diptampulver essen. Entweder übers Brot oder den Salat streuen oder zum Würzen verwenden.

Eine Blume, die ganz speziell das Herz des Menschen erfreut, ist die Lilie. Ihr Duft bereitet dem Menschen darüber hinaus auch noch gute Gedanken und darin steckt eine starke Heilkraft.

Griechenkleepulvermischung

Vor und nach dem Essen 1–2 Messerspitzen dieses Pulvers auf einem Stück Brot kauen.

Zitronenmelisse

Sie erfreut das Herz und bringt den Menschen zum Lachen.

Der original Hildegard-Jaspis ist der Indische Blutjaspis, er wird auch Heliotrop genannt.

Jaspis

Er hilft bei jeder Überlastung des Herzens, bei Herzdruck, Herzstolpern und Herzrhythmusstörungen.

Eine Jaspisscheibe solange aufs Herz legen, bis sie warm oder sogar heiß ist. Dann den Stein wegnehmen und auskühlen lassen. Diesen Vorgang 3–4-mal wiederholen.

Heuschnupfen, *siehe auch Allergie*

Die abgesiebten Flohsamen eventuell noch zusätzlich warm in einem Leinensäckchen auf den Magen legen.

Flohsamenwein

Dreimal täglich vor dem Essen einen Schluck warmen Wein trinken. Man kann den Wein auch so lange im Mund behalten, bis er auf diese Art warm geworden ist.

Fenchel-Augenbäder

Einen dünnen Fencheltee herstellen und die Augen darin baden. Dazu am besten Fencheltee in ein Schnapsglas füllen und „aufs Auge drücken".

Veilchensalbe
Den kleinen Finger in die Veilchensalbe tauchen und um den Tränenkanal herum und in die Nasenlöcher einreiben.

Rebstockwasser
4–5-mal pro Tag die geschlossenen Lider einreiben. Nicht öfter, da es sonst zu Reizungen kommen kann!

Keinesfalls ölige Rebtropfen verwenden!

Fenchel-Dill-Kräuter
Die so genannten Nasenkräuter sollten bei jedem Schnupfen zum Einsatz kommen. Einen Tonteller im Backofen bei 180 Grad erhitzen, aus dem Ofen nehmen und auf ein Holzbrett stellen. Dann je zur Hälfte Dillkraut und Fenchelkraut darauf geben und die entstehenden Dämpfe durch Mund und Nase einatmen. Zum Schluss die gerösteten Kräuter auf ein Stück Dinkelbrot geben und essen.

Jaspis
Eine Jaspisolive anhauchen und mehrmals täglich für einige Minuten abwechselnd in die Nasenlöcher stecken.

Hexenschuss

Jaspis
Eine Jaspisscheibe mit einem Pflaster auf der betroffenen Stelle befestigen. Die Scheibe einmal täglich unter fließendem Wasser reinigen und erneut auflegen. Den Stein auch nachts anwenden.

Galgantwein
Immer wieder einen Schluck dieses schnell wirksamen Schmerzweins trinken.

Weizenkörnerpackung
Die Weizenkörnerpackung so oft und so warm wie möglich auflegen. Jede Packung nur ein einziges Mal verwenden.

Petersilien-Weinraute-Olivenöl-Packung
Diese Packung immer wieder auflegen.

Dachsfell
Ein Dachsfell ins Bett legen und darauf schlafen oder einen Dachsfellgürtel tragen. Dies sorgt für eine gute Durchblutung und eine gleichmäßige Wärme.

Hormonelle Störungen

Siehe auch Regelbeschwerden.

Weinraute
Die Weinraute ist ein wunderbares Heilmittel, das sowohl bei hormonellen als auch bei klimakterischen Störungen und Wallungen sehr schnell hilft. Nach dem Essen ein kleines frisches Blättchen essen.

Als Garten- oder Kübelpflanze kultivieren und Blätter für den Winter tieffrieren.

Kubeben
Kubeben haben sich bei Wallungen bestens bewährt. 3-mal täglich zwei Kubebenkörner kauen.

Mutterkrautsuppe
Zur Regulierung von Hormonstörungen über einen Zeitraum von 3–4 Wochen einmal täglich diese Suppe essen. Danach jeweils bei Bedarf.

Wasserlinsenelixier
3 Monate lang am Morgen nüchtern einen Schluck und abends vor dem Zubettgehen einen Schluck trinken.

Hirschzungenelixier
In der ersten Woche 3-mal täglich nach jedem Essen einen Schluck einnehmen.
In der 2. bis 6. Woche 3-mal täglich vor und nach jedem Essen einen Schluck Hirschzungenelixier einnehmen.

Immer nur eine Kur machen und zwischen den einzelnen Kuren einige Wochen pausieren.

Aderlass
Ein regelmäßiger Aderlass gleicht die hormonellen Schwankungen und Störungen nachhaltig aus.

Hörsturz, *siehe Tinnitus*

Hüftschmerzen

Siehe auch Rheuma und Rückenbeschwerden.

Wermutsalbe
Die Wermutsalbe 2–3-mal pro Tag auf die schmerzende Stelle auftragen und so lange gut einreiben, bis ein Wärmegefühl auftritt. Wenn möglich, die Salbe vor einem offenen Holzfeuer einreiben.

Jaspis
Eine Jaspisscheibe mit einem Pflaster auf der betroffenen Stelle befestigen. Die Scheibe einmal täglich unter fließendem Wasser reinigen und erneut auflegen. Den Stein auch nachts anwenden.

Galgantwein
Immer wieder einen Schluck dieses Schmerzweins trinken. Den Wein im Mund „anwärmen".

Hühneraugen

Amethyst
Den Stein einspeicheln und mit ihm immer wieder über die betroffene Stelle massieren.

Veilchencreme
Veilchencreme 2-mal täglich auftragen und gut einreiben.

Husten, *siehe auch Bronchienleiden*

Stimmkräuterwein
Bei Husten im oberen Brustbereich 3–5-mal täglich einen Schluck Stimmkräuterwein warm einnehmen.

Akeleihonig
Bei Verschleimungen im Hals- und Brustbereich und bei entzündeten Mandeln 3–4-mal täglich 1/2 Kaffeelöffel Akeleihonig einnehmen.

Brombeerelixier
Bei starker Verschleimung 3-mal täglich einen Schluck nach den Mahlzeiten einnehmen.

Lungekrautwein und Lungenkrauttee
Bei Husten mit Atemnot (COPD) 3–5-mal täglich 1–2 Esslöffel Lungenkrautwein vor den Mahlzeiten einnehmen. Als Mahlzeit gilt auch ein Stück Brot, das man nach der Einnahme isst.

Andorn-Hustenwein
Der Andorn-Hustenwein schmeckt unangenehm, hilft aber hervorragend.
2–4-mal pro Tag eine halbe Tasse Hustenwein warm trinken. Kindern bis zu 6 Jahren gibt man mehrmals

täglich einen Teelöffel, Kinder bis zu 12 Jahren bekommen mehrmals täglich einen Esslöffel Andornwein.

Zwetschkenkerne
Sie sind ein besonders wirksames Mittel bei hartnäckigem Husten und Keuchhusten.
Von diesen Kernen 3–6 Stück pro Tag essen. Zusätzlich isst man ein Zwetschkenkern-Abendsüppchen.

Zwetschkenkern-Abendsüppchen
Diese Suppe schmeckt nach dem Motto: „Übel muss Übel vertreiben", wirkt aber prompt und muss mindestens 3, besser 6 Tage lang eingenommen werden. Für Kinder ab dem 2. Lebensjahr halb so viele Kerne pro Tag verwenden, wie das Kind alt ist. (Für ein 4-jähriges Kind nimmt man z. B. als Tagesration 2 Kerne.)

Da die Zwetschkenkerne längere Zeit im Wein liegen, verlieren sie den größten Teil ihrer Blausäure und werden so zum Heilmittel.

Rainfarn-Mehlsuppe
Sie lindert den Hustenreiz hervorragend. Eine Messerspitze Rainfarnpulver und einen Esslöffel Dinkelmehl mit etwas kaltem Wasser glatt rühren. Dann dieses Mehlwasser in kochendes Wasser einrühren. Butter dazugeben und 1–2-mal pro Tag einen Teller dieser Suppe essen.

Nur das Rainfarnkraut (ohne Blüten!) verwenden. Rainfarnkraut ist eine hübsche Gartenpflanze und auch in allen Apotheken erhältlich.

Wermutöl
Das Wermutöl hilft vor allem bei Kinderhusten sehr gut. Wenig Öl auf der Brust bzw. auf den Brustkorbseiten einreiben. Bei Überempfindlichkeit nur 3 Tropfen Wermutöl mit Olivenöl mischen und einreiben. Eventuell die Einreibestelle am nächsten Tag wechseln oder einen Tag Pause machen.

Hyperaktivität

Bewegung und Aktivität sind immer ein Zeichen von Lebendigkeit und sollten ausgelebt werden. Speziell Kin-

Bei der Ernährung auf raffinierten Zucker, Süßigkeiten und Fleisch möglichst verzichten.

der und Jugendliche brauchen Bewegung und sportliche Betätigung, um sich körperlich zu spüren. Dennoch ist es auch wichtig, über den Tag verteilt ganz bewusst Ruhepausen einzubauen, damit das Erlebte verarbeitet werden kann.

Chrysopras
Kinder, die nicht zur Ruhe kommen, sollten Chrysopras auf der Haut tragen und täglich Chrysopras-Wasser trinken. Zusätzlich nutzt das Lutschen am Stein.

Nervenkekse
Nervenkekse eignen sich gut als Nascherei für zwischendurch bzw. als Jause und wirken beruhigend.

Kubebenpulver
Dieses intensive Gewürzpulver wohldosiert Getreidegerichten und deftigen Speisen beigeben. Es wirkt entspannend und beruhigend.

Infektionen

Akeleitropfen
Während der Infektion und bis 3 Tage nach Abklingen der Symptome 3-mal täglich 10–20 Tropfen Akeleisaft oder Akelei-Urtinktur einnehmen.

Meisterwurzwein
Den Wein jeweils vor den Mahlzeiten einnehmen. Am Ende des Tages den Rest wegschütten, denn dieser Fieberwein muss jeden Tag frisch zubereitet werden. Den Meisterwurzwein in leichten Fällen 3 Tage, in schweren Fällen 5 Tage lang trinken oder als Kur anwenden, wie auf Seite 188 beschrieben.

Auch Kindern kann dieser Fieberwein in ganz kleinen Mengen verabreicht werden (je nach Alter teelöffel- bzw. tröpfchenweise).

Basilikumwein

Er hilft bei fieberhaften Zuständen mit Schüttelfrost. Einen Esslöffel getrocknetes Basilikumkraut in 1/2 Liter Wein kochen, abseihen und etwas Bienenhonig beifügen. Diesen Wein oft vor und nach dem Essen trinken.

Bertramziehen

Zur Vorbeugung von Infektionen und während eines Infektes täglich 1–3-mal Bertrampulver ziehen. Eine Messerspitze Bertrampulver einspeicheln, 5–10 Minuten durch die Zähne ziehen, anschließend ausspucken und den Mund mit Wasser spülen.

Galgant

Immer wieder ein Stück Galgantwurzel kauen oder 20 Galganttropfen einnehmen.

Pelargonienpulver

Eine Prise des Pulvers in die Handfläche geben und zerreiben. Den Duft öfters einatmen und das Pulver anschließend abschlecken.

Rubinwasser

Bis zum Abklingen der Infektionen täglich einen Liter Rubinwasser trinken.

Inkontinenz

Salbeitee-Kur

1/2 Liter Salbeitee über den Tag verteilt trinken. Dies 4 Wochen lang täglich wiederholen. Nach einer Pause von vier Wochen nochmals vier Wochen lang täglich 1/2 Liter Salbeitee trinken.

Die 4-wöchige Pause ist unbedingt einzuhalten!

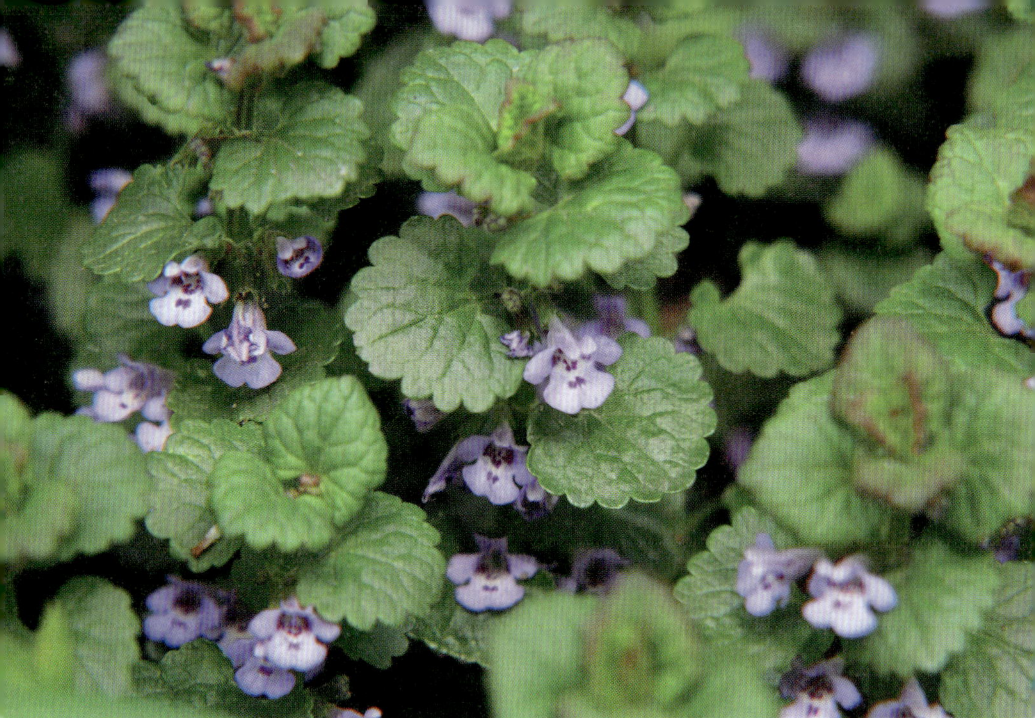

Gundelrebe

Bei Inkontinenz ist es wichtig, auf einen warmen Magen zu achten. Rohkost und Südfrüchte sind zu meiden.

Gundelrebenwickel

Gundelrebenkraut in Wasser erwärmen und in ein Leinensäckchen geben. Ungefähr 2 Stunden auf den Unterbauch legen und mit Frotteetüchern zusätzlich bedecken.

Wermutkur

Zur konstitutionellen Stärkung von Mai bis Oktober eine Wermutkur machen. Jeden dritten Tag morgens nüchtern einen Schluck Wermutelixier trinken.

Unbedingt darauf achten, dass das Goldnugget aus reinem Gold ist und ohne Chemie geschürft wurde.

Goldwein

Einen Esslöffel Wein in ein Schnapsglas geben. Ein kleines Flussgold-Nugget 2 Minuten auf die heiße Herdplatte legen, mit einer Pinzette wegnehmen und in den Wein tauchen. Diesen Vorgang noch zweimal wiederholen. Den Wein einmal täglich zum Mittagessen trinken.

Heißer Wein

30 ml Rotwein in einer kleinen Pfanne erhitzen und 2 Wochen lang täglich zum Essen dazutrinken. Das wärmt und stärkt den Körper.

Andornwein

Für die Dauer von 4–6 Wochen 3-mal täglich einen Esslöffel Andornwein einnehmen.

Weinessig

Allen Speisen einige Tropfen Weinessig beifügen.

Insektenstiche

Achat

Einen Achat in der Sonne wärmen und auf den Insektenstich auflegen, damit die Entzündung zurückgeht.

Amethyst

Den Stein mit dem eigenen Speichel befeuchten und mit ihm so lange über den Stich oder die Schwellung reiben, bis der Schmerz abgeklungen ist.

Spitzwegerich

Spitzwegerichblätter zerquetschen, die betroffenen Stellen damit einreiben und die zerquetschten Blätter auflegen.

Statt Spitz- kann auch Breitwegerich verwendet werden.

Wegerich-Urtinktur

Gewaschene Spitz- oder Breitwegerichblätter mit dem Stabmixer pürieren und durch ein Tuch drücken. Einen Teil Frischpflanzensaft mit 2 Teilen fünfzigprozentigem Alkohol mischen. Bei Bedarf die schmerzenden Stellen einreiben.

Wegerichsaft und Wegerich-Urtinktur sind auch in der Apotheke erhältlich und sollten bei keiner Reise fehlen.

Poleiessighonig
Eine Poleiessighonig-Kur hilft allen, die sehr unter Mücken leiden. Einige Wochen lang dreimal täglich einen Esslöffel vor dem Essen einnehmen. Da der Poleiessighonig sehr scharf ist, verdünnt man ihn am besten mit etwas Tee.

Ischias, *siehe auch Rückenprobleme*

Dachslebersalbe ist im Fachhandel erhältlich und stammt aus kontrollierten Beständen.

Dachslebersalbe
Sie wirkt stark entzündungshemmend und wird im Bereich der unteren Lendenwirbelsäule und der Pobacke eingerieben.

Galgantwein
Immer wieder einen Schluck warmen Schmerzwein trinken.

Indischer Blutjaspis
Den Stein mit einem Pflaster auf der schmerzenden Stelle befestigen. Einmal täglich unter fließendem Wasser reinigen und erneut auflegen.

Den Dinkelbrottrunk immer frisch zubereiten, denn er wird schnell sauer.

Dinkelbrottrunk
Er trägt zur Entgiftung bei und gibt Kraft und Energie. Einen Liter Wasser (Kristallwasser) und 100 g altes Dinkel-Vollkornbrot 10 Minuten kochen.
Absieben und oft davon trinken.

Weizenkörnerpackung
Diese schmerzlindernde Packung so warm wie möglich auflegen.

Jähzorn

Gelöschter Wein
Bei aufsteigendem Zorn sofort gelöschten Wein zubereiten und schluckweise trinken.

Chalzedon
Der Chalzedon beruhigt erhitzte Gemüter und verhilft in Stresszeiten zu Ruhe und Gelassenheit. Er macht nach Hildegard so friedfertig, dass einen kaum mehr jemand zu Zorn verleiten kann. Den Stein Tag und Nacht tragen und in kritischen Situationen an die Kehle halten.

Der „Chrysopraszorn" ist im Gegensatz zum „Chalzedonzorn" sozusagen „ferngesteuert". Er tritt plötzlich auf und der Betroffene weiß oft selbst nicht, was ihn da eigentlich überkommt. Zorn ist immer auch Gift für die Seele.

Chrysopras
Bei Unbesonnenheit und cholerischen Ausbrüchen den Chrysopras auf die Kehle legen und so lange innehalten, bis der Zorn verraucht ist.

Rosenriechpulver
Rosenblütenblätter und Salbeiblätter trocknen und pulverisieren. Das Pulver in einer kleinen Dose bei sich tragen und in zornigen Zeiten immer wieder daran riechen.

Juckreiz

Siehe auch Hautprobleme und Allergien.

Heilfasten
Das Heilfasten sollte vor allem bei lang anhaltendem Juckreiz und bei sämtlichen Allergien angewendet werden. Die Grundlage bilden gekochtes Gemüse und Dinkel. Diese Form des Fastens ist auch für Kinder geeignet, da der Körper mit allen wichtigen Nährstoffen versorgt wird.

Mehr über das Hildegard-Fasten können Sie im Buch „Einfach fasten" nachlesen.

Mohn
Speisemohn ist ein natürliches Antihistaminikum, er wirkt also den Juckreiz erzeugenden Stoffen entgegen. 2–3 Teelöffel ungemahlenen Mohn übers Apfelmus, übers Hildegard-Frühstück oder einfach über ein Stück Brot streuen und essen.

Leinsamen wird in der Hildegard-Heilkunde nur äußerlich angewendet.

Leinsamenumschläge/Leinsamenbäder
So oft wie möglich Leinsamenbäder oder Leinsamenumschläge machen.

Klimakterium

Siehe auch hormonelle Störungen.

Zusätzlich Salbei als Gewürz und Tee einsetzen.

Kubeben
Das Kauen von Kubeben mindert die Hitzeschübe.

Hischzungenelixier
In der ersten Woche 3-mal täglich nach jedem Essen einen Schluck einnehmen.
In der 2. bis 6. Woche 3-mal täglich vor und nach jedem Essen einen Schluck Hirschzungenelixier einnehmen.

Wasserlinsenelixier
Drei Monate lang am Morgen nüchtern und am Abend vor dem Zubettgehen ein Likörglas Wasserlinsenelixier trinken.

Der Aderlass bringt im Klimakterium große Erleichterung.

Aronstabelixier
Das Aronstabelixier hilft bei Stimmungsschwankungen im Klimakterium. 3-mal täglich einen Schluck nehmen.

Weinraute
Die Weinraute ist das Hildegard-Heilmittel bei klimakterischen Störungen und Wallungen. Bei entsprechen-

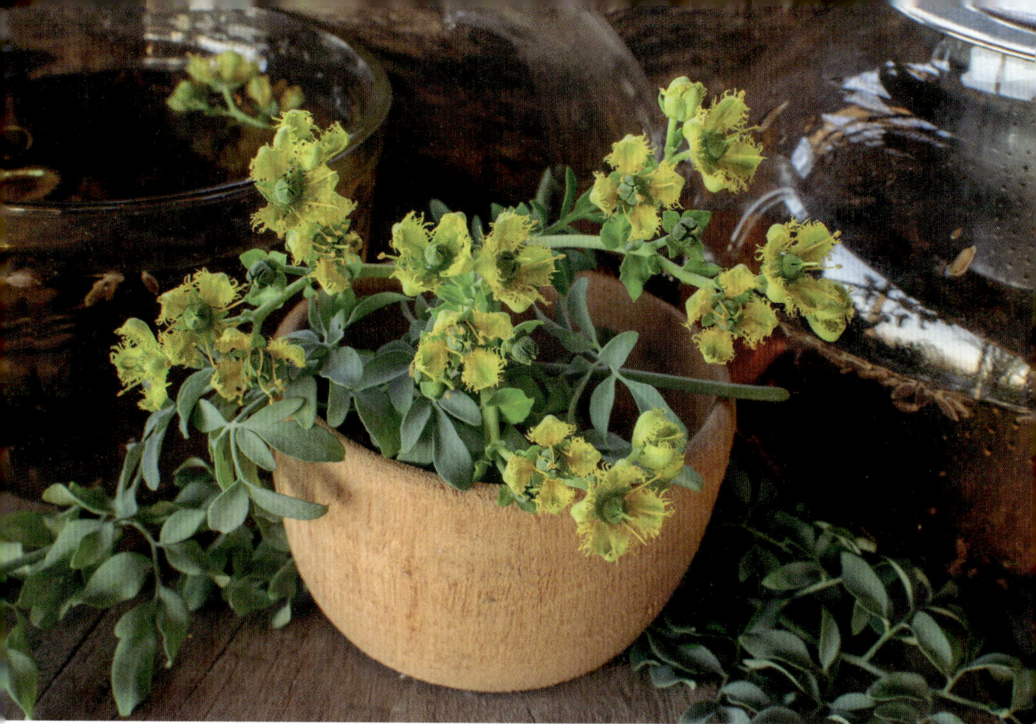

den Beschwerden nach dem Essen ein kleines Blättchen essen (für den Winter einfrieren).

Weinraute

Fenchelmischpulver
Es wirkt gegen Atem- und Körpergeruch, die durch Schweißausbrüche entstehen. Vor dem Essen 2 Messerspitzen Mischpulver auf ein Stück Brot geben und essen. Anschließend einen Schluck Wein (z. B. Herzwein) im Mund wärmen und trinken.

Fenchelmischpulver
16 g Fenchel
8 g Galgant
4 g Diptamkraut
2 g Habichtskraut

Chalzedon
Chalzedon-Wasser trinken und eine Chalzedon-Kette tragen, um den Hormonhaushalt auszugleichen.

Knieschmerzen

Wermutsalbe
Die Wermutsalbe 2–3-mal pro Tag auf die schmerzende Stelle auftragen und so lange einreiben, bis ein Wärme-

gefühl auftritt. Die Salbe am besten vor einem offenen Holzfeuer einreiben.

Eschenblätterpackung
So oft wie möglich diese schmerzlindernde Packung machen.

Galgantwein
Zur Schmerzlinderung mehrmals täglich einen Schluck Galgantwein nehmen.

Knochenbrüche

Wegerichhonig
Der Wegerichhonig verkürzt die Heilungszeit bei Knochenbrüchen.
Mehrere Wochen lang täglich einen Esslöffel pur, als Brotaufstrich oder in Tee aufgelöst einnehmen.

Tausendgüldenkraut
Es trägt dazu bei, dass der gebrochene Knochen schneller heilt. Täglich Tausendgüldenkraut auf die betroffene Stelle legen und zusätzlich 6–8 Tropfen der Urtinktur in 1/8 Liter Wasser oder Wein geben und trinken.

Kalbsfußknochenbrühe
So oft wie möglich eine Tasse dieser Suppe essen. Sie ist im Fachhandel als Fertigprodukt erhältlich und beschleunigt die Heilung.

Malven-Wegerich-Umschlag
Frische Malvenblätter und Wegerichblätter (oder Wegerichwurzeln) im Verhältnis 1:5 in ein Leinensäckchen geben, kurz in Wasser abkochen und warm auf die schmerzende Stelle legen.

Konzentrationsschwäche

Siehe auch Gedächtnisschwäche.

Frische Luft und Bewegung stärken die Konzentrationsfähigkeit.

Quendelkekse
Immer wieder einige Quendelkekse essen, sie stärken das Gedächtnis.

Kubeben
Die Kubebe trägt sowohl zur sportlichen als auch zur geistigen Leistungssteigerung bei.
3-mal täglich 2–3 Früchte kauen.

Brennnesselöl
Frische, bei zunehmendem Mond gepflückte Brennnesseln zerstoßen, den Saft auspressen und mit ein wenig Olivenöl mischen.
2–3 Monate lang vor dem Schlafengehen zuerst die Brust und dann beide Schläfen mit Brennnesselöl einreiben (diese Reihenfolge einhalten!).

Nach Hildegard hilft das Brennnesselöl nur dann, wenn man die Vergesslichkeit noch selbst bemerkt und wenn man auch bereit ist, etwas dagegen zu tun.

Maroni
Häufig gekochte Maroni essen, sie fördern die Konzentrationsfähigkeit.

Sardonyx
Diesen Stein als Handschmeichler verwenden oder als Kette tragen.

Kopfschmerzen

Der Kopf sollte grundsätzlich geschützt und warm gehalten werden, besonders im Winter ist auf eine warme Kopfbedeckung zu achten. Vor allem Migränepatienten sollten größten Wert auf Kopfbedeckung und warme Füße legen, denn kalte Füße verursachen oft

Kopfschmerzen. Auch Durchzug ist generell zu meiden. Darüber hinaus ist es auch wichtig, ausreichend Wasser zu trinken.

Hirschzungenfarnpulver

Die Hirschzunge ist eine Farnart. Man kann sie selbst anpflanzen, trocknen und pulverisieren.

Dieses Pulver wird bei migräneartigen Kopfschmerzen, Brustschmerzen und bei Schmerzen nach Unfällen eingesetzt. 3–4-mal am Tag eine Messerspitze Hirschzungenfarnpulver aus der Handfläche schlecken oder in einem Schluck Wein einnehmen.

Gestoßene Lorbeeren

Die Lorbeerfrüchte enthalten ein ätherisches Öl, das schmerzlindernde und krampflösende Eigenschaften besitzt.

Sie helfen bei massiven Kopfschmerzen von Menschen, die zu schnellem Frösteln neigen. Am Abend einen Esslöffel Lorbeerfrüchte mit 3 Esslöffeln Wein zerstoßen. Dann Stirn und Schläfen gut damit einreiben, eine Mütze zum Wärmen darüber ziehen und ins Bett gehen.

Zitwerpulver

Zitwer hat nach Hildegard eine große Kraft in sich.

Sollte bei häufigen starken („glühenden") Kopfschmerzen, z. B. bei Bluthochdruckpatienten, eingesetzt werden. Zitwerpulver in ein Tüchlein (z. B. eine Mullbinde) geben, in kaltes Wasser tauchen und Stirn und Schläfen damit bestreichen.

Gewürznelken

Bei Kopfschmerzen durch Wetterfühligkeit pro Tag 2–3 Gewürznelken kauen.

Galgantwurzel

Immer wieder ein Stück Galgantwurzel kauen.
Sie fördert die Durchblutung und lindert dadurch den Schmerz.

Angegebene Mengen nie überdosieren. Weniger ist auch bei Heilmitteln oft mehr.

Pelargonienmischpulver

Es hilft bei Erkältungskopfschmerzen. Pelargonienmischpulver und wenig Salz auf ein Stückchen Dinkelbrot geben und essen. Das Pulver zusätzlich auf der Handfläche verreiben, daran riechen und es wegschlecken.

Veilchencreme
Veilchencreme oder Veilchenöl auf die schmerzenden Schläfen oder den Nacken auftragen und sanft einmassieren.
Bei lokalen Kopfschmerzen, die durch Unfall oder Sturz entstehen, die schmerzende Stelle mit Veilchencreme einreiben.

Ölige Rebtropfen
Bei starkem Kopfweh alle 15 bis 30 Minuten ölige Rebtropfen auf die schmerzenden Stellen auftragen und einmassieren.

Die öligen nicht mit den einfachen Rebtropfen verwechseln!

Kristallwasserwickel
Leinentücher mit Kristallwasser nass machen, gut auswinden und auf die Gürtelzone und auf den Nacken legen. Wollene Tücher darüber geben und eine Stunde ruhen.

Smaragd
Den Smaragd anhauchen und Stirn und Schläfen damit bestreichen. Anschließend den Stein eine Stunde lang in den Mund nehmen.

Der Smaragd ist ein Stein mit besonderer Grünkraft („Viriditas“) und gilt deshalb generell als Energiestein.

Sarder
Der braune Sarder hilft gut gegen anfallsartige Kopfschmerzen. Den Stein auf den Scheitel legen und meditieren oder ein Gebet dazu sprechen.

Rubin
Den Rubin sehr gezielt und nur mit Bedacht anwenden, da seine Wirkung sehr stark ist. Einen Rubin auf die schmerzende Stelle legen. Den Stein entfernen, sobald er warm ist, spätestens jedoch nach 5 Minuten!

Saphir
Er hilft bei rheumatischem Kopfweh. Diese Schmerzen werden meist durch Ungeduld, Zorn und Kummer hervorgerufen. Sie können gelindert werden, indem man bei Bedarf gleich einen Saphir in den Mund nimmt oder einen Saphirring in reinem Gold trägt.

Körpergeruch, Mundgeruch

Körper- und Mundgeruch sind oft ein Zeichen dafür, dass die Verdauung nicht richtig funktioniert und dass der Körper krank oder geschwächt ist. Manchmal liegt es aber auch nur an mangelnder Hygiene, und dann helfen Wasser, Seife und Zahnbürste am besten.

Vorratshaltung: Salbeiblätter bei abnehmendem Mond pflücken und im Schatten trocknen oder einzeln einfrieren und dann in eine Gefrierdose geben.

Salbeiwein
Salbeiwein ist ein schnell wirksames Mittel gegen Mundgeruch. Einen Kaffeelöffel getrocknete oder 3 frische Salbeiblätter in 1⁄4 Liter Wein 2–3 Minuten kochen und abseihen. Immer wieder schlückchenweise davon trinken.

Salbeipulver
Bei Mundgeruch und schlechtem Atem 3–4-mal pro Tag Salbeipulver auf einem Stück Dinkelbrot essen.

Fenchelkörner, Fencheltabletten
Sie helfen bei Mundgeruch aufgrund einer schlechten Verdauung. Am Morgen nüchtern und auch untertags immer wieder Fenchelkörner (z. B. vom Fencheltee) kauen bzw. Fencheltabletten im Mund zergehen lassen. Zudem so oft wie möglich Fenchelgemüse essen und Fencheltee trinken.

Fenchelmischpulver
Es hilft bei Atem- und Körpergeruch durch verstärktes

Schwitzen im Klimakterium. Eine Stunde nach dem Essen 2 Messerspitzen Mischpulver auf ein Stück Brot geben und essen. Anschließend gleich einen Schluck Wein oder Herzwein im Mund wärmen und trinken.

Pfirsichblätterelixier

Dieses wohlschmeckende Elixier beseitigt Atemgeruch von Grund auf. Mittags und abends nach dem Essen ein Likörglas Pfirsichblätterelixier im Mund wärmen und trinken.

Das Elixier am besten im Hildegard-Fachhandel beziehen.

Poleiessighonig

Menschen, die Körpergeruch haben, nehmen über einen Zeitraum von drei Monaten täglich einen Esslöffel dieses Honigs vor dem Mittag- oder Abendessen ein. Da der Poleiessighonig sehr scharf ist, verdünnt man ihn am besten mit etwas Tee.

Wer von Mücken geplagt wird, hat nach einer Poleiessigkur seine Ruhe.

Kraftlosigkeit

Dinkel

Bewusst Dinkel als Grundnahrungsmittel einsetzen und täglich Speisen damit zubereiten.

Fenchelmischpulver

Täglich 2 Messerspitzen des stärkenden Pulvers eine Stunde nach dem Mittagessen mit einem Schluck Herzwein einnehmen.

Lattichmischpulver

3–5-mal täglich eine Messerspitze Lattichmischpulver in warmem Tee einnehmen. Nach Belieben mit Honig süßen.

Wermutkur

Die stärkende Wermutkur (Maikur) prophylaktisch je-

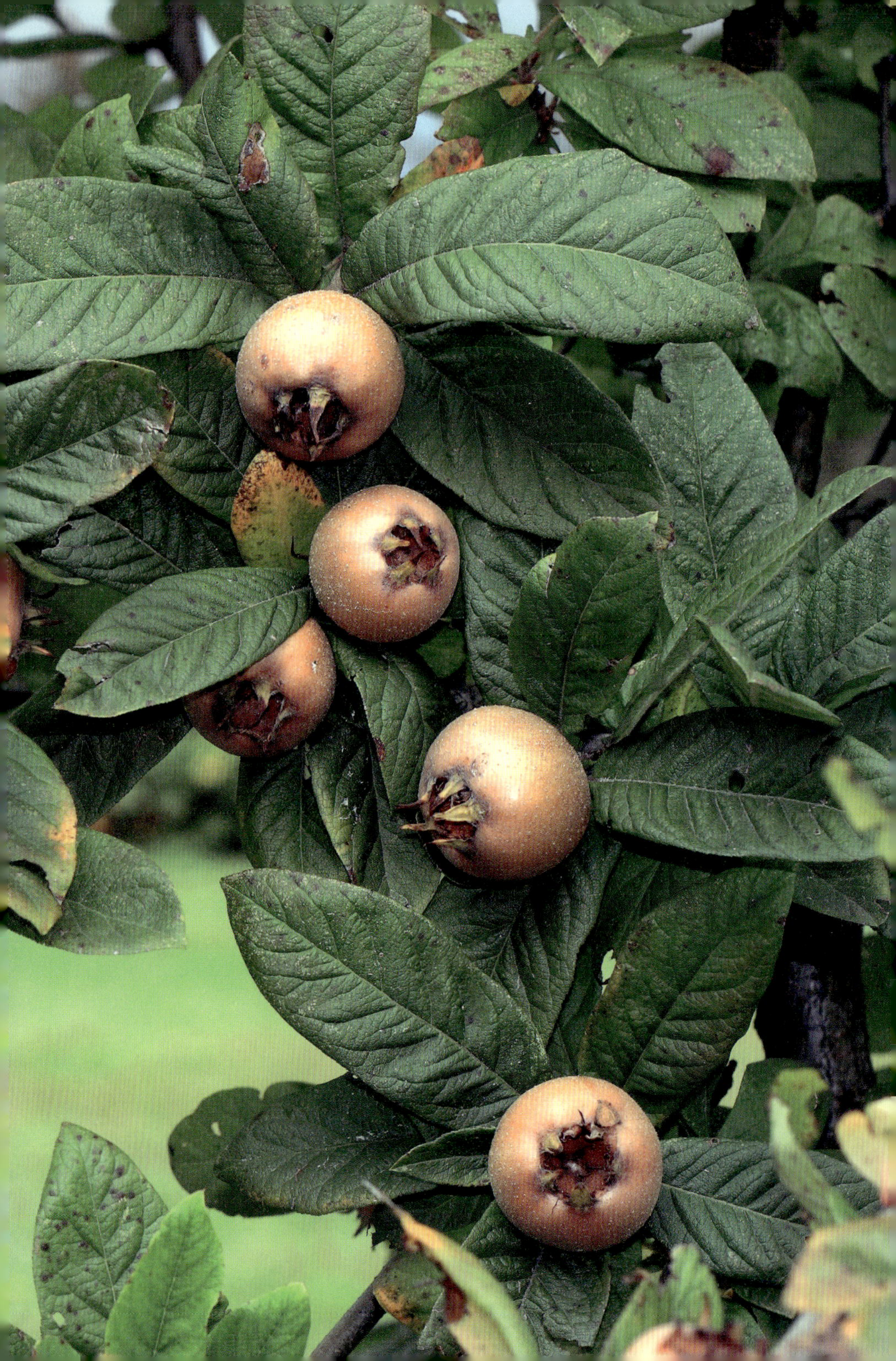

des Jahr von Mai bis Oktober anwenden. Jeden 3. Tag morgens nüchtern einen Schluck trinken.

Maronibreikur
Über einen längeren Zeitraum hinweg (mindestens 2–3 Wochen) 2-mal täglich einige Löffel dieses stärkenden Breis essen.

Die Edelkastanie bzw. Maroni ist nach Hildegard ein Universalheilmittel. Sie stärkt Magen, Leber, Darm und Herz.

Salbeitee-Kur
Den Salbeitee in eine Thermoskanne geben und über den Tag verteilt trinken. Dies 4 Wochen lang täglich wiederholen.
Nach einer Pause von weiteren vier Wochen nochmals vier Wochen lang täglich 1/2 Liter Salbeitee trinken.

Die 4-wöchige Pause unbedingt einhalten.

Mispel
Die kräftigende Mispel als Mus, Marmelade oder Sirup genießen.

Edelkastanienholz
Das Edelkastanienholz ist ein Kräftigungsmittel. Mehrmals am Tag ein Stück Edelkastanienholz in den Händen rollen.

Gerstenbad
Immer wieder ein Gerstenbad nehmen, da es wieder zu Kräften verhilft.

Krampfadern

Bei bereits vorhandenen Krampfadern bringt eine einfache Morgengymnastik große Erleichterung. Die Füße noch im Bett liegend in die Höhe heben und „Rad fahren". So kommt der Kreislauf in Schwung und das Blut schießt beim Aufstehen nicht gleich in die Beine. Diese Übung beugt Krampfadern ebenfalls vor.

Mispelbaum

Mariendistelsaft und Veilchencreme

Die Beine morgens und abends zuerst mit Mariendistelsaft und anschließend mit Veilchencreme einreiben. Diese Anwendung kann auch vorbeugend gemacht werden.

Galgant

Für eine bessere Durchblutung alle Speisen mit Galgant würzen und täglich Galgantwurzel kauen oder einige Galganttropfen zu sich nehmen.

Schröpfen

Das Schröpfen hat sich bei Krampfadern sehr bewährt. Wenden Sie sich an einen Arzt oder Naturheilpraktiker Ihres Vertrauens.

Kreislaufprobleme

Herzwein

Bei akuter Kreislaufschwäche 3–5 Schlucke Herzwein trinken. Zur Stärkung des Kreislaufs 1–3-mal täglich einen Schluck nehmen. Er stärkt den Kreislauf und das Gemüt.

Galgant

Bei akuten Kreislaufproblemen 1–2 Galganttabletten (oder Fenchel-Galgant-Tabletten) kauen oder 20 Galganttropfen einnehmen. Zur Kräftigung und Stärkung des Kreislaufs täglich Galgantwurzel kauen oder 2-mal täglich 5–10 Galganttropfen einnehmen.

Habichtskrautmischung

3-mal täglich drei Messerspitzen der Habichtskrautmischung übers Essen streuen oder auf einem Stück Brot essen.

Schaffleischsuppe
Aus Schaffleisch und Hildegard-Gewürzen eine Suppe zubereiten. Diese wirkt stabilisierend auf den Kreislauf. So oft wie möglich davon essen.

Hildegard empfiehlt, Schaffleisch nur im Sommer zu essen, da das Fleisch im Winter zu sehr kühlt.

Lattichmischpulver
1–2 Messerspitzen Lattichmischpulver, einen Teelöffel Honig und 1/2 Teelöffel Süßholzsaft in einer Tasse warmem Fencheltee mischen. Diese Mischung 2-mal täglich vor dem Essen trinken.

Edelkastanienholz
Einen Edelkastanienholzstab bzw. ein Stück Edelkastanienholz so lange in die Hand nehmen und/oder in der Hand rollen, bis sich die Hand erwärmt. So werden nach Hildegard die „Kräfte des Körpers" gestärkt.

Das Edelkastanienholz oft benutzen und zwischendurch mit Edelkastanien-Urtinktur einreiben. So verlängert sich die Wirkung.

Smaragd
Den grünen Hildegard-Stein an einem Kettchen tragen und ihn immer wieder einige Zeit in den Mund nehmen.

Leberleiden

Leberwickel
Ein feuchter Leberwickel unterstützt die Leber in ihrer Funktion:
Ein großes Frotteetuch auf der Couch ausbreiten und darauf liegen. Ein kleines Frotteetuch mit heißem Wasser (in das man eventuell Basenpulver rührt) nass machen, gut auswinden und auf den rechten Oberbauch legen. Eine warme Bettflasche darüberlegen, das Frotteetuch fest um den Bauch „wickeln" und sich mit einer Decke gut zudecken. Eine halbe Stunde oder länger ruhen, der Wickel darf allerdings nicht auskühlen.

Hirschzungenelixier
Dieses Kräuterelixier bewirkt eine grundlegende Körperreinigung, insbesondere von Leber und Lunge.
In der 1. Woche nach jedem Essen einen Schluck einnehmen und in der 2. bis 6. Woche vor und nach dem Essen einen Schluck einnehmen.

Maronihonig schmeckt nicht nur als Brotaufstrich fein, man kann auch das Müsli damit süßen, und er gibt auch der Salatsauce eine besondere Note. Den Maronihonig kühl und dunkel aufbewahren.

Maronihonig
Der Maronihonig ist ein hervorragendes Lebermittel. Täglich einen Esslöffel Maronihonig pur oder als Brotaufstrich am Morgen oder am Abend vor dem Schlafengehen essen.

Lavendelwein
Einen Liter Wein 5 Minuten kochen, drei gehäufte Esslöffel Speiklavendel dazugeben, nochmals 5 Minuten kochen und absieben. Täglich 2–3 Schlucke Lavendelwein trinken.

Das Trockenpulver wirkt intensiver als frisches Kraut. Ysop muss immer mitgekocht werden!

Ysop
Dieses Hildegard-Heilkraut ist ein „Frohmacher" und kann allen Speisen beigemengt werden. Es hilft bei Traurigkeit, Melancholie, Depressionen und Leberschmerzen.

Ysopwein
Zu jedem Essen ein wenig von den Blättchen essen und etwas vom Wein trinken. Der Ysopwein kann auch über einen längeren Zeitraum eingenommen werden.

Beifuß
Frische, klein gehackte Beifußblätter oder 1–2 Messerspitzen Beifußpulver in Suppen, Gemüse, Fleisch-, Geflügel- oder Fischgerichten mitkochen. Den Beifuß nur in kleinen Mengen verwenden, da er bitter schmeckt.

Lernstress

Sechs goldene Lebensregeln
Die sechs goldenen Lebensregeln sollten grundsätzlich gepflegt werden. In Stresszeiten ist dies jedoch ganz besonders wichtig.
Näheres dazu finden Sie auf Seite 252ff.

Rituale pflegen
Ein Ritual zum bewussten Abschalten finden:
eine „Runde" ums Haus gehen, spielen, sich dehnen und strecken, die Schulkleidung wechseln, die Fenster öffnen, Musik hören, durch Bewegung die geistige Leistungsfähigkeit steigern. Sinnvolle Lernzeiten und Pausen vereinbaren und diese auch einhalten.

Betonikakrautkissen
Es hilft bei Angstträumen und beruhigt die Gedanken. Betonikatrockenkraut in ein kleines Schlummerkissen füllen und auf das Kopfkissen legen.

Die Frohmacher Ysop, Kubebe, Galgant, Bohnenkraut, Zimt und Muskatnuss verstärkt in der Küche einsetzen.

Nervenkekse
Nervenkekse immer auf Vorrat bereithalten und die Kinder so viel essen lassen, wie sie möchten.

Fenchelbalsam-Tropfen
Die Fenchelbalsam-Tropfen beruhigen und mindern inneren Stress. 3-mal täglich 20 Tropfen pur oder in etwas Tee einnehmen.

Quendel immer mitkochen.

Quendel
Quendel stärkt das Gedächtnis. Die Speisen mit Quendelpulver würzen oder täglich einige Quendelkekse zur Jause essen.

Achat
Der Achat stärkt die Persönlichkeit, fördert die geisti-

ge Entwicklung, unterstützt die Freude am Lernen und hilft, das Erlernte zu behalten. Den Stein als Kette oder Armband auf der Haut tragen oder als Handschmeichler anwenden.

Chalzedon

Der Chalzedon sorgt gerade in Stresszeiten für Ruhe und Gelassenheit. Den Stein Tag und Nacht tragen und in kritischen Situationen an die Kehle halten.

Chrysopras

Die Herstellung von Steinwasser finden Sie auf Seite 199.

Kinder, die nicht zur Ruhe kommen, sollten Chrysopras auf der Haut tragen und täglich Chrysopras-Wasser trinken. Zusätzlich nutzt das Lutschen am Stein.

Indischer Blutjaspis

Er hilft bei Sorgen und Ängsten. Eine Jaspisscheibe unter das Kopfkissen legen oder als Anhänger tragen.

Liebeskummer

Herzwein

Er besänftigt den Kummer. 3-mal täglich einen Schluck Herzwein trinken.

Kräuter immer im Schatten trocknen. Sie dürfen keinesfalls zwischendurch wieder feucht werden. Die Kräuter sind dann richtig trocken, wenn sie sich gut zerbröseln lassen.

Betonikakrautsäckchen

Ein Leinensäckchen mit Betonikakraut bei sich tragen, bis man sich besser fühlt.

Rosenriechpulver

Dieses Pulver in eine kleine Dose geben und immer wieder daran riechen.

Storchenschnabelmischpulver

Dieses Pulver nimmt den körperlichen Druck vom Herzen und lindert den seelischen Schmerz. 2–3 Wochen lang 2-mal täglich eine Messerspitze des Pulvers auf einem Stück Brot essen.

Indischer Blutjaspis
Eine Jaspisscheibe so lange aufs Herz legen, bis sie warm oder sogar heiß ist. Dann den Stein wegnehmen und auskühlen lassen. Diesen Vorgang 3–4-mal wiederholen.

Onyx
Immer wieder einen Onyx anschauen und als Handschmeichler verwenden.

Long Covid

Die Nachwirkungen einer Coronaerkrankung, die sich u. a. durch Kurzatmigkeit, Erschöpfung, Müdigkeit, Magenschmerzen, Kopfweh, Geschmacks- und Geruchsverlust zeigen und zwölf Wochen (und länger) nach der eigentlichen Erkrankung noch andauern, werden als Long Covid bezeichnet. Da es noch keine ideale und durchgreifende Therapie gibt, können wir hier nur begleitend mit den Hildegardmitteln ansetzen.
Diese unangenehmen Langzeitfolgen kosten ganz besonders viel Kraft und brauchen viel Geduld und Zuversicht. Auch wenn es schwerfällt, sich auf diese Situation einzulassen, ist gerade dieses „Sicheinlassen" das Richtige, um die wenigen Kräfte zu schonen und die geringen Energien zu sparen, um sie für die Heilung zu nutzen. Long Covid zwingt in die Ruhe, zum Nachdenken und Nachspüren, was wirklich wichtig ist und wofür man seine Lebenszeit und seine Energien nach der Krankheit einsetzen möchte.
Ein Leben nach den sechs goldenen Lebensregeln (siehe Seite 252ff.) unterstützt die Genesungsphase und wird im Idealfall zu einer Lebenshaltung. Zusätzlich zu einer guten Therapie, die auch die psychischen As-

pekte und Ängste miteinbezieht, helfen die folgenden Mittel.

Ziegenmilch

So banal es klingt, Ziegenmilch hilft bei Kurzatmigkeit und stärkt und heilt laut Hildegard von Bingen die Lunge.

Trinken Sie täglich 1/4 bis 1/2 Liter Frischmilch (oder mit Ziegenmilchpulver angerührtes Wasser), bis das Leiden ausgeheilt ist.

Hirschzungenelixier

Das Hirschzungenelixier hilft bei Kurzatmigkeit und kuriert das Leiden aus. Zudem leitet es toxische Stoffe aus und unterstützt so die Genesungsphase.

Erste Woche: nach jedem Essen 1 Schluck einnehmen. Zweite bis sechste Woche: vor und nach jedem Essen 1 Schluck einnehmen. Unbedingt 6 Wochen lang einnehmen und wenn notwendig nach einer dreiwöchigen Pause nochmals 6 Wochen eine Kur machen.

Lavendelelixier

Dieses Elixier mildert laut Hildegard das dumpfe bzw. enge Gefühl in der Brust. Interessanterweise hilft es auch bei Unkonzentriertheit, die oft als Symptom bei Long Covid beschrieben wird.

Je nach Verfügbarkeit ist der Speiklavendel zu bevorzugen.

Für die Dauer von 2 Monaten 3-mal täglich ein Likörglas Lavendelwein einnehmen.

Lungenkrautwein

Bei Husten, der einhergeht mit einer Herzschwäche, die bereits vor der Erkrankung bestand oder eine Folge von Covid sein kann, bewährt sich der Lungenkrautwein.

Für die Dauer von 5–6 Wochen 3-mal täglich ein Schluck vor dem Essen trinken. Bei Bedarf nach einer Pause von 2 Wochen nochmals 5 Wochen lang einnehmen.

Zimt
Bei anhaltendem Geruchs- und Geschmacksverlust so oft wie möglich Ceylon-Zimt in der Küche verwenden und bewusst daran riechen.

Jaspis
Dieser Stein bietet Schutz und Segen und ist zudem ein wichtiges Mittel gegen die Angst. Auch bei Schlafstörungen, die oft als Begleiterscheinung von Long Covid beschrieben werden, hilft dieser Segensstein.
Den Hildegard-Jaspis auf der Haut tragen – am besten in der Herzgegend.

Lungenprobleme

Siehe auch Husten und Bronchienleiden.

Bei Problemen mit der Lunge sollte unbedingt eine Lungendiät eingehalten werden. Folgende Nahrungsmittel sollten dabei gemieden werden: Erbsen, Linsen, Olivenöl, fettes Fleisch, Blutwurst und Milz. Alle diese Speisen machen „dämpfig", verstärken also die Lungenerkrankung. Bevorzugt gegessen werden sollten: rohe Mandeln, Ziegenmilch, Schafslunge.

Diät bedeutet nicht hungern, sondern in die eigene wohltuende Ordnung zurückzufinden. Dies gelingt, indem man gewisse Lebensmittel meidet und andere bevorzugt einsetzt.

Lavendelwein
Täglich 2–3 Schlucke Lavendelwein trinken.

Veilchenelixier
Es hilft bei Kurzatmigkeit, wenn einem etwas „die Luft nimmt", und bei depressiver Verstimmung. Täglich 2–3 Schlucke nehmen.

Hirsemischpulver
Das Hirsemischpulver ist ein allgemeines Lungenheilmittel. Rispenhirse zuerst rösten, dann zerstoßen und

mit der doppelten Menge Hirschzungenfarnpulver mischen. Das Mischpulver auf etwas Brot geben und vor und nach jeder Mahlzeit essen.

Lungenkrauttee
Bei Lungenschmerzen durch starken Husten und bei Husten durch Herzschwäche 3–5-mal täglich vor dem Essen eine halbe Tasse Lungenkrauttees trinken.

Lungenkrautwein
Bei COPD und bei Bronchitis mit Atemnot 3–5-mal täglich vor den Mahlzeiten 1–2 Esslöffel Lungenkrautwein einnehmen. Eine Kur von 2–5 Wochen machen und nach einer Pause von einer Woche diese gegebenenfalls wiederholen.

Magenprobleme

Maronibreikur
Über einen längeren Zeitraum hinweg (mindestens 2–3 Wochen) 2-mal am Tag einige Löffel davon essen. Immer wieder frisch zubereiten.

Petersil-Fenchel-Königskerzen-Gemüse
Es hilft bei schwachem, kaltem Magen, der meist mit kalten Händen und Füßen verbunden ist. Fenchelgemüse, frische Petersilie und Königskerzenblüten oder -blätter zu einem Gemüsegericht verarbeiten und oft auf den Speiseplan setzen.

Fenchel-Brennessel-Liebstöckel-Mischung
Mit Fenchel-, Brennnessel-, Liebstöckelkraut und Dinkelmehl eine Suppe zubereiten und immer wieder als Magen stärkende Speise einsetzen.

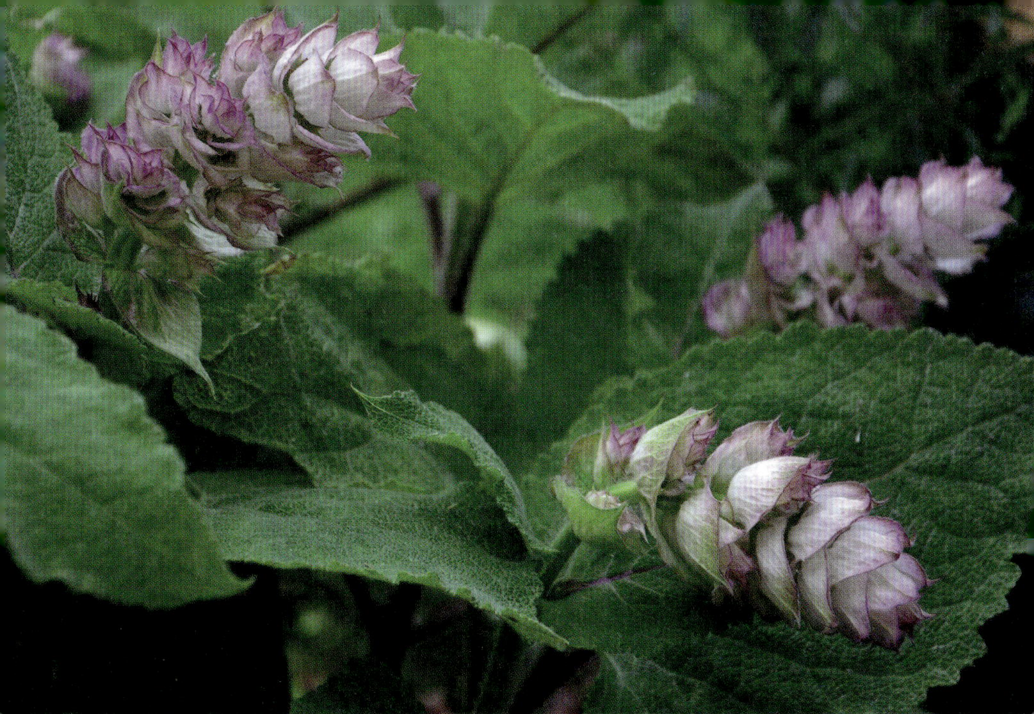

Muskatellersalbei

Brennnesselgemüse
Brennnesseln reinigen den Magen. Junge Pflanzen blanchieren, kurz andünsten oder mit Spinat mischen und häufig essen.

Kornelkirsche
Die Kornelkirsche reinigt und stärkt sowohl den kranken als auch den gesunden Magen. Sie kann zu Marmelade oder Kompott verarbeitet werden und sollte immer wieder gegessen werden.

Die Kornelkirsche ist ein heimischer Strauch, der in vielen Parkanlagen zu finden ist. Seine roten olivenförmigen Früchte können zu Marmelade oder Kompott verarbeitet werden.

Muskatellersalbeiwein
Der Muskatellersalbeiwein hilft generell bei allen Magenleiden wie Magenschmerzen, Sodbrennen, Aufstoßen, Verdauungsschwäche oder Appetitlosigkeit.
Nach dem Mittag- und dem Abendessen 1–2 Schlucke Muskatellersalbeiwein trinken.

Muskatellersalbeitee
Dieser Tee wirkt beruhigend auf den nervösen Ma-

Muskatellersalbeimischung
18 g Muskatellersalbei
6 g Poleiminze
2 g Fenchelkörner

gen. Einen Kaffeelöffel Muskatellersalbeimischung mit einem halben Liter Wasser kalt ansetzen, dann aufkochen, 2 Minuten ziehen lassen und absieben. Mit etwas Honig süßen. Nach dem Mittag- und dem Abendessen davon trinken.

Lorbeerwein

Einige Lorbeeren und ein Glas Wein einige Minuten kochen, absieben und den Wein schluckweise warm trinken.

Ysopwein

Zu jedem Essen einige Ysopblättchen essen und einen Schluck Ysopwein trinken. Dieser Wein kann durchaus über einen längeren Zeitraum eingenommen werden.

Onyxwein

Bei Magenschmerzen, die durch Geschwüre oder durch Gastritis verursacht werden, 3-mal täglich einen Schluck Onyxwein trinken oder damit eine Suppe zubereiten.

Onyxessig

Einen Onyx 5 Tage in 1/2 Liter Weinessig legen, danach den Stein herausnehmen. Salate damit zubereiten und gekochten Speisen einen Schuss von diesem Essig beigeben.

Odermennigwein

Den Wein zum Essen trinken, er hilft speziell bei Gastritis.

Bohnenkraut

Das aromatische Gewürz frisch, gerebelt oder als Pulver allen Gemüsegerichten beigeben.
Bei Magenleiden sollte Bohnenkraut zusätzlich roh gegessen werden. Das frische Kraut wird den Speisen erst nach dem Kochen beigefügt.

Beifuß

Beifuß ist das ideale Gewürz bei Gastritis, Magen- und Darmempfindlichkeit. Frische, klein gehackte Beifußblätter oder 1–2 Messerspitzen Beifußpulver in Suppen, Gemüse-, Fleisch-, Geflügel- oder Fischgerichten mitkochen. Den Beifuß nur in kleinen Mengen verwenden, da er bitter schmeckt.

Der Beifuß wird auch „Wilder Wermut" genannt und muss unbedingt mitgekocht werden.

Ackerminze

Sie hilft bei Gastritis und Verdauungsschwäche. Ackerminzeblätter und zarte junge Triebe fein hacken und den Speisen beigeben.

Die Ackerminze kann sowohl roh als auch gekocht verwendet werden.

Weinraute und Salbei

Sie helfen bei Magenschmerzen, die durch Übersäuerung auftreten. Weinraute und Salbei im Verhältnis 1:2 mit etwas Salz nach der Mahlzeit auf einem Stückchen Brot essen.

Nach Möglichkeit frische Kräuter verwenden.

Tannensalbe

Sie bewährt sich speziell bei Magenschmerzen von Kindern. Die Tannensalbe zuerst über dem Herzen und dann erst in der Magengegend einreiben.

Poleiminze

Diese Minze ist ein typisches Hildegard-Heilmittel. Häufig in der Küche verwenden und immer wieder eine Messerspitze des Pulvers auf einem Stück Brot einnehmen.

Süßholzwurzel

Das Kauen der Süßholzwurzel hilft bei gereizter Magenschleimhaut und besänftigt den Magen. In akutem Fall 2–3-mal täglich 1/2 Teelöffel des Pulvers auf einem Stück Brot einnehmen. Maximal 4 Wochen lang!

Saphir
Bei Magenschmerzen den Stein immer wieder in den Mund nehmen.

Mandelentzündung

Siehe auch Halsbeschwerden.

Meisterwurzwein
Den Wein jeweils vor den Mahlzeiten einnehmen. Am Ende des Tages den Rest wegschütten, denn er muss jeden Tag frisch zubereitet werden. Den Meisterwurzwein 3 oder 5 Tage lang einnehmen.

Andorn-Rahmsuppe
Diese Suppe zweimal täglich warm trinken, bis die Symptome verschwunden sind.

Eisenkrautauflage
Die Eisenkrautauflage warm auflegen und mindestens 2 Stunden lang einwirken lassen. Je länger sie aufliegt, umso besser ist die Tiefenwirkung

Melancholie

Siehe Traurigkeit.

Menstruationsbeschwerden

Siehe Regelschmerzen.

Migräne, *siehe auch Kopfschmerzen*

Bei Migräne ist es wichtig, immer auch die Ernährungsgewohnheiten zu überprüfen. Besonders bewährt haben sich zudem das Schröpfen und das Dinkelbrot-Fasten.

Birnbreikur
Diese Kur ist nach Hildegard wertvoller als Gold und sollte bei Migräne bis zu 3 Monate lang eingehalten werden.

Apfelknospenöl
Das Apfelknospenöl ist eines der wirksamsten Hildegard-Heilmittel gegen Migräne. Es ist einfach herzustellen und kann gut gelagert werden. Den Nacken, die Schläfen und die Stirn gut einölen. Wenn die Migräneschmerzen besonders stark sind, auch die Kopfhaut bestreichen. Zusätzlich 1–2 Esslöffel Apfelknospenöl pro Tag einnehmen.

Mutterkrautsuppe
Bei „Regel-Migräne" so oft wie möglich von dieser Suppe essen.

Mutterkrautsalbe
Die Mutterkrautsalbe hat sich bei Migräne bewährt, die in Zusammenhang mit der Menstruation auftritt. Den Unterbauch, die Stirn und die Schläfen damit salben.

Zusätzlich mit einem Smaragd über Stirn und Schläfen streichen oder einen Rubin 3–5 Minuten lang auf den Scheitel legen.

Mittelohrentzündung

Siehe Ohrenleiden.

Mundgeruch, *siehe Körpergeruch*

Narben

Veilchencreme

Die betreffende Stelle immer wieder dünn mit Veilchencreme einreiben. Sie bewirkt eine bessere Durchblutung. Wenn dies lange genug gemacht wird (je älter die Narbe, um so länger anwenden), dann wirkt sich das entscheidend auf ein schönes Narbenbild aus. Ersatzweise Veilchenöl einsetzen.

Bei frischen Narben die Veilchencreme nur rund um die Wunde auftragen.

Schafgarbe

Bei frischen Wunden zur besseren Heilung 3-mal täglich eine Messerspitze Schafgarbenpulver mit etwas Tee oder Wasser einnehmen.

Nasenbluten

Karneol

Bei Nasenbluten einen Karneol eine Viertelstunde in 100 ml gewärmten Wein legen und diesen Wein schluckweise trinken und/oder eine Karneololive in das blutende Nasenloch einführen oder mit einem Karneolstein außen über die Nase streichen.

Nervenschwäche, Nervosität

Nervenkekse

Die berühmten Hildegard-Nervenkekse haben schon vielen Gestressten über schwere Zeiten hinweggeholfen. Immer wieder einige Nervenkekse essen. Sie schmecken ausgezeichnet und beruhigen spürbar schnell.

Fenchel-Balsam-Tee oder -Tropfen

Einen Esslöffel der Fenchel-Balsam-Kräuter mit 1/2 Liter Wasser kalt ansetzen, aufkochen und drei Minuten

lang ziehen lassen. Dann abseihen, auskühlen lassen und über den Tag verteilt kalt trinken.
Die Fenchel-Balsam-Tropfen sind im Handel erhältlich und deren Anwendung einfacher und unkompliziert. 3–4-mal täglich 20 Tropfen einnehmen.

Die Tagesration kann durchaus verdoppelt werden (2 Esslöffel Kräuter auf einen Liter Wasser)

Aronstabelixier
Maximal 3 Monate lang täglich 2–3-mal nach dem Essen einen Schluck dieses Elixiers einnehmen.

Veilchenelixier
Das Veilchenelixier hilft bei Erschöpfung und daraus resultierender Ermüdung und Kurzatmigkeit, wenn einem also etwas „die Luft nimmt". Zwei- bis dreimal täglich ein Likörglas Veilchenelixier trinken.

Kubeben und Muskatnuss sind ebenfalls Frohmacher und helfen bei psychischer Belastung.

Herzwein
Ein Gläschen Herzwein macht fröhlich und bringt in Schwung. So übersteht man stressige Zeiten wesentlich besser.

Ysopwein
Zum Essen einen Schluck Ysopwein trinken und einige Ysopblättchen dazu kauen.
Der Ysopwein kann durchaus über einen längeren Zeitraum eingenommen werden.

Pflanzen Sie Ysop in Ihren Garten, er erfreut durch seine hübschen Blüten.

Chrysopras
Einen Anhänger, eine Kette oder ein Armband tragen.

Nierenleiden

Wermut-Olivenöl
Bei „seitlichen" Rückenschmerzen und zur Unterstützung der Nierenfunktion die schmerzenden Stellen 1–2-mal täglich kräftig einreiben. So lange wiederho-

len, bis die Schmerzen verschwinden. Zur Stärkung der Nieren (ohne Schmerzen) einmal täglich für die Dauer von ca. 5 Wochen fortfahren.

Es ist grundsätzlich wichtig, die Nieren immer warm zu halten und auf warme Füße zu achten.

Wermutelixier

Als Konstitutions- und Vorbeugemittel eignet sich die so genannte Wermut- oder Maikur hervorragend. Von Mai bis Ende Oktober jeden dritten Tag morgens nüchtern ein Likörglas Wermutelixier trinken.

Veilchenöl

Mehrmals täglich die Nieren damit einreiben.

Dachsfelle stammen aus kontrollierten Beständen.

Dachsfell

Ein Dachsfell ins Bett legen oder einen Dachsfellgürtel tragen.

Weinrautensalbe

Nach Hildegard verstärkt Ulmenholz die Wirkung des Feuers ganz besonders.

Die Nieren etwa eine Viertelstunde lang mit Weinrautensalbe kreisend einreiben. 2–3-mal in der Woche wiederholen und die Behandlung nach Möglichkeit vor einem offenen Kaminfeuer durchführen.

Dinkelgrießsuppe

Sie hilft mit, die Nieren durchzuspülen und Schadstoffe auszuscheiden. Diese Suppe regelmäßig auf den Speiseplan setzen.

Ohnmacht, *siehe auch Kreislaufprobleme*

Hirschzungenfarnpulver

Bei Ohnmacht durch ein Schockerlebnis 1–2 Messerspitzen Hirschzungenfarnpulver aus der Hand schlecken.

Ohrenleiden, Mittelohrentzündung

Sarder

Dieser braune Hildegard-Stein hilft bei Schwerhörigkeit nach Erkrankungen wie Mittelohrentzündungen und Nebenhöhleninfekten. Eine Sarderolive in Wein tauchen, mit einer Mullbinde umhüllen und in den Gehörgang stecken. Den Gehörgang mit Watte und Stirnband abdecken und alles einige Zeit wirken lassen.

Ölige Rebtropfen

Mehrmals täglich mit den öligen Rebtropfen um die Ohren streichen. Die Tropfen aber nicht in den Gehörgang bringen. Die Ohren mit Watte abdecken und ein Stirnband tragen.

Gundelrebenpackung

So warm wie möglich auf beide Ohren gleichzeitig auflegen und eine Wollmütze aufsetzen. 3 Stunden einwirken lassen. Die Gundelrebenpackung mehrere Wochen lang anwenden.

Jaspis

Dieser Stein hilft generell bei Gehörproblemen und Ohrenschmerzen. Eine Jaspisolive in den Gehörgang geben, mit Watte abdichten und wirken lassen.

Ohrensausen, Tinnitus, Hörsturz

Gewürznelken

Bei akutem Hörsturz 3–4-mal pro Stunde eine Gewürznelke kurz kauen, bis der intensive Geschmack entsteht, und ausspucken. Danach nur noch 2–3-mal täglich eine Gewürznelke kauen.
Bei chronischen Hörgeräuschen weiterhin 2–3-mal täglich eine Nelke kauen.

Gundelrebenpackung

Zusätzlich ölige Rebtropfen einsetzen.

So warm wie möglich auf beide Ohren gleichzeitig auflegen und eine Wollmütze aufsetzen. 3 Stunden einwirken lassen. Die Gundelrebenpackung mehrere Wochen lang anwenden.

Jaspis

Trommelsteine sind behandelte Rohsteine und werden gerne als Handschmeichler verwendet.

Eine Jaspisolive anhauchen und ins Ohr stecken. Oliven gibt es im Fachhandel, ersatzweise eine Scheibe oder einen Trommelstein aufs Ohr kleben.

Operation

Gerade vor oder nach Operationen ist es wichtig, den Körper zu entsäuern. So kommt es zu einer besseren und schnelleren Heilung. Mehr dazu finden Sie unter dem Stichwort „Übersäuerung".

Schafgarbenpulver

Die Schafgarbe ist das klassische Mittel zur besseren Wundheilung. 10 Tage vor und 10 Tage nach dem Eingriff mehrmals täglich 1–2 Messerspitzen Schafgarbenpulver in Fencheltee einnehmen. Das Pulver nicht mitkochen.

Basenbrühe

Das Basenbrühe-Rezept finden Sie auf Seite 152.

Täglich eine Tasse Basenbrühe trinken, denn ein entsäuerter Organismus heilt schneller.

Veilchensalbe

Die Veilchensalbe nie direkt auf die frische Wunde geben.

Die Veilchensalbe bewirkt eine schöne Narbenbildung. Die Wundränder nach Abheilen der Wunde immer wieder mit Veilchensalbe bestreichen.

Hirschzungenfarnpulver

Bei Schmerzen nach einer Operation 1–2 Messerspitzen

Hirschzungenfarnpulver aus der Handfläche schlecken oder in einem Schluck Herzwein einnehmen.

Osteoporose

Benediktenkrauttee
Einen Teelöffel Benediktenkraut und Benediktenwurzel mit einer Tasse Wasser aufkochen und abseihen. Zweimal täglich eine Tasse schluckweise warm trinken.

Tausendgüldenkraut
Es regt die Kallusbildung an. 1–2 Teelöffel Tausendgüldenkraut mit einem Glas kochendem Wein oder Wasser übergießen, kurz ziehen lassen, abseihen und 3-mal täglich vor den Mahlzeiten trinken.

Auch bei Osteoporose ist Hildegard-Ernährung grundlegend wichtig. Zudem sollte man sich viel bewegen.

Wegerichhonig
Dieser Honig ist ein Vorbeugemittel gegen Osteoporose. Täglich einen Esslöffel pur einnehmen, als Brotaufstrich verwenden oder in Tee auflösen.

Parkinson, Gliederzittern

Zitwerelixier, Zitwerpulver
6–8 Wochen lang täglich 2–3-mal täglich ein Likörglas angewärmtes Zitwerelixier trinken. Alternativ dazu mit dem Zitwerpulver einen Kaltauszug herstellen und diesen 6–8 Wochen lang trinken.

Chrysopras
Den Chrysoprasstein immer wieder als Handschmeichler verwenden, eine Kette aus diesem Stein tragen und Steinwasser damit zubereiten und täglich trinken.

Polypen

Akeleihonig

Mehrmals täglich je nach Alter eine Messerspitze (Kinder) bis einen Teelöffel (Erwachsene) Akeleihonig gut einspeicheln und schlucken.

Veilchencreme

Den Polypenbereich 3-mal täglich mit Veilchencreme einreiben.

Rainfarnsuppe

2–3-mal pro Woche Rainfarnsuppe essen.

Prostataleiden

Rainfarnelixier

Über einen Zeitraum von 4–6 Wochen 3-mal täglich einen Schluck Rainfarnelixier zu den Mahlzeiten trinken.

Rainfarn-Urtinktur

Zur Vorbeugung ein Mal täglich 20 Tropfen Rainfarn-Urtinktur in ein Glas Wein geben und zum Essen trinken. In Akutsituationen 3-mal täglich 20 Tropfen Rainfarn-Urtinktur in ein Glas Wein geben und zum Essen trinken. Bei Prostataleiden Wein immer mit Rainfarnsaft trinken und diesen Wein immer nur zum Essen trinken.

Verwenden Sie entweder das Rainfarnelixier oder die Rainfarn-Urtinktur.

Das Rainfarnpulver zusätzlich vermehrt als Küchengewürz einsetzen. Es hilft bei ständigen Erkältungen, Schnupfen, Heiserkeit und chronischen Nebenhöhlenentzündungen.

Dachsfelleinlagen

Bei Prostataleiden ist es wichtig, auf warme Füße zu achten. Dachsfelleinlagen bewirken eine ständige Mikromassage und sind ein ideales Heilmittel.

Veilchencreme

Den Prostatabereich und Unterbauch 2–3-mal täglich mit Veilchensalbe einreiben.

Rainfarn

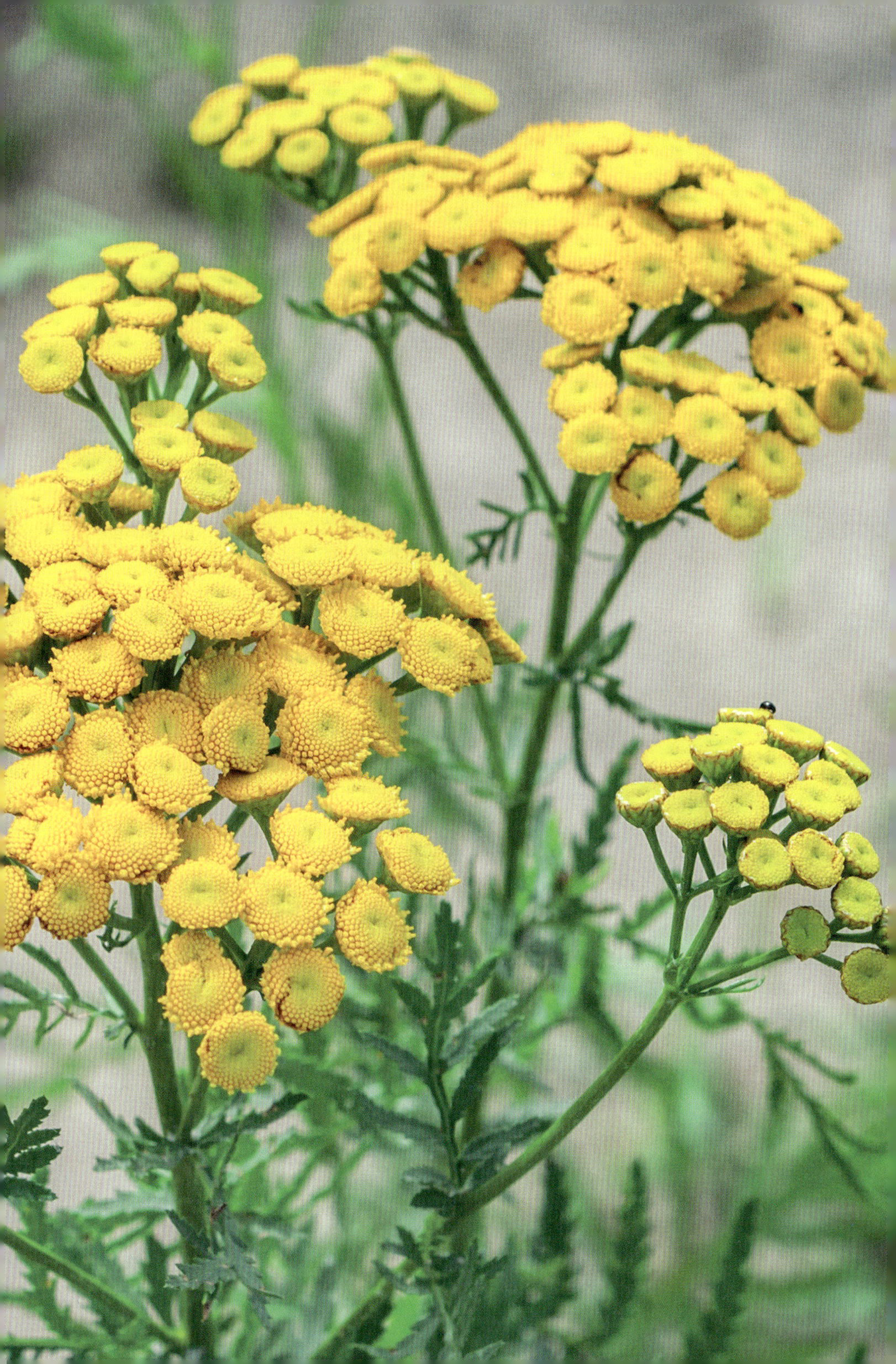

Regelschmerzen

Siehe auch Seite 216ff. im Kapitel Frauenleiden.

Weinraute kann einen Abort verursachen, deshalb bei Kinderwunsch nicht verwenden!

Weinraute
Vor und während der Regel ein frisches Weinrauteblatt kauen. Es hilft sofort und entkrampft nachhaltig.

Galgantwein
In schmerzvollen Zeiten immer wieder einen Schluck Galgantwein trinken. Er entkrampft und entspannt.

Galgant-Fenchel-Tabletten
Zwei Tage vor der Regel und dann bei Bedarf täglich 2–3 Tabletten einnehmen.

Mutterkrautsuppe
Sie wirkt rasch krampflösend, deshalb 2–3-mal am Tag Mutterkrautsuppe essen, bei Bedarf auch schon zwei Tage vor Beginn der Regel. Diese Suppe mindert die Traurigkeit vor und während der Regel.

Mutterkrautsalbe
Auch die Mutterkrautsalbe hat eine krampflösende Wirkung. Einen Teil Mutterkrautsaft und einen Teil Butter vermischen und den Unterbauch im Uhrzeigersinn mit Mutterkrautsalbe einreiben.

Jaspis täglich reinigen, indem man ihn einige Minuten unter fließendes Wasser legt.

Jaspis
Eine Jaspisscheibe auf den Unterbauch kleben. Oft hilft der Stein auch schon in der Hosentasche.

Rheuma

Dinkelbrot-Fasten
Das Dinkelbrot-Fasten ist bei Rheuma eine unumgäng-

liche Therapiemaßnahme. Gönnen Sie sich die Entlastung, die durch Fasten entsteht (siehe Seite 242ff.).

Quitte
Die Quitte ist ein ideales Lebensmittel, das bei Rheuma zum Heilmittel wird. Am besten eine Quittenkur machen, also mindestens einen Monat lang täglich eine gebratene Quitte (Rezept siehe Seite 310) in Form eines Desserts oder pur essen.
Die Quitten sinnvollerweise auf Vorrat zubereiten und in kleinen Portionen einfrieren.

Salbeitee-Kur
Den Salbeitee in eine Thermoskanne geben und über den Tag verteilt trinken. Dies 4 Wochen lang täglich wiederholen.
Nach einer Pause von weiteren vier Wochen nochmals vier Wochen lang täglich 1/2 Liter Salbeitee trinken.

Die 4-wöchige Pause unbedingt einhalten.

Zwiebel
Bei Rheuma wird die Zwiebel in gedünsteter, gekochter und gebratener Form zum Heilmittel. Deshalb vermehrt Zwiebelsuppen, Zwiebelkuchen usw. essen.

Zwiebeln niemals roh essen.

Dill
Bei Rheuma immer wieder Dillsaucen essen. Es ist wichtig, Dill zu kochen, ihn roh jedoch zu meiden.

Krauseminze-Urtinktur, Krauseminzeelixier
Morgens, abends und nachts 20 Tropfen Urtinktur in ein Gläschen Wein geben und trinken oder einen Schluck Krauseminzeelixier einnehmen.

Das Krauseminzeelixier ist im Hildegard-Fachhandel erhältlich.

Bohnenkrautmischpulver
1 Teelöffel Mischpulver, 1 Teelöffel Honig und 1 Teelöffel Süßholzsaft (in der Apotheke erhältlich) nach dem Essen in etwas Fencheltee verrühren und einnehmen.

Selleriemischpulver

8 Wochen lang vor und nach dem Essen einen Teelöffel Selleriemischpulver mit einem Stück Brot essen. Das Brot am besten mit Quittenmarmelade bestreichen, da das Pulver etwas unangenehm schmeckt.

Wer empfindlich ist, kann das Dachsfell zur Gewöhnung in einen Kopfkissen-Überzug stecken oder unter das Bettlaken geben.

Dachsfell

Das Dachsfell fördert die Durchblutung und somit die Sauerstoffzufuhr. Ständig Dachsfellsohlen tragen und nach Möglichkeit auf einem Dachsfell schlafen.

Dachslebersalbe

Diese Salbe ist im Handel erhältlich und hilft bei starken rheumatischen Beschwerden. 2–3-mal täglich auf die schmerzende Stelle einmassieren.

Wermutcreme

Wermutcreme 2–3-mal pro Tag auf die schmerzende Stelle auftragen und so lange gut einreiben, bis ein Wärmegefühl auftritt.

Galgantwein

Bei Schmerzen immer wieder einen Schluck warmen Galgantwein trinken.

Goldwein

Den Wein täglich zum Mittagessen trinken.

Goldkur

Die Gold-Mehl-Mischung kann man im Fachhandel beziehen. Eine Goldkur kann einmal im Jahr gemacht werden. Nach Hildegard hält dieses Universalmittel den Gesunden gesund und den Kranken macht es gesund.

Gerstenbad

Den Gerstenabsud entweder dem Badewasser beigeben oder ein Fußbad damit nehmen. Das Gerstenbad stärkt und kräftigt zusätzlich die Muskulatur.

Königsfarnbad
Dieses Bad hilft auch bei Gicht, Arteriosklerose und Durchblutungsstörungen. Grüne Königsfarnwedel in genügend Wasser abkochen und diesen Absud dem Badewasser beimengen bzw. ein Fußbad nehmen.
Das Farnbad ebenso wie die anderen Heilbäder oft anwenden und mindestens 20 Minuten bis zum Kinn im Wasser liegen.

Der Königsfarn kann, solange er grün ist, also bis in den Herbst hinein, verwendet werden.

Kornelkirschenbad
Es hilft besonders jugendlichen Rheumapatienten. Holz, Rinde und Blätter der Kornelkirsche abkochen, das Wasser abseihen und den Absud dem Badewasser beimengen.

Mit den ausgekochten Blättern und Rindenstückchen zusätzlich Packungen auf den betroffenen Gelenken machen.

Edelkastanienbad
Es ist auch für jene Menschen empfehlenswert, die leicht zornig werden. Den Edelkastanienabsud dem Badewasser beimengen oder als Aufguss für die Sauna verwenden.

Eschenblätterpackung
Erkrankte Stellen bzw. noch besser den ganzen Körper mit den warmen Blättern einwickeln und mit einem Leinentuch gut zudecken. Den Körper zusätzlich mit Wolldecken und Wärmeflaschen warm halten.
Rund 4 Stunden in der Packung liegen bleiben und diese Packung so oft wie möglich machen.

Eschenblätter können auch in jeder Apotheke gekauft werden.

Petersilien-Weinraute-Olivenöl-Packung
Einen Teil klein gehackte Petersilien- und 4 Teile Weinrauteblätter mischen und mit Olivenöl erwärmen. Die Mischung auf eine Mullbinde geben und warm auf die schmerzende Stelle aufbinden. Sobald die Packung ausgekühlt ist, eine neue Packung aufbinden.

Die Petersilien-Weinraute-Olivenöl-Packung hilft auch bei Hexenschuss und Ischiasschmerzen.

Packungen immer nur ein Mal verwenden.

Spitzwegerich
Spitzwegerich kurz in Wasser kochen, ausdrücken und die Blätter auf die betroffenen rheumatischen Stellen legen.

Gewürznelken
Gewürznelken helfen auch bei Kopfbrummen aufgrund von Wetterfühligkeit.

Gewürznelken tragen dazu bei, dass das bei Gicht entzündete Bindegewebe abschwillt.
Täglich 2–4 Gewürznelken kauen.

Farnbad
Frische Farnwedel in Wasser kochen. Mit dem Absud ein Fußbad oder ein Handbad machen oder den Absud dem Badewasser beigeben und in aller Ruhe ein Vollbad genießen.

Saphir
Das Auflegen von Chrysopras lindert ebenfalls den Schmerz.

Gichtschmerzen können gelindert werden, indem man einen Saphir in den Mund nimmt oder einen Saphirring in reinem Gold trägt.

Jaspis
Die Jaspisscheibe so lange auf die schmerzende Stelle legen, bis sie warm ist. Beiseite legen, auskühlen lassen und erneut auflegen.

Rückenbeschwerden

Bei Rückenbeschwerden kann je nachdem, ob Wärme oder Kälte wohltuender ist, entsprechend behandelt werden. Einfach ein warmes Tuch auf den Rücken geben und nachspüren, ob es gut tut. Vielen Menschen mit chronischen Rückenbeschwerden bekommt Kälte besser.

Weizenpackung

Die Weizenpackung so oft und so warm wie möglich anwenden. Die Weizenkörner nur einmal pro Packung verwenden.

Wermutsalbe

Die Wermutsalbe 2–3-mal pro Tag auf die schmerzende Stelle auftragen und so lange einreiben, bis ein Wärmegefühl auftritt.

Wenn möglich, die Salbe vor einem offenen Holzfeuer einreiben.

Eschenblätterpackung

Für die Dauer von 1–2 Wochen täglich einmal auf dieser Packung ruhen. So lange wie möglich und so warm wie möglich anwenden.

Galgantwein

1⁄2 Liter Rotwein und einen gehäuften Kaffeelöffel Galgantwurzeln 10 Minuten kochen, abfiltern und bei Bedarf immer wieder einen Schluck Wein trinken.

Den Wein so lange im Mund wärmen, bis er Körpertemperatur angenommen hat.

Jaspisscheibe

Die Scheibe auf die schmerzende Stelle kleben.

Petersil-Weinraute-Olivenöl-Packung

Die Packung so lange auf die schmerzende Stelle binden, bis sie ausgekühlt ist.

Petersil-Fenchel-Salbei-Öl-Packung

Diese kalte Packung hilft bei krampfartigen Schmerzen. Einfach auf die betroffene Stelle binden.

Dachsfell

Einen Dachsfellgürtel tragen oder auf einem Dachsfell schlafen.

Goldkur

Die Gold-Mehl-Mischung kann man im Fachhandel be-

ziehen. Eine Goldkur kann einmal im Jahr gemacht werden.
Nach Hildegard hält dieses Universalmittel den Gesunden gesund und den Kranken macht es gesund.

Schilddrüsenprobleme

Liebstöckelmischung
Mit der Liebstöckel-Gundelrebenmischung einen Wickel machen und diesen über einen Zeitraum von 3–6 Wochen jeweils 3-mal pro Woche anwenden.

Bergkristallwein
Einen großen Bergkristall einige Stunden in der Sonne erwärmen und in eine Schüssel stellen. 1/8 Liter Wein langsam darüber rinnen lassen und diesen Wein über den Tag verteilt schluckweise trinken.

Bergkristallwasser
Mit dem Bergkristall so genanntes Steinwasser zubereiten und täglich trinken.

Bergkristallkette
Zusätzlich zum Wein bzw. Wasser eine Bergkristallkette so um den Hals tragen, dass die Steine auf dem Schilddrüsenbereich liegen.

Schlaflosigkeit, Schlafstörungen

Grundsätzlich sind Einschlaf- und Durchschlafstörungen zu unterscheiden. Während es beim Einschlafen ums Abschalten geht, sollte man bei Durchschlafstörungen die jeweilige Aufwachzeit in der Nacht beachten.
Diese Zeit ist ein Hinweis auf die so genannte „Organuhr". Zwischen 1 und 3 Uhr nachts beispielsweise ist

„Leberzeit". Wenn man immer in dieser Zeit aufwacht, sollte die Leber mit entsprechenden Heilmitteln mitbehandelt werden. Hildegard empfiehlt jedem, der nicht einschlafen kann, aufzustehen und zu beten. Durch das Aufstehen und das erneute zu Bett gehen wird zusätzlich die Kopplung „Bett" und „nicht schlafen können" unterbrochen. Sorgen Sie bei Schlaflosigkeit besonders am Abend für Ruhe und Entspannung.
Machen Sie z. B. einen Abendspaziergang oder hören Sie Musik, z. B. Kompositionen von Hildegard. Diese Musik macht fröhlich und hat eine beruhigende, ausgleichende Wirkung.

Die **Organuhr** spielt in der Traditionellen Chinesischen Medizin eine große Rolle und soll hier zum besseren Verständnis erwähnt werden:
01–03 Uhr: Leber
03–05 Uhr: Lunge
05–07 Uhr: Dickdarm
07–09 Uhr: Magen
09–11 Uhr: Milz
11–13 Uhr: Herz
13–15 Uhr: Dünndarm
15–17 Uhr: Harnblase
17–19 Uhr: Niere
19–21 Uhr: Herzbeutel
21–23 Uhr: „Dreifacher Erwärmer" (nicht genau lokalisierbar, insgesamt beziehbar auf Brustkorb, Bauchhöhle und Schamgegend)
23–01 Uhr: Gallenblase

Gelöschter Wein

Er hilft bei Schlafstörungen aufgrund von Ärger und Zorn. 100 ml Wein zum Kochen bringen, 50 ml Wasser dazugeben, sofort von der Herdplatte wegstellen und am Abend ein Gläschen lauwarmen gelöschten Wein trinken.

Aronstabelixier

Es hilft bei Depressionen, Traurigkeit und Stimmungsschwankungen und dadurch bedingte Schlafstörungen. Als Kur 6–8 Wochen lang nach dem Mittag- und Abendessen ein Likörglas Aronstabelixier trinken.

Mohn

Mohn wirkt roh und ungemahlen Schlaf anregend. 2 Teelöffel Mohn aufs Apfelkompott streuen und essen oder mit etwas Tee einnehmen. Mohn auch in Form von Mohnstrudel, Mohnkuchen oder Mohnbrötchen essen.

Maronihonig

Täglich vor dem Schlafengehen einen großen Kaffeelöffel Maronihonig essen.

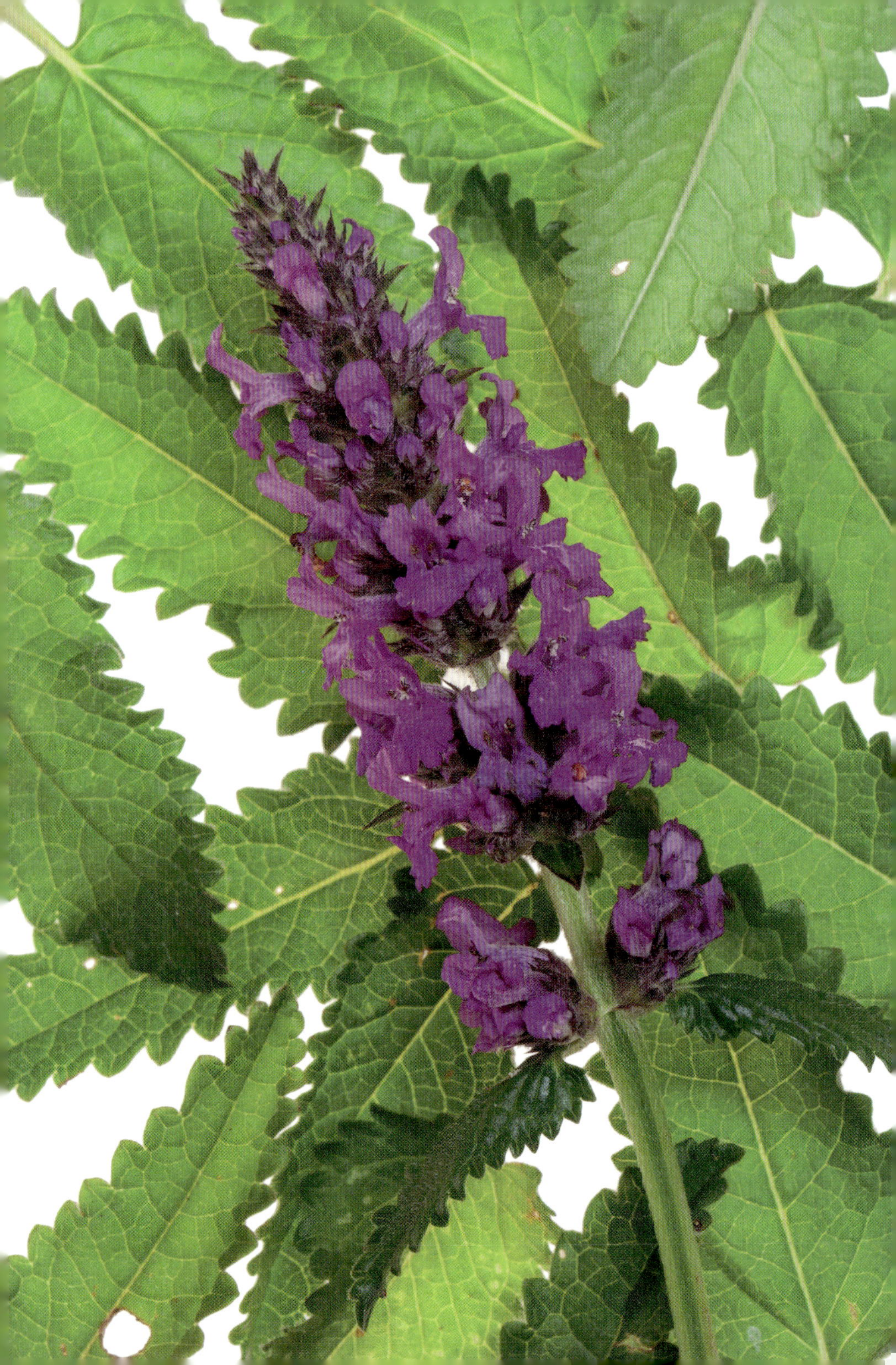

Betonikakrautkissen
Es beruhigt die Gedanken. Trockenkraut in ein kleines Schlummerkissen füllen und auf das Kopfkissen legen. Die erstaunlich schnelle Wirkung dieses Kräuterkissens hält etwa ein halbes Jahr an.

Lavendel
Bei rastlosen Gedanken und so genanntem Gedankenkarussell ein Lavendelkissen auf das Kopfpolster legen.

Veilchenelixier
Bei Schlafproblemen durch Sorgen und Bedrücktheit 3-mal täglich einen Schluck Veilchenelixier einnehmen.

Jaspis
Eine Jaspisscheibe unters Kopfkissen legen. Dieser Stein verhilft zu einem guten Schlaf.

Schmerzen

Bei spezifischen Schmerzen (**Rheuma, Kopf, Glieder** ...) unter den jeweiligen Stichworten nachschlagen. Generell helfen die Jaspisscheibe und der Galgantwein.

Jaspis
Den Jaspis auf die schmerzende Stelle legen, bis der Stein warm ist. Dann lässt man ihn auskühlen und legt ihn erneut auf.

Galgantwein
Bei starken Schmerzen Galgantwein in die Thermoskanne geben und immer wieder einen Schluck trinken.

Schnupfen, *siehe auch Erkältung*

Akeleihonig
Bei Schnupfen und Verschleimungen im Kopfbereich 3–4-mal täglich 1/2 Kaffeelöffel Akeleihonig nehmen.

Bertrampulver
Das Bertrampulver allen Speisen beifügen und täglich 2–3-mal Bertramziehen.

Pelargonienpulver
Das Pulver in der Handfläche verreiben, mehrmals daran riechen und dann aus der Hand schlecken.

Jaspis
Eine Jaspis-Olive immer wieder abwechselnd in die Nasenlöcher einführen.

Schock

Hirschzungenfarnpulver
2 Messerspitzen Pulver aus der Handfläche schlecken. Die Wirkung kann verstärkt werden, indem man das Pulver in 50 ml erhitzten Wein gibt und trinkt. Bei Bedarf in kurzen Abständen noch 2-mal wiederholen.

Schuppenflechte

Quendel
Quendel frisch, als Pulver oder in gerebelter Form Suppen, Gemüse, Fleisch usw. beigeben. Es ist wichtig, Quendel oft zu verwenden und ihn immer mitzukochen, ein nachträgliches Würzen hilft nicht.

Ingwermischpulver

Etwas Pulver in ein Leinensäckchen oder Leinentuch geben, in eine Wein-Essig-Mischung tauchen und die Herde der Schuppenflechte immer wieder am äußeren Rand bestreichen.

Ingwermischpulver
25 g Zitwerpulver
50 g Ingwerpulver
100 g Galgantpulver

Schüttelfrost, *siehe auch Fieber*

Basilikumwein

Einen Kaffeelöffel getrocknetes Basilikumkraut in 1/4 Liter Wein kochen, etwas Bienenhonig dazugeben und davon vor und nach dem Essen und bei Bedarf auch nachts immer wieder schlückchenweise warm trinken.

Den Wein in einer Thermoskanne aufbewahren.

Onyxessig

Einen Onyxstein 5 Tage in 1/2 Liter Weinessig legen und anschließend wieder herausnehmen. Mit diesem Essig die Speisen würzen und Salate zubereiten.

Schwäche

Dinkel, Brottrunk

Die Ernährung konsequent auf Dinkel umstellen. Es ist das gesündeste und das am meisten kräftigende Getreide. Zusätzlich Brottrunk damit herstellen.

Gerstenbad

2–3-mal pro Woche ein Vollbad mit einem Gerstenabsud machen.

Wermutelixier

Jeden dritten Tag morgens nüchtern ein Likörglas Wermutelixier trinken. Die Wermutkur wird vorzugsweise von Mai bis Ende Oktober gemacht. Diese Kur dient der Gesunderhaltung und ist eine Gesundheitsvorsorge.

Petersilienhonigwein
Der Petersilienhonigwein stärkt das Herz und erfreut die Seele und wird deshalb auch Herzwein genannt. Bei Bedarf immer wieder einen Schluck Herzwein trinken.

Goldkur

Die Goldkur kann und sollte nur einmal im Jahr gemacht werden. Sie ist im Hildegard-Fachhandel erhältlich.

Nach Hildegard hält dieses Universalheilmittel den Gesunden gesund und den Kranken macht es gesund. Eine Teighälfte am ersten Tag nüchtern essen und die zweite Teighälfte backen und als Keks am darauf folgenden Tag nüchtern essen.

Gemischtes Eberwurzpulver

Die Eberwurz ist als Silberdistel bekannt.

Nach Hildegard hat man bei regelmäßiger Einnahme dieses Heilmittels das ganze Leben lang keine größeren Krankheiten. Eberwurzpulver, Bertrampulver und Zimtpulver im Verhältnis 2:1:1 mischen.
Täglich 1 Messerspitze auf einem Stückchen Brot, in der Suppe oder in warmem Wein einnehmen.

Bertrampulver
Bertram verbessert das Blut, bereitet einen klaren Verstand, aktiviert die Verdauungsorgane, sorgt für Kraft und Energie, vermindert die Schleimbildung im Kopf- und Halsbereich und verbessert die Durchblutung der Augen. Fügen Sie dieses wohlschmeckende Küchengewürz prisenweise allen Speisen bei.

Zimt
Zimt stärkt das Immunsystem und sollte so oft wie möglich eingesetzt werden: zum Verfeinern von Süßspeisen, zur Abrundung von Fleischspeisen oder einfach aufs Brot streuen.

Kubebe

3-mal täglich 2–3 Früchte dieser Pfefferart zerkauen.

Die Kubebe hilft ausgezeichnet, wenn man angespannt ist und sich unter Druck fühlt.

Mispel
Diese alte heimische Frucht, es gibt sie als Strauch und als Baum, trägt viel zur Stärkung und Gesunderhaltung bei. Mispel so oft wie möglich als Mus, Sirup oder Marmelade essen. Da es sie mancherorts schwer zu kaufen gibt, ist es sinnvoll, diesen hübschen Strauch bzw. Baum im Garten zu pflanzen.

Gundelrebe
Frische Gundelrebe oft in der Küche verwenden, beispielsweise Spinatgerichten beigeben oder einen Kräuteraufstrich machen. Zusätzlich einen Absud mit Gundelrebe herstellen und dem Badewasser oder einem Fußbad beifügen.

Fenchelmischpulver
Eine Stunde nach dem Mittagessen 2 Messerspitzen dieses Pulvers mit einem Schluck Herzwein einnehmen. Es ist ein Universalheilmittel und bringt bzw. erhält die Gesundheit.

Schwangerschaftserbrechen

Bibernellmischpulver
2–3-mal pro Tag 1/2 Teelöffel Bibernellmischpulver auf ein Stückchen Brot geben und essen.

Bibernellmischpulver
62 g Mutterkümmel
22 g weißer Pfeffer
16 g Bibernell

Dotterkeks
So lange täglich 5–8 Dotterkekse einnehmen, bis die Übelkeit verschwunden ist.

Mehr zu diesem Thema finden Sie im Kapitel Frauenleiden auf Seite 228.

Schweißausbrüche

Fenchelmischpulver
Bei körperlicher Schwäche und daraus resultierenden Schweißausbrüchen etwa eine Stunde nach dem Mittag- und Abendessen 2 Messerspitzen Fenchelmischpulver in einem Gläschen gewärmten Wein (wenn möglich Herzwein) einnehmen.

Wasserlinsenelixier
Das Wasserlinsenelixier stärkt die Abwehrkraft und hilft hervorragend mit, Gifte auszuleiten. Da die Herstellung sehr schwierig ist, kauft man das Elixier am besten in einer Hildegard-Apotheke. Drei Monate lang am Morgen nüchtern und am Abend vor dem Zubettgehen ein Likörglas Wasserlinsenelixier trinken.

Weinraute
Sie hilft bei Wallungen und dadurch bedingten Schweißausbrüchen. Ein kleines frisches Blatt kauen.
Weinraute kann einen Abort verursachen, deshalb bei Kinderwunsch nicht verwenden.

Kubeben
3-mal täglich 2–3 Kubebenkörner kauen.

Salbei
Salbeitee trinken, zwischendurch ein frisches Salbeiblatt kauen und im Essen immer wieder Salbeipulver mitkochen.

Chalzedon
Der blaue Chalzedon hilft bei Schweißausbrüchen aufgrund von Gehemmtheit, Nervosität bzw. Lampenfieber. Den Chalzedon als Kette oder Armband tragen. Männer kleben am besten eine kleine Chalzedon-Scheibe unter das Uhrband.

Sehnenscheidenentzündung, Tennisarm

Stabwurzsaft
Die betroffene Stelle 2–3-mal täglich mit Stabwurzsaft (Tinktur) bestreichen. Wer Stabwurz (Eberraute) im Garten hat, kann die Kräuter quetschen und diese zusätzlich auflegen.

Veilchencreme
Zusätzlich zur Anwendung mit Stabwurz die entzündete Stelle auch mit Veilchencreme einreiben, am besten zwischen den Stabwurzanwendungen.

Amethyst
Immer wieder mit einem Amethyst über die betroffene Stelle streichen.

Sodbrennen

Muskatellersalbeiwein
Der Muskatellersalbeiwein hilft bei allen Magenleiden wie Magenschmerzen, Sodbrennen, Aufstoßen, Verdauungsschwäche oder Appetitlosigkeit. Nach jedem Essen 1–2 Schlucke Muskatellersalbeiwein trinken.

Fenchelkörner
Fenchel wirkt basisch und bindet Säuren. Immer wieder zwischendurch rohe oder gekochte Fenchelkörner kauen oder Fencheltabletten lutschen.

Fenchel ist ein Frohmacher.

Beifuß
Frische, klein gehackte Beifußblätter oder 1–2 Messerspitzen Beifußpulver in Suppen, Gemüse-, Fleisch-, Geflügel- oder Fischgerichten mitkochen.

Den Beifuß in kleinen Mengen verwenden, da er bitter schmeckt.

Weinraute-Salbei-Pulver

Es bindet die Säure. Weinraute- und Salbeipulver im Verhältnis 1:2 mischen. Nach dem Essen etwas Pulver auf ein Stückchen Brot geben und es essen oder etwas Pulver aus der Hand schlecken.

Odermennigwein

1–2 Blättchen Odermennig in 1/8 Liter Wein einlegen, bis der Wein den Geschmack annimmt. Den Wein vor und nach dem Essen trinken.

Mandeln

Mandeln wirken basisch. Jeden Tag 5–10 rohe Mandeln essen.

Poleiminze

Bei Sodbrennen und Aufstoßen 2–3 frische Poleiminzeblättchen oder Poleiminzepulver mit etwas Salz essen.

Sonnenbrand

Leinsamengel

Das Leinsamengel am besten auf Vorrat herstellen.
2 Esslöffel Leinsamen und 1/2 Liter Wasser 10 Minuten sprudelnd kochen lassen, absieben und in kleine Gläser füllen. Das Gel so oft wie möglich warm auf die betroffene Stelle streichen.

Rebstockwasser

Das Rebstockwasser hilft bei Augenentzündungen bzw. Augenschmerzen aufgrund von zu viel Sonneneinstrahlung. 3-mal täglich (nicht öfters!) die Augenlider damit bestreichen.

Stimmprobleme

Stimmkräuterwein

Er hilft bei Heiserkeit, Erkältungen, Stimmbandproblemen und bei starker Beanspruchung der Stimme. Einen Esslöffel pro Stunde warm einnehmen. Am besten in einer Thermoskanne aufbewahren.

Dieser Wein ist ein hervorragendes Mittel für Sänger.

Süßholz

Süßholz klärt die Stimme und „reinigt" die Stimmbänder. Süßholz kauen oder Süßspeisen mit Süßholzpulver verfeinern.

Bertramziehen

Das Bertramziehen hilft bei Verschleimungen im Hals-Nasen-Bereich. Eine Messerspitze Bertrampulver morgens nüchtern einspeicheln, 3–5 Minuten lang durch die Zähne ziehen und anschließend ausspucken. Den Mund ausspülen und dann erst die Zähne putzen.

Bertrampulver

Es stärkt die Schleimhäute und gleicht die Speichelflüssigkeit aus. Jeder Speise 1–2 Messerspitzen Bertrampulver beigeben.

Wegwarte-Klette-Wein

Dieser Wein hilft bei spürbaren Schmerzen um die Brust und aufkommender Heiserkeit. 1/2 Kaffeelöffel Wegwarte und 1/2 Kaffeelöffel Klette in 1/4 Liter Wein kochen, abseihen und oft abends nach dem Essen einen Schluck trinken.

Stoffwechselstörungen

Ingwerkekse

Die Ingwerkekse sind ein Ausleitungsmittel und keine

Es hat sich bewährt, die Kekse am Vorabend in etwas Wasser zu legen und über Nacht quellen zu lassen.

Kekse im üblichen Sinn. Sie sind im Hildegard-Fachhandel erhältlich. Mindestens drei Wochen lang morgens nüchtern, noch im Bett liegend, ein halbes Ingwerkeks langsam im Mund zerkauen. Am besten am Vorabend auf dem Nachttisch bereitlegen.

Weinraute
Ein frisches Weinrauteblatt essen. Weinraute kann einen Abort verursachen, deshalb bei Kinderwunsch nicht verwenden.

Salbei
Immer wieder rohe Salbeiblätter kauen, Salbei in den Speisen mitkochen und Salbeipulver auf einem Stück Dinkelbrot essen.

Hirschzungenelixier
Eine Kur von 6 Wochen damit machen und am besten einmal pro Jahr wiederholen.

Bergkristall
Bergkristallwasser ansetzen und täglich einen Liter trinken oder Tee damit zubereiten.

Streitlust

Die Hildegard-Apotheke ist die einzige, die Mittel gegen Streit anbietet. Streitsucht vergiftet nicht nur die Seele, sondern macht sich auch durch körperliche Beschwerden bemerkbar.

Bei Ärger sofort gelöschten Wein trinken. Er verschafft schnell spürbare Erleichterung.

Gelöschter Wein
100 ml Wein zum Kochen bringen und 50 ml Wasser dazugeben. Sofort von der Herdplatte wegstellen und warm trinken.

Edelkastaniendampfbad
Rinde, Blätter, Holz und Schalen der Edelkastanie fein häckseln und bei 60 Grad im Backofen trocknen. 150 Gramm Trockenmaterial in 4 Liter Wasser einige Stunden einweichen, anschließend aufkochen und absieben. Diesen Absud als Saunaaufguss verwenden.

Das Edelkastaniendampfbad regelmäßig über einen längeren Zeitraum hinweg machen. Es bewirkt zusätzlich einen wohltuend tiefen Schlaf.

Chalzedon
Den Stein als Handschmeichler in die Jacken- oder Hosentasche stecken oder eine Chalzedon-Kette tragen.

Der Chalzedon sorgt für einen klaren Verstand und beruhigt.

Aquamarin
Der Aquamarin hilft Menschen, die tatsächlich Lust am Streiten finden. Diesen Stein als Schmuckstück tragen und immer wieder anschauen, auch Steinwasser damit zubereiten.

Stress

Kubebe
3-mal täglich 2–3 Kubeben zerkauen.

Halten Sie die kleinen Helfer immer in einer Dose griffbereit.

Rosenriechpulver
Einen Teil Rosenblütenblätter und einen Teil Salbeiblätter trocknen und pulverisieren. Das Pulver in einer kleinen Dose bei sich tragen und in Stress-Situationen immer wieder daran riechen.

Laut Hildegard tröstet der Salbei und die Rose erfreut.

Nervenkekse
Regelmäßig Nervenkekse essen.

Die Gewürze Muskat, Zimt und Nelken bewusst und so oft wie möglich einsetzen.

Süßholzwurzel
Süßholzwurzel kauen oder Süßholztee trinken und Süßholzpulver den Süßspeisen beigeben.

Flohsamenwein
Dreimal täglich einen Schluck warm vor dem Essen trinken. Den Flohsamenwein so lange einnehmen, bis die Symptome verschwunden sind.

Ysopwein
Zu jedem Essen ein wenig von den Blättchen essen und etwas vom Wein trinken. Der Ysopwein kann auch über einen längeren Zeitraum eingenommen werden.

Lavendelwein
Lavendelwein kräftigt Leber und Lunge, die durch Stress immer geschwächt werden. Täglich 2–3 Schlucke Lavendelwein trinken.

Bohnenkraut
Das Bohnenkraut stärkt Augen, Magen und Herz und ist ein Frohmacher. Bohnenkraut sollte in Stresszeiten immer wieder roh gegessen werden, d. h. es wird erst nach dem Kochen den Speisen (Salaten, Nudelgerichten …) beigefügt.

Maronihonig
Täglich einen Esslöffel Maronihonig als Brotaufstrich oder pur vor dem Schlafengehen essen.

Chalzedon
Diesen beruhigenden Stein als Kette tragen, als Handschmeichler verwenden und Chalzedonwasser trinken.

Suchtverhalten

Die angeführten Mittel helfen nur dann, wenn man ernsthaft etwas gegen seine Sucht unternehmen möchte.

Kubeben
Für Raucher haben sich die Kubebenkörner bestens bewährt. Sobald die Lust auf eine Zigarette kommt 1–2 Kubeben kauen.

Gelöschter Wein

Hildegard empfiehlt den gelöschten Wein generell bei Suchtverhalten. Wenn der innere Drang spürbar wird, ein Glas davon trinken.

Thrombose

Galgant

Galgant trägt dazu dabei, dass verklumpte Blutplättchen gelöst werden. Unbedingt als Gewürz verwenden und auch Galganttabletten kauen.

Herzwein

Täglich 2–3-mal einen Schluck Herzwein einnehmen.

Aderlass

Als Vorsorge und bei Neigung zu Thrombosen regelmäßig einen Aderlass machen.

Tinnitus, *siehe Ohrensausen*

Traurigkeit, Melancholie, Novemberblues

Gewisse Zeiten von Traurigkeit oder der so genannte Novemberblues sind häufig ein Bedürfnis nach Rückzug, damit sich innerlich so manches „ordnen" kann. Es gibt möglicherweise auch Gründe, etwas zu betrauern und sich die Zeit dafür zu nehmen.

Sollte das allerdings länger andauern, ist zu bedenken, dass Traurigkeit immer auch das Herz schwächt und es ratsam ist, die Herzmittel einzusetzen. Nach Hildegard hängen Traurigkeit und Depression aber nicht nur mit

Sonnengereiftes Obst und Gemüse hat nachweislich mehr Nährwert und enthält nach Hildegard auch mehr „Viriditas“ (Grünkraft). Südfrüchte werden meist unreif gepflückt und können diese Grünkraft nachträglich nicht mehr entwickeln.

der Psyche, sondern auch ganz stark mit der Ernährung zusammen. Die Basis einer optimalen Ernährung bilden Dinkel, Obst und Gemüse. Zudem ist der tägliche Genuss einiger roher **Mandeln** zu empfehlen. Sie stärken das Gehirn, verhelfen zu einer frischen Gesichtsfarbe und sind eine wahre Kraftquelle für strapazierte Nerven. Weitere froh machende Nahrungsmittel und Gewürze sind **Hafer, Kichererbse, Fenchel, Quitte, Maroni, Bohnenkraut, Galgant, Bertram, Zimt, Kubebe, Ysop, Muskat ...**

Schließlich ist Fröhlichkeit das beste Heilmittel gegen Traurigkeit. Jeder ist gefordert, diese zu pflegen und zu stärken. Musik, Tanz, Gesang und Talente fördernde Tätigkeiten tragen wesentlich dazu bei.

Ysophuhn

Hildegard rät bei großer Traurigkeit „oft“ vom Ysophuhn und dem mitgekochten Ysopkraut zu essen.

Ysopwein

Zu jedem Essen ein wenig von den Blättchen essen und etwas vom Wein trinken. Der Ysopwein kann auch über einen längeren Zeitraum eingenommen werden.

Entscheiden Sie sich für ein Elixier und machen Sie eine Pause bevor Sie eine neue Kur beginnen. Steine und Gewürze können Sie zusätzlich anwenden.

Aronstabelixier

Als Kur mindestens 3 Wochen und längstens 3 Monate anwenden. 3-mal am Tag ein Likörglas Aronstabelixier trinken.

Veilchenelixier

So lange täglich 2–3 Schlucke nehmen, bis die Traurigkeit verschwunden ist.

Eine kleine Dose mit Kubeben hat in jeder Handtasche Platz.

Kubebe

3-mal täglich 2–3 Früchte im Mund zerkauen.

Schlüsselblumen
Bei Traurigkeit Schlüsselblumen pflücken und auf das Herz bzw. auf die Brust legen.

Schlüsselblumenwasser
Schlüsselblumenblüten und -blätter in ein mit Wasser gefülltes Glas geben und einige Stunden in die Sonne stellen, bis das Wasser den Geschmack der Schlüsselblume angenommen hat. Dieses Wasser schluckweise trinken.

Es können auch getrocknete Schlüsselblumen verwendet werden.

Storchenschnabelmischpulver
Bei „schwerem Herzen" bzw. bei Herzschmerzen durch Traurigkeit 2 bis 3 Wochen lang 2-mal täglich eine Messerspitze des Pulvers auf einem Stückchen Brot essen. Das Ganze bei Bedarf nach einer Pause von 1–2 Wochen wiederholen.

Gemischtes Lattichpulver
2-mal täglich 2 Messerspitzen gemischtes Lattichpulver in eine Tasse Fencheltee geben und mit etwas Honig und Rosenlakritzsaft süßen.

Süßholzwurzel
Süßholzwurzel hebt die Stimmung und stärkt die Stimme. Täglich Süßholzwurzel kauen und Tee damit zubereiten.

Weinraute
Nach dem Mittagessen ein frisches Blatt oder 3 Weinrautetabs kauen. Weinraute löst die Verbitterung.

ACHTUNG: Weinraute kann abortiv wirken.

Jaspis
Einen Jaspis als Kette oder als Anhänger auf der Haut tragen, er wirkt gegen Ängste und Sorgen.

Onyx
Bei Trauer oder der Unfähigkeit zu trauern, einen Onyx ansehen und ihn in den Mund nehmen. Er unterstützt einerseits den Trauerprozess, bringt aber andererseits auch Trauer zum „Fließen", die durch Schock oder Verhärtung ins Stocken geraten ist.

Smaragd
Der Smaragd steht für Lebenskraft und Fruchtbarkeit, er hat die stärkste Grünkraft (Viriditas) und gilt daher als besonderer Energiestein. Einen Smaragd über Nacht in den Bauchnabel legen und am besten mit einem Pflasterstrip fixieren. Zudem immer wieder an einem Smaragd lutschen.

Tumor

Bei Tumoren alle Kräftigungsmittel wie Dinkel, Bertram, Rote Rüben usw. beachten. Siehe auch die unter Abwehrschwäche empfohlenen Mittel.

Wasserlinsenelixier
Eine Kur von mindestens 3 Wochen und maximal 3 Monaten mit dem Wasserlinsenelixier machen.

Veilchenöl
Die betroffene Stelle zusätzlich zum Amethyst 3-mal täglich mit Veilchenöl (ersatzweise Veilchencreme) bestreichen und sanft massieren.

Amethyst
Einen Amethyst anhauchen und immer wieder über die betroffene Stelle streichen.

Übelkeit, *siehe auch Magenbeschwerden*

Dotterkekse
Die Dotterkekse helfen hervorragend bei Übelkeit nach einer Chemotherapie. Auch bei Übelkeit und Erbrechen in der Schwangerschaft haben sie sich bestens bewährt. Täglich 5–8 Dotterkekse essen.

Galgant
Bei kreislaufbedingter Übelkeit Galgantwurzeln kauen oder Galgantglobuli einnehmen. Globuli eignen sich besonders für Kleinkinder und für Personen, denen die Galgantwurzeln zu scharf sind.

Bibernellmischpulver
Es hilft gut bei Schwangerschaftserbrechen und Reisekrankheit. 2–3-mal pro Tag 1/2 Teelöffel Bibernellmischpulver auf ein Stückchen Brot geben und essen.

Muskatellersalbeiwein
Der Muskatellersalbeiwein hilft generell bei Übelkeit, dem ein Magenleiden und Verdauungsschwäche zugrunde liegen. Nach jedem Essen 1–2 Schlucke dieses Kräuterweins trinken.

Überbeine

Veilchenöl
Mehrmals täglich das Überbein mit Veilchenöl einreiben.

Amethyst
Mehrmals täglich mit diesem Stein über das Überbein streichen.

Übersäuerung

Übersäuerung ist häufig die Folge von mangelhafter oder schlechter Ernährung, von zu viel Fertigprodukten und Fastfood, von zu viel Alkohol und zu viel Rohkost. Aber auch zu wenig Schlaf, Stress, Zorn, Ungeduld und Elektrosmog tragen zur Übersäuerung bei. Deshalb sind Entlastungstage und Fastenwochen eine Wohltat für den Körper, denn sie gleichen die Übersäuerung aus.

Fenchel
Auch Fenchel wirkt basisch und gleicht somit Übersäuerungen aus. Sooft wie möglich Fenchelgemüse essen, Fencheltee trinken und immer wieder gekochte Fenchelkörner (z. B. vom Fencheltee) kauen.

Basenbrühe
Gemüse (z. B. Fenchel, Karotten, Sellerie, Zucchini) ca. 20 Minuten kochen und abseihen. Von dieser Brühe 2–3-mal pro Tag 1⁄4 Liter trinken oder als Suppe essen. Man kann das Gemüse auch pürieren und wieder in die Brühe zurückgeben.

Rohe Mandeln
Sie binden die Säuren im Magen. Täglich 3–4 rohe Mandeln essen.

Maroni
Maroni sind in der Küche vielseitig einsetzbar. Aus ganzen Maroni, Maroniflocken oder Maronimehl lassen sich schmackhafte Speisen herstellen.

Quitten, Quittentabs
Quitten als Kompott oder als Bratquitten gleichen den Säure-Basen-Haushalt aus. Ersatzweise helfen Quittentabs: 3-mal täglich 5–10 Stück davon kauen oder im Mund zergehen lassen.

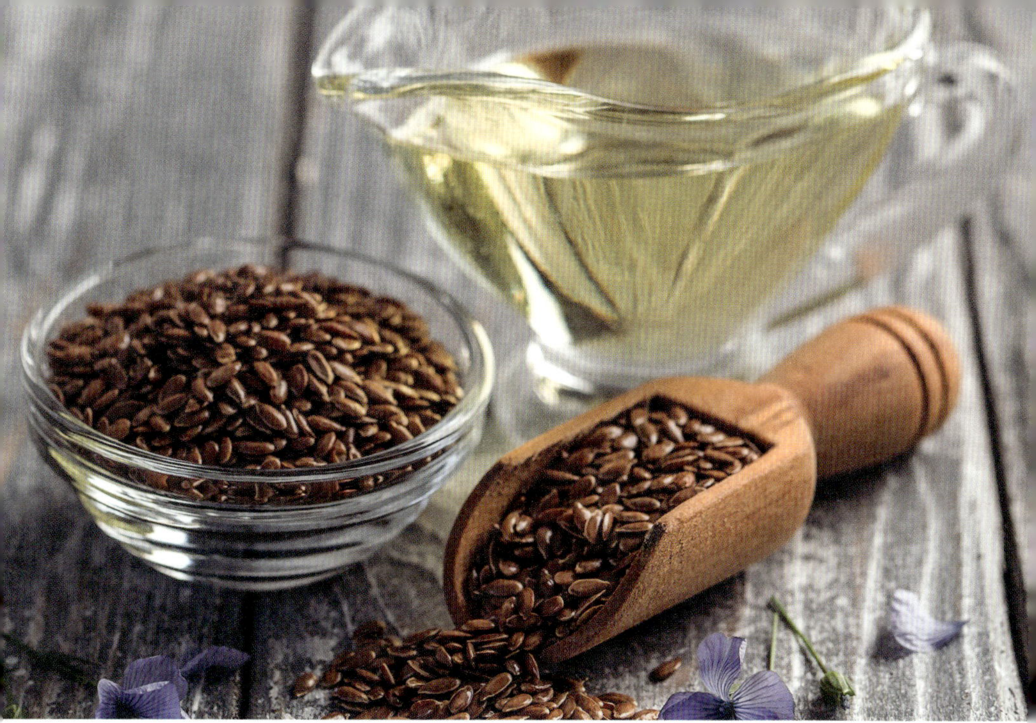

Leinsamen

Verbrennung

Leinsamengel
Das Gel so oft wie möglich warm auf die betroffene Stelle streichen.

Das Leinsamengel hat angenehm kühlende Wirkung, obwohl es warm aufgetragen wird.

Veilchencreme
Nach Abheilen der Verbrennung die betroffene Stelle immer wieder mit Veilchencreme bestreichen.

Schafgarbe
Zur Wundheilung von innen 3-mal täglich 2 Messerspitzen Schafgarbenpulver mit etwas Fencheltee oder Wasser einnehmen. Zusätzlich behutsam Umschläge mit Schafgarbentee machen.

Verdauungsschwierigkeiten

Berücksichtigen Sie die Sommerzeit.

Die Frage: „Trinke ich genügend?" sollte man sich gerade bei Problemen mit der Verdauung immer wieder stellen. Der Körper braucht viel Flüssigkeit, um alle seine Aufgaben zu erfüllen. Achten Sie auch darauf, dass Sie genügend Zeit haben, um nach Möglichkeit immer zur selben Zeit auf die Toilette zu gehen. Nach der Organuhr wäre 7 Uhr morgens die ideale Zeit.

Dinkelkörner am besten auf Vorrat kochen und portionenweise tiefgefrieren.

Dinkel

Durch das tägliche Kauen von gekochten Dinkelkörnern wird die Verdauung angeregt und gefördert. Sie können diese pur oder mit Joghurt, oder auch mit grünem Kopfsalat essen.

Wenn man die Speisen gut kaut (jeden Bissen 30 bis 50-mal) werden sie schon im Mund vorverdaut und die Verdauung wird angeregt.

Dinkel-Kopfsalat

Kopfsalat in einer Weinessig-Marinade zusammen mit gekochten Dinkelkörnern trägt zu einer guten Verdauung bei.

Kornelkirsche

Die Kornelkirsche reinigt und stärkt den Magen. Sie kann zu Marmelade oder Kompott verarbeitet werden und sollte immer wieder gegessen werden.

Melde

Melde, als Spinat zubereitet, schmeckt ausgezeichnet und regt die Verdauung an.

Flohsamen

Durch seine enorme Quellfähigkeit trägt der Flohsamen sehr gut zur Regulierung der Verdauung bei. Täglich 1–2-mal einen Teelöffel Flohsamen ins Müsli rühren oder über die Suppe streuen. Achten Sie auf genügend Flüssigkeitszufuhr. Auf einen Teelöffel Flohsamen soll etwa 1⁄4 Liter Flüssigkeit kommen.

Birnbrei
Mit dem Birnbrei eine Kur von 3 Wochen machen.

Wermutelixier
Das Wermutelixier ist ein Universalheilmittel, das unter anderem auch eine gute Verdauung bewirkt.
Von Anfang Mai bis Ende Oktober jeden dritten Tag morgens nüchtern ein Likörglas Wermutelixier trinken. In akuten Fällen auch außerhalb dieses Zeitraums immer wieder eine Zeit lang Wermutelixier einnehmen.

Bertramwurzel
Um den Stuhlgang anzuregen, am besten morgens nüchtern Bertramwurzeln kauen.

Süßholzwurzel
Süßholzwurzel kauen oder Süßholzwurzeltee trinken bzw. die Speisen mit Süßholzpulver würzen.

Muskatellersalbeiwein
Der Muskatellersalbeiwein hilft bei Verdauungsschwäche. Nach jedem Essen 1–2 Schlucke dieses Heilmittels trinken.

Odermennigwein
1–2 Blättchen Odermennig in 1/8 Liter Wein einlegen, bis der Wein den Geschmack annimmt, und diesen Wein zum Essen trinken.

Krauseminze und Ackerminze
Beide Minzearten aktivieren die Verdauung und tragen dazu bei, den Darm zu regenerieren.
Die schmackhaften Minzen klein geschnitten oder als Pulver im Gemüse, in Fleisch- oder in Fischgerichten mitkochen oder roh über die Speisen streuen.

Bertrampulver

Das Bertrampulver lässt nach Hildegard „nichts unverdaut" und soll jeder Speise beigegeben werden.

Fenchelmischpulver

Das Fenchelmischpulver ist ein Universalheilmittel und unterstützt auch die Verdauung. Täglich eine Stunde nach dem Mittagessen zwei Messerspitzen des Pulvers mit einem Schluck Herzwein einnehmen.

Bachminze

Die Bachminze entlastet den Magen und die Atmung. Sie sollte speziell bei Übergewicht oft verwendet werden. Die Bachminzeblätter können frisch gegessen werden. Man kann sie aber auch pulverisiert verwenden. Am besten wird dieses Verdauungsgewürz Fleischspeisen, Suppen, Saucen oder Marinaden beigefügt.

Beifuß

Er ist mehr Heilmittel als Gewürz und schmeckt bitter. Beifuß in geringer Dosis bei Gemüse-, Geflügel-, Fleisch- und Fischgerichten mitkochen.

Vergesslichkeit

Essen Sie öfters Dinkel-Kopfsalat bzw. Speisen, die gekochte Dinkelkörner enthalten. Schmackhafte Rezepte finden Sie in den Büchern „Einfach kochen" und „Einfach kochen 2".

Kauen

Nach neuen wissenschaftlichen Erkenntnissen trainiert das gute Kauen die Synapsentätigkeit im Gehirn. Die Synapsen ermöglichen die Kommunikation zwischen Gehirnzellen.

Quendelkekse

Quendel stärkt das Gedächtnis. Immer wieder Quendelkekse essen.

Feigen

Wer *„an Geistes- und Körperkräften heruntergekommen ist"*, der soll nach Hildegard so lange Feigen essen, *„bis es ihm besser geht, und dann soll er es wieder sein lassen"*.

Feigen gelten nur in dieser Form als Heilmittel und sollten sonst nur selten gegessen werden.

Kubebe

Die Kubebe steigert die geistige Leistungsfähigkeit. Tragen Sie ganz einfach eine kleine Dose mit Kubeben bei sich und zerkauen Sie bei Bedarf 2–3 dieser Früchte.

Nach Hildegard hilft das Brennnesselöl nur dann, wenn man die Vergesslichkeit noch selbst bemerkt und wenn man auch bereit ist, etwas dagegen zu tun.

Brennnesselöl

Über einen Zeitraum von 2–3 Monaten vor dem Schlafengehen zuerst die Brust und dann beide Schläfen mit Brennnesselöl einreiben. Diese Reihenfolge einhalten!

Maroniholz

Der Edelkastanienbaum steht bei Hildegard für die „Weisheit". Ein Stück Maroniholz in den Händen rollen und immer wieder daran riechen.

Maroni

Immer wieder Maroni auf den Speiseplan setzen.

Verletzungen, Wunden

Siehe auch Knochenbrüche.

Leinsamengel ist ein guter Badezusatz. Ein Leinsamengelbad pflegt die Haut und macht sie geschmeidig.

Leinsamengel

Das Gel warm immer wieder auf die Wunde streichen. Es hat angenehm kühlende Wirkung und nimmt den Juckreiz.

Sonnenbrand ist auch eine Verbrennung, bei der ein Leinsamenumschlag rasch hilft.

Leinsamenumschlag

Im Falle einer Verbrennung ein Stück Leinenstoff bügeln, in Leinsamengel eintauchen und auf die Brandwunde legen. Den Umschlag erneuern, sobald er trocken oder unangenehm kalt ist.

Schafgarbenpulver
1–2 Messerspitzen Schafgarbenpulver mehrmals täglich in Fencheltee oder Wasser einnehmen. Das Schafgarbenpulver nicht mitkochen.

Schafgarbenumschlag
Frische Schafgarbe oder Trockenkraut in Wasser kochen, in ein Leinentuch geben und häufig Umschläge damit machen.

Eisenkraut
Ein Leinensäckchen mit Eisenkraut füllen, in kochendes Wasser geben und kurz quellen lassen. Dann ausdrücken und warm auflegen.

Veilchencreme
Die Veilchencreme bewirkt eine schöne Narbenbildung. Die Wundränder immer wieder damit bestreichen. Die Creme nie direkt auf die frische Wunde geben.

Meisterwurz
Bei Eiterungen die Meisterwurzkur machen.

Verschleimungen

Bertram
Bertram ist gerade bei Verschleimungen ein sehr wichtiges Mittel. Mehrmals täglich 2 Messerspitzen Bertrampulver einspeicheln und 5–10 Minuten durch die Zähne ziehen, ausspucken und den Mund ausspülen.

Akeleihonig
Er hilft besonders gut bei Bronchitisanfälligkeit und

Neigung zu Polypenbildung, die immer ein Zeichen von zu viel Schleim ist. Pro Tag 1–2 Kaffeelöffel Akeleihonig gut einspeicheln. Kinder bekommen ihrem Alter entsprechend weniger.

Kinder sprechen auf den Akeleihonig besonders gut an.

Brombeerelixier
Mehrere Wochen lang nach kleinen Mahlzeiten einen Esslöffel, nach großen Mahlzeiten ein Likörgläschen Brombeerelixier trinken.

Salbeiwein
Er hilft gegen Verschleimungen durch Umweltgifte, Diätfehler oder Infekte. 5 Salbeiblätter in 1/4 Liter Wein 2 Minuten kräftig kochen. 2–3-mal pro Tag ein Likörglas Wein warm trinken.

Salbei
Bei Verschleimungen im Kopfbereich ein frisches Salbeiblatt rollen, in die Nasenhöhle stecken und durch dieses einatmen (Nasenlöcher wechseln).

Salbeiblättervorrat: Blätter einzeln einfrieren und im Tiefkühlfach lagern.

Pfingstrosenwurzelelixier
Es hilft speziell gegen Verschleimungen im Kopf- und Brustbereich. Mehrmals täglich ein Likörglas Wein warm trinken.

Zitwerpulver
Es hilft besonders jenen, die durch lange Verschleimung schon geschwächt sind.
Einen Teelöffel Zitwerpulver in ein Säckchen geben, mit 1/8 Liter kaltem Wasser übergießen, über Nacht stehen lassen und diesen Kaltauszug morgens nüchtern trinken.

Teefilter eignen sich gut als „Säckchen".

Rettichpulver
Es hilft bei besonders starker Verschleimung. Rettichblätter trocknen und pulverisieren. Wein und etwas Ho-

nig kochen und zum Schluss das Rettichpulver einrühren. Vor und nach dem Essen ein Likörglas Wein warm trinken.

Verspannungen

Bei Verspannung empfiehlt sich eine Schröpfkur bei einem Arzt oder Therapeuten des Vertrauens.

Amethyst
Der Amethyst hilft bei Verspannungen im Nacken- und Schulterbereich sowie bei stressbedingten organischen Beschwerden, indem man ihn auf die betroffene Stelle legt.

Wadenkrämpfe

Siehe auch Fußbeschwerden.

Oliven-Rosen-Öl
50 ml Olivenöl mit einigen Tropfen Rosenöl mischen und die Waden damit so lange kräftig einreiben, bis sie warm sind. Dieses schmerzlindernde Öl hilft auch bei sämtlichen Koliken und Krämpfen.
Wenn Sie kein Rosenöl zur Verfügung haben, verwenden Sie das Olivenöl pur.

Selleriemischpulver
Bei Rheuma-bedingten Wadenkrämpfen eine Messerspitze dieses Pulvers nach dem Mittag- und Abendessen auf einem Stück Brot einnehmen.

Salbeisalbe
Bei Wadenkrämpfen durch Rheuma die Beine mit der Salbeisalbe behandeln.

Warzen

Rubin
Immer wieder mit einem Rubin über die betroffene Stelle streichen und dies im 2-Stunden-Rhythmus wiederholen.

Veilchencreme
Die betroffene Stelle nach jeder Rubinanwendung zusätzlich mit Veilchencreme salben.

Wasseransammlungen

Gewürznelken
Bei Ödemen und Wasseransammlungen in den Beinen oder generell hat sich das Kauen von Gewürznelken bewährt. Morgens und im Laufe des Nachmittags eine Nelke eine Minute lang gut kauen und dann ausspucken. Wer den Geschmack nicht mag, kann alternativ dazu 2 Gewürznelken über Nacht in 1/4 Liter Wasser ziehen lassen und dieses Wasser über den Tag verteilt trinken.

Herzwein
Der Herzwein entwässert ebenfalls und wirkt stärker, wenn er zusätzlich zum Petersilienkraut mit Petersilienwurzel zubereitet wird. 2–3-mal täglich einen Schluck Herzwein einnehmen.

Wunden, *siehe Verletzungen*

Zahnprobleme

Rebaschenzahnwein

Bei Zahnfleischentzündung den Mund 2–3-mal täglich mit Rebaschenzahnwein spülen.

Salat-Kerbel-Wein

Der Zahnwein brennt zwar ein wenig, hilft aber sehr schnell.

Er hilft bei empfindlichem Zahnfleisch, das schnell anschwillt und zu Entzündungen neigt, also der Vorstufe zur Parodontose. Salatblätter und etwas mehr Kerbelkraut klein schneiden und in wenig Wein zerstoßen. Diese Mischung so lange wie angenehm im Mund behalten. Den Mund danach mit Wasser ausspülen. Die Behandlung öfters wiederholen.

Wermut-Eisenkraut-Auflage

Die Wermut-Eisenkraut-Auflage hilft auch nach Zahnoperationen sehr gut.

Diese Auflage hilft gut bei Eiterherden. Wermut und Eisenkraut zu gleichen Teilen etwa 2 Minuten in einem Glas Wein kochen und absieben. Den abgesiebten Wein mit Rohrohrzucker süßen.
Diesen warmen Wein schluckweise trinken und die gekochten Kräuter auf das Zahnfleisch und/oder außen auf die Wange legen bzw. binden. Die Behandlung bei Bedarf 3–4 Tage lang wiederholen.

Meisterwurz

Bei Eiterungen hat sich die Meisterwurzkur bewährt. So lange wiederholen, bis die Eiterungen verschwunden sind.

Rubin

Bei entzündlichem Zahnfleisch und Parodontose alle 2 Stunden einen Rubin in den Mund nehmen und diesen 3 Minuten lang mit der Zunge hin und her rollen. Zusätzlich mit Rubinwasser spülen.

Zittern, *siehe Gliederzittern*

Zorn

Unbedingt auf die Ernährung achten: Kein Schweinefleisch und möglichst keinen Zucker essen. Zudem für Ruhe und Ausgleich sorgen, wie im Kapitel „Goldene Lebensregeln" auf Seite 264 beschrieben.

Dinkelbrotfasten
Zornige Menschen sind „außer sich". Das Fasten hilft, Ruhe zu finden und zu sich selbst zu kommen.
Im Idealfall sollte man einmal pro Jahr eine Woche lang Dinkelbrotfasten. Wer dies nicht kann oder mag, sollte versuchen, ein Mal pro Woche ausschließlich 2 Tage altes Dinkelbrot zu essen und nur Fencheltee zu trinken. Das Brot mindestens 30-mal kauen und – sobald sich ein Sättigungsgefühl einstellt – die Mahlzeit beenden. Die restlichen Tage ernährt man sich „normal", d. h. nach den Ernährungsprinzipien der Hildegard von Bingen.

Dinkel wärmt nicht nur den Körper, er ist auch sehr mineralstoffreich.

Duftsäckchen
Getrocknete, zerstoßene Lorbeeren und getrockneten Salbei im Verhältnis 1:1 mischen und in ein Leinensäckchen füllen. Immer wieder am Duftsäckchen riechen.

Zorn produziert Körpergifte, die uns auf lange Sicht krank machen.

Maronihonig
Täglich einen Esslöffel Maronihonig pur oder als Brotaufstrich essen.

Maronisauna
Sie ist ein wohltuendes Heilmittel für hitzige Gemüter und auch für Rheumatiker, denn oft geht Zorn mit Rheuma einher. Über einen längeren Zeitraum hinweg immer wieder Aufgüsse mit Maronisud machen.

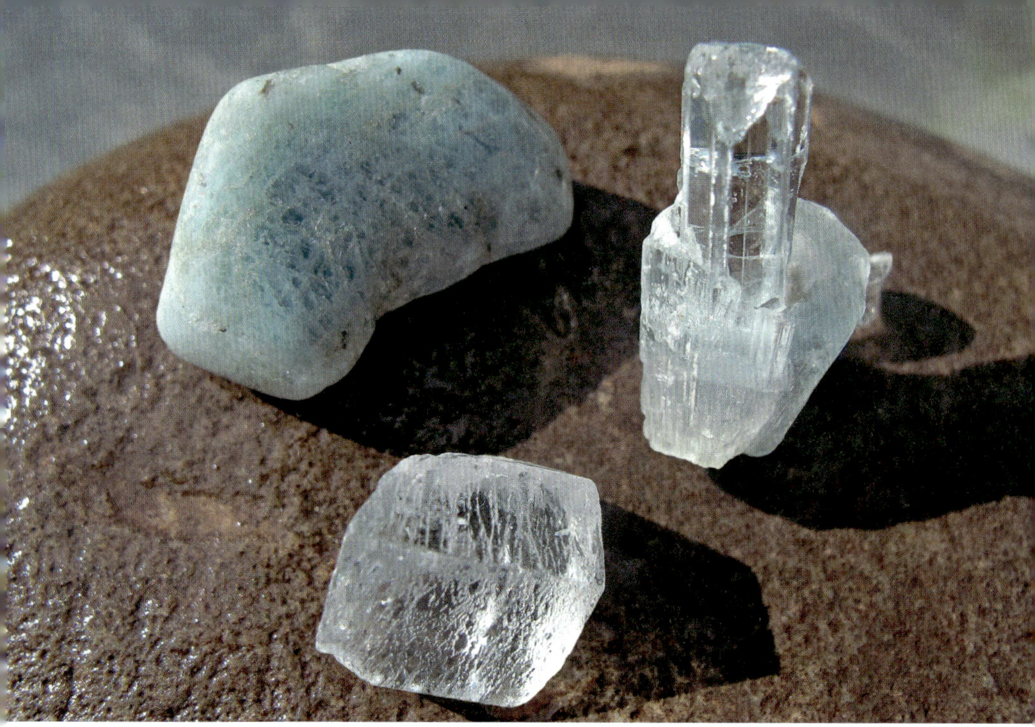

Aquamarin

Gelöschter Wein

Bei allen Ärgernissen, von der Verstimmung bis zum Zornausbruch, sofort gelöschten Wein trinken. Er besänftigt das Gemüt und bringt schnell spürbare Erleichterung. 100 ml Wein zum Kochen bringen, 50 ml Wasser dazugeben, sofort von der Herdplatte wegstellen und warm trinken.

Saphir

Der Saphir hilft allen, die schnell explodieren. Den Stein bei Zorn in den Mund nehmen und/oder einen in reinem Gold gefassten Saphir tragen. Das führt zu einem klaren Verstand und einer objektiven Sicht der Dinge.

Die Farbe Blau besänftigt und beruhigt generell.

Chalzedon

Der Chalzedon gleicht Stimmungsschwankungen aus und beruhigt erhitzte Gemüter. Den Stein als kurze Halskette tragen, öfters an einem Chalzedon lutschen oder z. B. eine kleine Chalzedon-Scheibe unter die Uhr kleben.

Chrysopras

Der Chrysopras ist ein wichtiger Stein für alle, die vom „weißen" Zorn befallen sind. Das sind oft Menschen, die nachtragend sind. Den Stein bei Zorn an die Kehle drücken.

Bei ständigen Familienstreitigkeiten unbedingt den Chalzedon einsetzen.

Aquamarin

Der Aquamarin hilft bei Streitsucht und Streitlust.
Am besten ein Schmuckstück tragen und dieses immer wieder anschauen und auch Steinwasser damit zubereiten.

Zysten, *siehe Tumor*

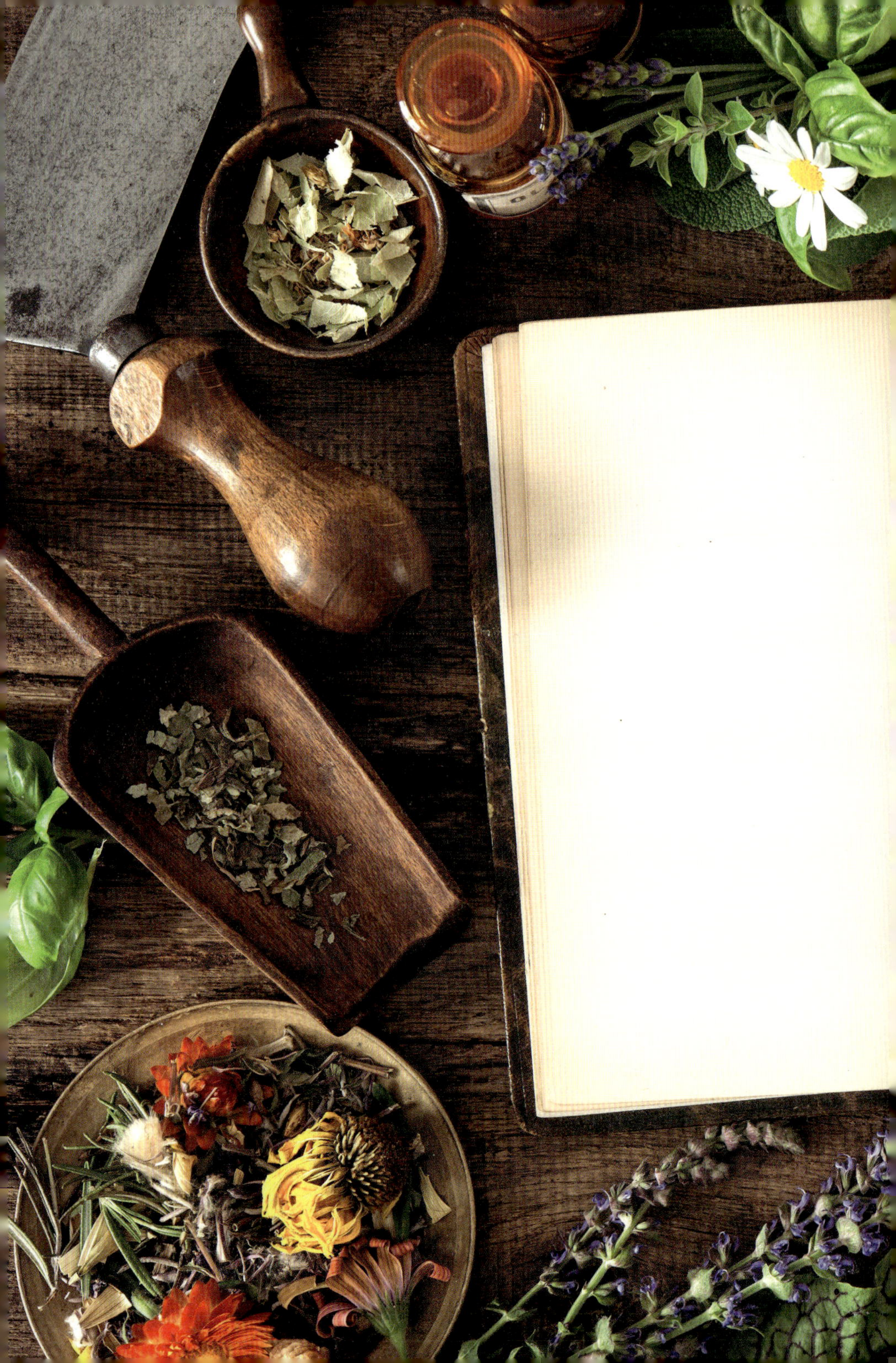

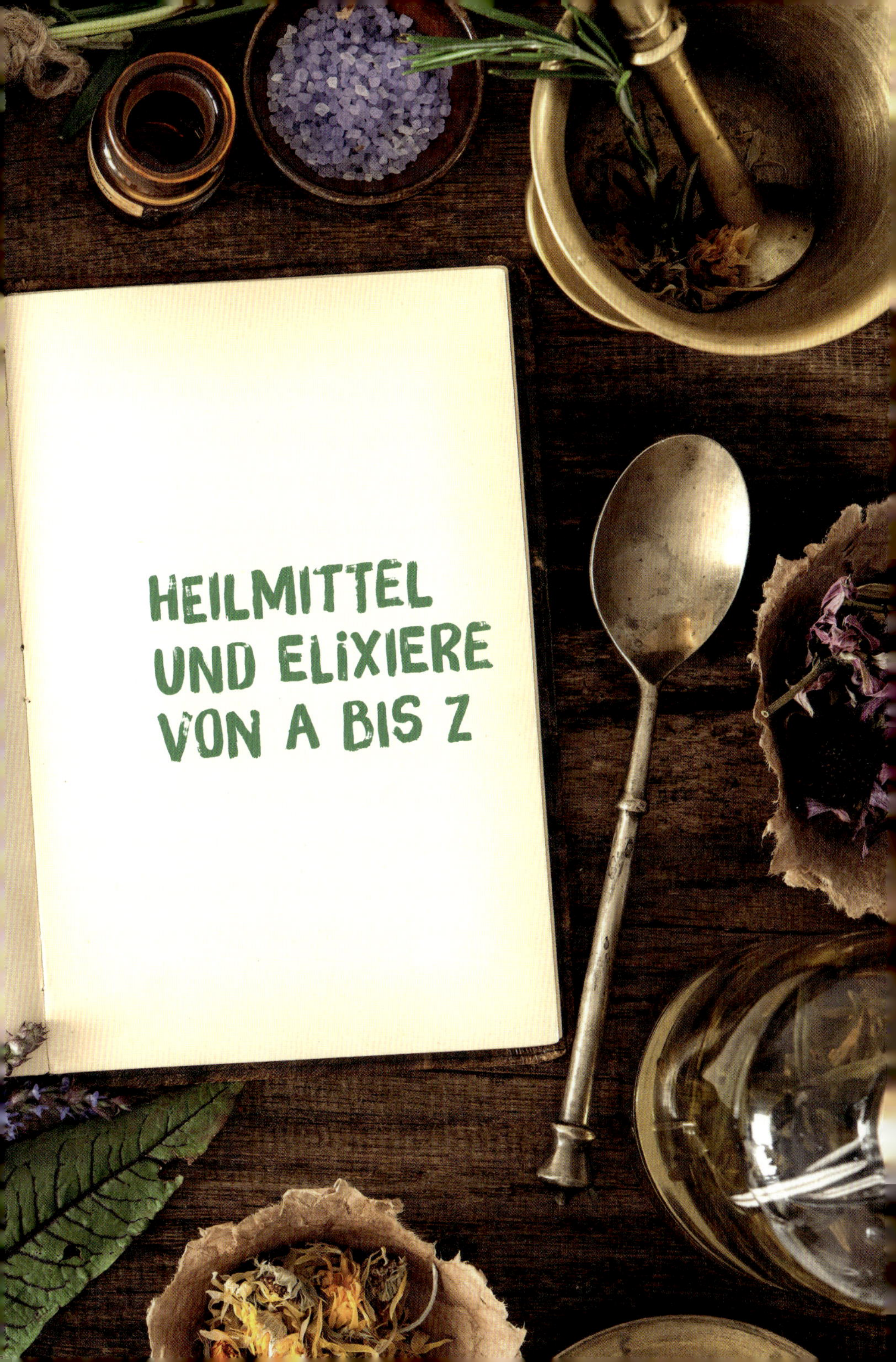

HEILMITTEL UND ELIXIERE VON A BIS Z

Im folgenden Abschnitt werden – in alphabetischer Reihenfolge – die wichtigsten Hildegard-Heilmittel vorgestellt und ihre Herstellung und Anwendung wird erläutert.

Verwenden Sie Heilmittel immer eigenverantwortlich und bewusst. Achten Sie auf die richtige Dosierung und vertrauen Sie auf die Heilkraft der Mittel und auf die Selbstheilungskräfte Ihres Körpers.

Ein paar grundlegende Hinweise vorweg:

- Verwenden Sie zur **Herstellung von Kräuterweinen** immer gute Weine wie zum Beispiel Mess- oder Dessertweine und gehaltvolle Rot- bzw. Weißweine. Verwenden Sie, wenn nicht anders angegeben, Rotweine, da sie beruhigen. Weißweine haben eine anregende Wirkung.
- Wenn Elixiere für Kinder oder **alkoholempfindliche** Leute zubereitet werden, kocht man den Wein vor Zugabe der Kräuter etwa 15 Minuten „leer" ab. Die meisten Elixiere und Kräutermischungen sind auch in vielen Apotheken und im **Hildegard-Fachhandel** erhältlich.
- Elixiere, denen **Bienenhonig** beigegeben wird, müssen nochmals kurz aufgekocht werden, da sie sonst nachgären. Wenn auch ein Teil der Vitalstoffe des Honigs verloren geht, so erhält das Elixier doch eine angenehme Süße.
- Entscheiden Sie sich für ein Elixier und machen Sie eine **Pause** von 1–2 Wochen, bevor Sie eine neue Kur beginnen.
  Weitere Heilmittel, Steine und Gewürze können Sie zusätzlich anwenden.
- Fußbad und Leberwickel sind immer eine wertvolle Begleitmaßnahme und Gesundheitsvorsorge.
- Die Mengenangabe **„ein Schluck"** ist sehr individuell und entspricht etwa 20–40 ml. Ein 90-kg-Mann braucht eine andere Dosierung als eine 60-kg-Frau. Bestimmen Sie Ihr Maß selbst.

Akeleihonig

Er hilft gegen Verschleimungen wie z. B. Angina, Polypen und Auswurf.

Herstellung: 25 Akeleiblätter (Durchmesser ca. 2 cm), fein schneiden und mit 250 g Bienenhonig gut mischen. Den Akeleihonig im Kühlschrank aufbewahren.

Anwendung: Mehrmals täglich je nach Alter eine Messerspitze bis einen Teelöffel Akeleihonig gut einspeicheln.

Statt der Akeleiblätter kann auch 25 g Akeleipulver verwendet werden. Die Akelei ist giftig und nur in dieser kleinen Menge heilfähig.

Akeleisaft

Akeleisaft oder Akelei-Urtinktur sind in der Apotheke erhältlich. Der Akeleisaft ist pasteurisierter Frischsaft, die Urtinktur wird aus Frischsaft und Alkohol hergestellt. Akelei hilft bei allen fieberhaften Erkrankungen und Infektionen.

Herstellung: 7 g junge Akeleiblätter fein schneiden und mit 100 ml Schnaps (z. B. Korn 42 %) in ein Schraubglas geben. 10 Tage ziehen lassen, täglich einmal schütteln und abseihen.

Anwendung: Erwachsene nehmen 3-mal täglich 10–20 Tropfen, Kindern gibt man 3-mal täglich einen halben Tropfen pro Lebensjahr.

Herstellung und Anwendung erfolgen immer in Eigenverantwortung des Anwenders.

Amethyst-Gesichtswasser

Bei Hautproblemen (Akne, schuppige Haut) den Stein auf zwei Kochlöffelstielen über Wasserdampf halten, noch 1/2 Stunde im Wasser liegen lassen und sich mit dem Wasser waschen.

Andorn-Hustenwein

Andornkräutermischung
1 Teil Andornkraut
3 Teile Fenchelkraut
3 Teile Dillkraut

Der Andorn-Hustenwein schmeckt zwar etwas unangenehm, er hilft aber ausgezeichnet.

Herstellung: 1/2 Liter Wein und 2 Esslöffel Andornkräutermischung 4 Minuten lang kochen.

Anwendung: 2–4-mal pro Tag eine halbe Tasse Hustenwein warm trinken. Kindern bis zu 6 Jahren gibt man mehrmals täglich einen Teelöffel, Kinder bis zu 12 Jahren bekommen mehrmals täglich einen Esslöffel Andorn-Hustenwein.

Andorn-Rahmsuppe

Sie hilft hervorragend bei hartnäckigen Erkältungen sowie chronischen Entzündungen der Mandeln und des Rachens.

Herstellung: Einen Esslöffel Andornkraut mit 1/8 Liter Wasser aufkochen und abseihen. Die Abkochung mit 1/4 Liter Wein auffüllen, einen Esslöffel Butter oder Rahm beifügen und nochmals kräftig aufkochen.

Anwendung: Diese Suppe 2-mal täglich warm trinken, bis die Symptome verschwunden sind.

Apfelknospenöl

Das Apfelknospenöl ist eines der wirksamsten Hildegard-Heilmittel gegen Migräne. Es ist einfach herzustellen und kann gut gelagert werden.

Herstellung: 100 g frische Apfelblütenknospen in eine Flasche geben und mit 1/2 Liter reinem Olivenöl übergießen. Die Knospen müssen alle bedeckt sein. Die Flasche 8 Tage in die Sonne stellen (nur die Sonnentage zählen – das Öl wird fast ranzig). Anschließend das Öl von den Knospen abtropfen lassen (nicht ausdrücken).

Anwendung: den Nacken, die Schläfen und die Stirn gut einölen. Wenn die Migräneschmerzen besonders stark sind, auch die Kopfhaut bestreichen. Außerdem zusätzlich noch 1–3 Esslöffel Apfelknospenöl pro Tag einnehmen.

Aronstabelixier

Es hilft bei Traurigkeit, Depressionen, Schock, klimakterischen Störungen, Drüsenproblemen und bei Stress.
Herstellung: Einen Liter Rot- oder Weißwein und einen Esslöffel geschnittene Aronstabwurzel 5 Minuten stark kochen. Abfiltern und auskühlen lassen. Eine Chromstahlpfanne erhitzen, ausgekühlten (!) Wein in die heiße Pfanne geben und sofort vom Feuer nehmen, 1–2 gehäufte Esslöffel Bienenhonig dazugeben.
Anwendung: Pro Tag 2–3 Schlucke trinken. Eine Kur von 3 Wochen machen. Während des Jahres bei Bedarf einen Schluck nehmen.

Bei Hildegard heißt es: „Tauche erhitzten Stahl in diesen Wein." Wir verwenden eine Chromstahlpfanne auf die angegebene Art.

Das Aronstabelixier ist aufgrund des Arzneimittelgesetzes nicht in allen Ländern erhältlich. Erkundigen Sie sich im Hildegard-Fachhandel.

Basilikumwein

Er hilft bei fieberhaften Zuständen mit Schüttelfrost.
Herstellung: Einen Kaffeelöffel Basilikumkraut in 1/4 Liter Wein kochen, etwas Bienenhonig dazugeben und davon vor und nach dem Essen und bei Bedarf auch nachts immer wieder schlückchenweise warm trinken.

Den Wein in einer Thermoskanne aufbewahren.

Bertram

Der Bertram ist ein wohlschmeckendes Küchengewürz. Man fügt ihn am besten allen Speisen bei. Bertram entgiftet und entlastet den Körper.
Bertramziehen: Am Morgen nüchtern ein wenig Bert-

Unbedingt darauf achten, dass der „echte" (= römischer Bertram, Pulvis Pyrethri Romani) verwendet wird.

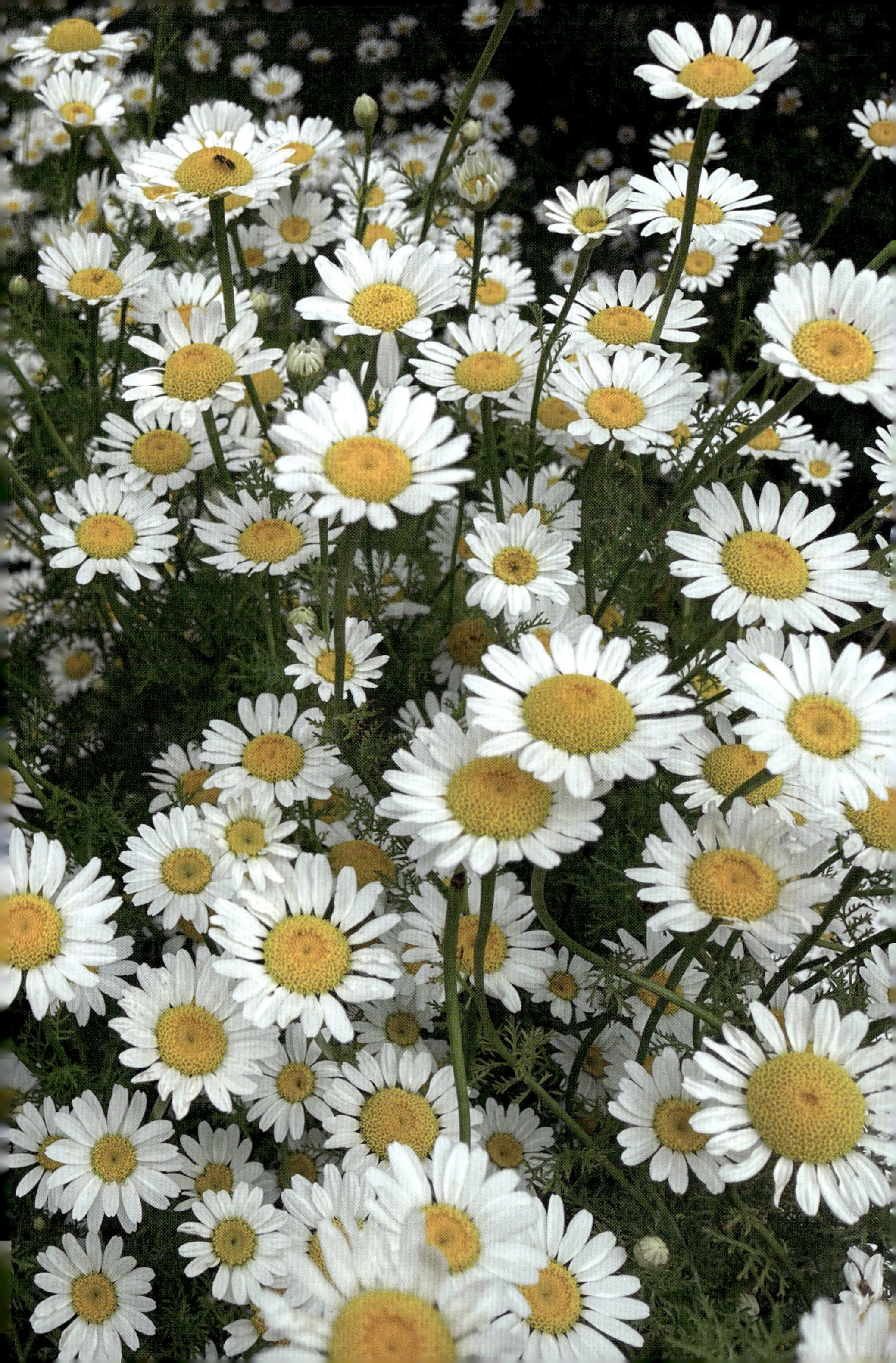

rampulver einspeicheln und einige Minuten durch die Zähne ziehen, ausspucken und die Zähne putzen.

Bertramwein

Dieser Stärkungswein fördert die Verdauung, leitet Gifte aus, reinigt den Magen und stärkt die Sehkraft sowie die gesamte Konstitution.

Herstellung: Einen gehäuften Esslöffel Bertramwurzeln über Nacht in einem Liter Rotwein einweichen und stehen lassen. Am Morgen 10 Minuten kochen, abfiltern und anschließend 2–3 Esslöffel Bienenhonig dazugeben. In saubere Flaschen abfüllen und im Kühlschrank lagern.

Anwendung: Zu jedem Essen einen Schluck Wein trinken.

Gönnen Sie sich gerade in hektischen Zeiten den kräftigenden Bertramwein.

Bibernellmischpulver

Es hilft bei Schwangerschaftserbrechen und Reisekrankheit sowie bei Übelkeit nach Chemotherapien.

Anwendung: 2–3-mal pro Tag 1/2 Teelöffel Bibernellmischpulver auf ein Stückchen Brot geben und essen.

Kräutermischung
62 g Mutterkümmel
22 g weißer Pfeffer
16 g Bibernell

Birnbrei

Der Birnbrei ist auch als Bärwurzbirnhonig bekannt und ist ein Entgiftungs- und Entschlackungsmittel. Er hilft bei Atembeschwerden, Asthma und Migräne.

Herstellung: Ein Kilogramm reife Birnen schälen, Kerngehäuse entfernen und mit viel Wasser weich kochen. Wasser abgießen, Birnen pürieren. 35 g Gewürzmischpulver mit 150 g Bienenhonig aufwärmen und gut mischen, Birnenpüree beifügen und nochmals aufkochen lassen.

Birnbreimischpulver
35 g Bärwurzpulver
28 g Galgantpulver
22 g Süßholzpulver
15 g Bohnenkrautpulver

Bertram

Eine Reinigungskur dauert etwa 3–4 Wochen, bei Migräne bis zu 3 Monaten. Birnbrei maximal kiloweise zubereiten, da er nicht lange haltbar ist.

In kleine Gläser abfüllen und im Kühlschrank aufbewahren.

Anwendung: Morgens nüchtern einen Teelöffel, nach dem Mittagessen 2 Teelöffel, vor dem Schlafengehen 3 Teelöffel einnehmen. Die Einnahmemenge wird unterschiedlich gehandhabt, statt der 2 bzw. 3 Teelöffel werden auch 2 bzw. 3 Esslöffel eingenommen.

Bohnenkrautmischpulver

Bohnenkrautmischpulver
25 g Bohnenkraut
20 g Salbeipulver
15 g Mutterkümmel

Es hilft bei Gliederzittern und bei der Parkinsonschen Krankheit.

Anwendung: Einen Teelöffel Mischpulver, einen Teelöffel Honig und einen Teelöffel Süßholzsaft (in der Apotheke erhältlich) nach dem Essen in etwas Fencheltee verrühren und einnehmen.

Brennnesselöl

Nach Hildegard hilft das Brennnesselöl gegen Vergesslichkeit, solange man sie noch selbst bemerkt und wenn man auch bereit ist, etwas dagegen zu tun.

Herstellung: Frische, bei zunehmendem Mond gepflückte Brennnesseln zerstoßen, den Saft auspressen und mit etwas Olivenöl mischen.

Anwendung: Über einen längeren Zeitraum (am besten 2–3 Monate) vor dem Schlafengehen zuerst die Brust und dann beide Schläfen mit Brennnesselöl einreiben (diese Reihenfolge einhalten!).

Brombeerelixier

Kräutermischung
9 g geschnittene Brombeerblätter
9 g geschnittene Bertramwurzeln
2 g Ysopkraut
5 g Oregano

Das Brombeerelixier ist das beste Mittel gegen Verschleimungen.

Herstellung: 1/2 Liter Weißwein, 2 gehäufte Esslöffel Kräutermischung und 1–2 Esslöffel Honig 4 Minuten kochen und abfiltern (gut ausdrücken).

Anwendung: 3-mal pro Tag nach dem Essen einen Schluck Wein warm trinken.

Dinkelbrottrunk

Er trägt zur Darmsanierung und Entgiftung bei, gibt Kraft und Energie.

Herstellung und Anwendung: Einen Liter Wasser (am besten Bergkristallwasser) und 100 g altes Dinkel-Vollkornbrot 10 Minuten kochen, absieben und oft davon trinken.

Den Dinkelbrottrunk immer frisch zubereiten, denn er wird schnell sauer.

Diptampulver

Diptam hilft allgemein gegen „Versteinerungen" wie Arterienverkalkung, Gallen- und Nierensteine.

Anwendung: Mehrmals täglich über einen längeren Zeitraum 1–2 Messerspitzen Diptampulver essen. Entweder übers Brot oder den Salat streuen oder zum Würzen verwenden.

Dotterkekse

Die Dotterkekse sind ein Heilmittel und keine Kekse im üblichen Sinn. Sie helfen bei Übelkeit nach Chemotherapie, Schwangerschaftserbrechen und Reiseübelkeit.

Zutaten: 8 Eidotter, 100 g Dinkelmehl, 1–2 Kaffeelöffel des Dotterkeks-Mischpulvers, 2 Messerspitzen Salz

Herstellung: Die Dotter mit dem Salz schaumig rühren. Das Mehl und die Pulvermischung unterrühren. Den eher dünnen Teig auf ein gefettetes Blech legen und in Rauten schneiden.

Bei 160° goldgelb backen.

Dotterkeks-Mischpulver
31 g Mutterkümmel
11 g weißer Pfeffer
8 g Bibernellwurzel

Durchfall-Ei

Bei Durchfall unbedingt viel trinken, z. B. Fencheltee, eventuell auch Schwarztee.

Herstellung: Ein Ei trennen, das Eiweiß anderweitig verwenden und das Eigelb in einer Schalenhälfte behalten. 2 Messerspitzen Durchfallpulver dazugeben. Die Schale samt Eigelbmischung vorsichtig in ein Teesieb geben und das Eigelb über einer Kerzenflamme oder auf einem Teerechaud stocken lassen. Immer wieder mit einem Zahnstocher umrühren.
Anwendung: Das gestockte Eigelb wie ein Rührei auf einem Stück Dinkelbrot essen.

Durchfallsuppe

Herstellung: 2 Esslöffel Dinkelfeinmehl unter ständigem Rühren abrösten. 2 Kaffeelöffel Durchfallpulver dazugeben und mit 300 ml Kristallwasser aufgießen. Unter Rühren ca. 10 Minuten köcheln lassen. Ein Eigelb unterrühren, mit Salz würzen und nochmals 2 Minuten köcheln lassen.
Anwendung: Die Suppe in eine Thermoskanne geben und alle 2 Stunden etwa 100 ml davon essen.

Durchfallpulver auf Brot

Durchfallpulver
8 1/2 g Mutterkümmelpulver
1 1/2 g weißer Pfeffer

Die „schnelle" Variante gegen Durchfall: Mehrmals täglich eine Messerspitze Durchfallpulver auf einem Stück Dinkelbrot essen und gut kauen.

Eberwurzpulver, gemischtes

Gemischtes Eberwurzpulver
20 g Eberwurzpulver
10 g Bertrampulver
10 g Zimtpulver

Nach Hildegard hat man, bei regelmäßiger Einnahme dieses Heilmittels, das ganze Leben lang keine größeren Krankheiten. Eberwurz ist die Silberdistel.

Anwendung: Eberwurzpulver täglich auf einem Stück Brot, in der Suppe oder in warmem Wein einnehmen.

Edelkastanienbad

Es hilft bei Rheuma und ist auch für jene Menschen empfehlenswert, die leicht zornig werden.
Herstellung: Holz, Rinde, Blätter, Schalen und Früchte der Edelkastanie sammeln, fein häckseln und bei 60 Grad im Backofen trocknen und trocken lagern. 200 Gramm Trockenmaterial in 3 Liter Wasser 12 Stunden einweichen und dann abkochen und absieben.
Anwendung: Den Absud dem Badewasser beimengen oder als Aufguss für die Sauna verwenden.

Das Edelkastanien-dampfbad regelmäßig über einen längeren Zeitraum hinweg anwenden. Es bewirkt zusätzlich einen wohltuend tiefen Schlaf.

Eisenkrautauflage

Sie hilft bei Entzündungen, Furunkel, Abszess und Kropfleiden.
Herstellung: Ein Leinensäckchen mit Eisenkraut füllen, in kochendes Wasser geben und kurz quellen lassen.
Anwendung: Das Leinensäckchen ausdrücken und warm auflegen. Diese Eisenkrautauflage mindestens 2 Stunden lang einwirken lassen. Je länger sie einwirkt, umso besser die Tiefenwirkung.

Eschenblätterpackung

Sie hilft bei Arthritis, Gelenkrheuma und Bandscheibenproblemen.
Herstellung: Eschenblätter ohne Stiel in genügend Wasser weich kochen.
Anwendung: Erkrankte Stellen bzw. noch besser den ganzen Körper mit den warmen Blättern einwickeln

Eschenblätter sammeln, trocknen und in Papiersäckchen aufbewahren.

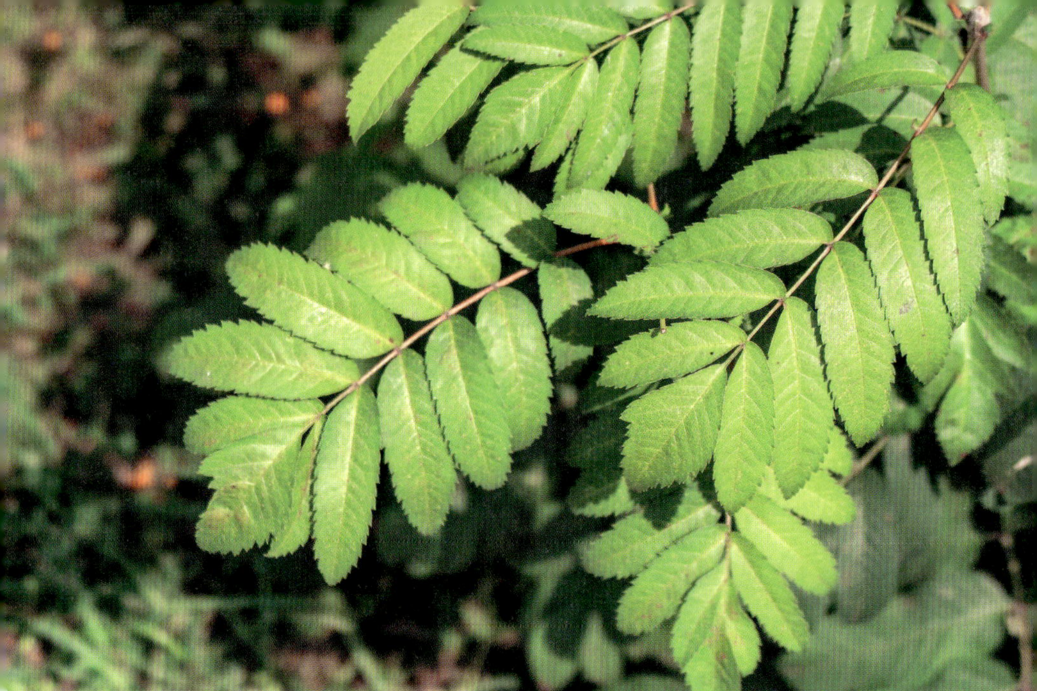

Esche

und mit Leinentuch gut zudecken. Den Körper zusätzlich mit Wolldecken und Wärmeflaschen warm halten. Rund 4 Stunden in der Packung liegen bleiben. Diese Packung so oft wie möglich machen bzw. machen lassen.

Fenchel-Balsam-Tee

Die Tagesration kann durchaus verdoppelt werden (2 Esslöffel Kräuter auf einen Liter Wasser).

Er hilft bei Nervenschwäche und in Stresszeiten.
Herstellung und Anwendung: Einen Esslöffel der Fenchel-Balsam-Kräuter (1 Teil Balsamkraut, 3 Teile Fenchel) mit 1/2 Liter Wasser kalt ansetzen, aufkochen und drei Minuten ziehen lassen. Dann abseihen, auskühlen lassen und über den Tag verteilt kalt trinken.

Fenchelmischpulver

Dieses Pulver ist auch als Sivesanpulver bekannt und wirkt stark und zuverlässig. Es gehört zu den wichtigsten Universalheilmitteln der Hildegard-Lehre und

stärkt Herz und Kreislauf, bewirkt eine gute Durchblutung und entsäuert.
Anwendung: Etwa eine Stunde nach dem Mittag- und Abendessen 2 Messerspitzen Fenchelmischpulver in einem Gläschen gewärmten Wein (wenn möglich Herzwein) einnehmen.

Flohsamenwein

Dieser „Frohmacher-Wein" fördert grundsätzlich die Verdauung, lockert die Psyche und wirkt beruhigend.
Herstellung: Einen Liter Rotwein mit 4 gehäuften Kaffeelöffeln Flohsamen 1/4 Stunde kochen und absieben.
Anwendung: 3-mal täglich vor dem Essen einen Schluck warmen Wein trinken. Den Flohsamenwein solange einnehmen, bis die Symptome verschwunden sind.

Die abgesiebten Flohsamen noch warm in einem Leinensäckchen auf den Magen legen. Das hilft mit, Gifte auszuleiten.

Galganthonig

Galgant wirkt generell durchblutungsfördernd und gefäßerweiternd und er stärkt das Herz.
Herstellung: 20–30 g Galgantpulver und 100 g Bienenhonig gut mischen.
Anwendung: 3–4-mal pro Tag eine Messerspitze einnehmen.

Galgantwein

Der Galgantwein gilt als Schmerzwein.
Herstellung: 1/2 Liter Rotwein und einen gehäuften Kaffeelöffel Galgantwurzeln 10 Minuten kochen, abfiltern und im Kühlschrank lagern.
Anwendung: Bei Schmerzen einen Schluck Wein warm trinken.

Bei unvermeidlicher Einnahme von Schmerzmitteln zusätzlich Galgantwein in die Thermoskanne geben und immer wieder einen Schluck trinken. Dadurch sind weniger Schmerzmittel nötig.

Gelöschter Wein

Der gelöschte Wein besänftigt das Gemüt. Er hilft bei Blutdruckproblemen, Kopfbrummen, Zorn, Verstimmungen und Wetterfühligkeit.

Herstellung und Anwendung: 100 ml Wein zum Kochen bringen, 50 ml kaltes Wasser dazugeben, sofort von der Herdplatte nehmen und warm trinken. Der gelöschte Wein hilft schon esslöffelweise. Die angegebene Menge kann auch auf die ganze Familie aufgeteilt oder über den Tag verteilt getrunken werden.

Bei allen Ärgernissen, von der Verstimmung bis zum Zornausbruch, sofort gelöschten Wein trinken. Er bringt schnell spürbare Erleichterung.

Gerstenbad

Das Gerstenbad kräftigt Muskeln, Gefäße und Gelenke, zudem macht es die Haut weich und geschmeidig.

Herstellung und Anwendung: 3 Tassen Gerstenkörner in 4 Liter Wasser eine Stunde auskochen. Das Wasser abseihen und den Absud entweder dem Badewasser beigeben oder ein Fußbad nehmen. Für gezielte Anwendungen Leinentücher in den Absud tauchen und Umschläge bzw. Gesichtswaschungen machen.

Goldkur

Nach Hildegard hält dieses Universalheilmittel den Gesunden gesund und den Kranken macht es gesund.

Herstellung: 0,6 g Goldpulver mit einer Handvoll Dinkelweißmehl vermischen und mit Wasser zu einem Teig verrühren. Die Menge halbieren.

Anwendung: Eine Teighälfte am ersten Tag nüchtern essen und die zweite Teighälfte in der Pfanne backen und am darauf folgenden Tag nüchtern essen.

Die Goldkur kann einmal im Jahr gemacht werden und ist im Fachhandel erhältlich.

Goldtopaswein

Der Goldtopas ist ein wichtiger Hildegardstein und hilft bei Sehschwächen, erhöhtem Augeninnendruck und beginnendem grauen und grünen Star.

Herstellung und Anwendung: Einen Goldtopas 3 Tage und 3 Nächte in einem Likörglas Wein liegen lassen und den Wein auf diese Weise energetisieren. Im Anschluss daran den Stein 5 Tage lang vor dem Schlafengehen in den energetisierten Wein tauchen und über die Augenlider streichen. Den Wein nach diesen 5 Tagen wegschütten. Parallel dazu erneut Topaswein ansetzen (3 Tage und 3 Nächte) und diese Kur mindestens vier Wochen lang machen.

Der Goldtopas ist auch ein Meditationsstein, er wird auf das Herz gelegt.

Die Kur gegebenenfalls nach 2 Wochen Pause wiederholen.

Goldwein

Herstellung: Einen Esslöffel Wein in ein Schnapsglas geben. Ein kleines Flussgold-Nugget 2 Minuten auf die heiße Herdplatte legen, mit einer Pinzette wegnehmen und in den Wein tauchen. Diesen Vorgang 2-mal wiederholen.

Anwendung: Den Wein über einen längeren Zeitraum täglich zum Mittagessen trinken.

Beim Kochen den Kochtopf etwas beiseite schieben, um Strom zu sparen.

Griechenkleewein

Er hilft als Fiebermittel vor allem bei Sommerinfekten.

Herstellung: Einen Esslöffel frische Griechenkleeblätter in 1/4 Liter Wein erwärmen (nicht kochen).

Anwendung: Vor dem Essen immer wieder einen Schluck davon trinken.

Vom Griechenklee, der auch als Bockshornklee bekannt ist, können sowohl Samen als auch Blüten und Blätter verwendet werden. Er kann auch gut getrocknet werden.

Gundelrebenpackung

Leinensäckchen in der Größe von ca. 10 x 15 cm nähen. Auf einer Seite einen Klettverschluss einnähen.

Sie hilft, wenn man einen „Stau" im Kopf spürt, wenn der Kopf pocht, bei Ohrensausen und bei Muskelschwäche.

Herstellung: Gundelrebenkraut in Leinensäckchen füllen, die Säckchen verschließen und in kochendes Wasser legen. Kurz ziehen lassen, auswinden und so warm wie möglich auf Stirn, Schläfen und Nacken auflegen. Warme Frotteetücher darüber geben und längere Zeit einwirken lassen.

Anwendung: Die Gundelrebenpackung über mehrere Wochen hinweg 3-mal pro Woche anwenden.

Habichtskraut

Mischung
10 g Habichtskraut
5 g Diptam oder
5 g Galgant oder
5 g Zitwer

Je nach Kombination wird das Habichtskraut unterschiedlich eingesetzt:

Habichtskraut mit Zitwerpulver bei Bluthochdruck; Habichtskraut mit Galgant bei Herzrhythmusstörungen; Habichtskraut mit Diptam bei Thrombosen und Arteriosklerose des Herzens und anderer Arterien sowie bei Gallen- und Nierensteinen.

Anwendung: Täglich 3 Messerspitzen auf einem Stück Brot oder zu den Mahlzeiten einnehmen.

Herzwein

Die meisten Elixiere gibt es bereits fertig zu kaufen.

Als Herzwein wird der Petersilienhonigwein bezeichnet (siehe Seite 192).

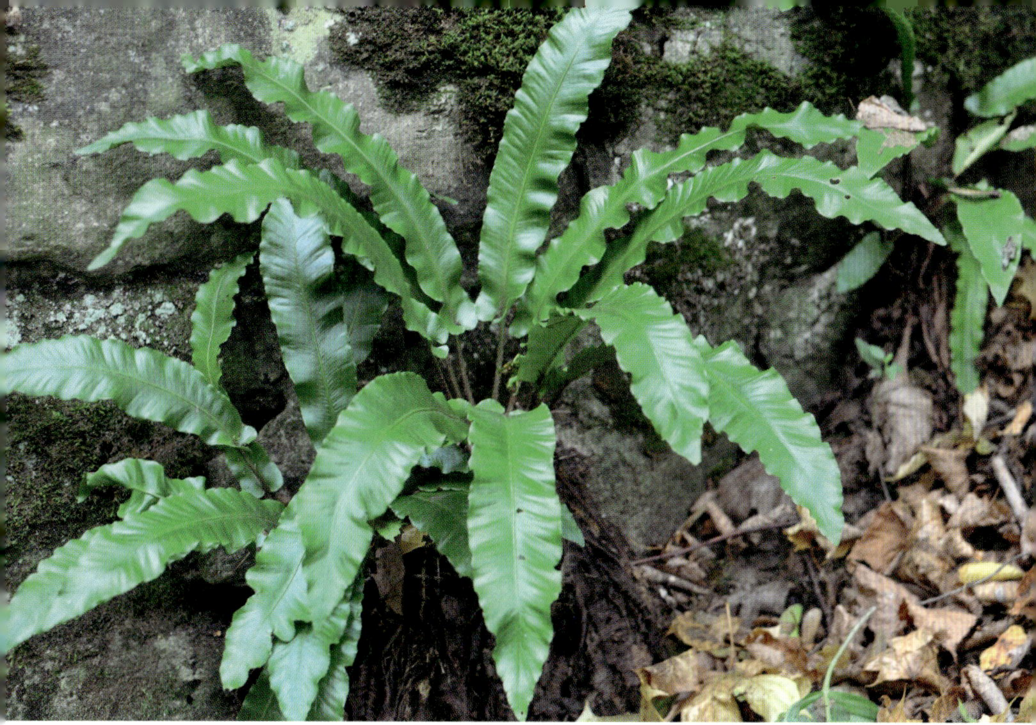

Hirschzungenfarn

Hirschzungenelixier

Dieses Elixier bewirkt eine grundlegende Körperreinigung und ist ein hervorragendes Heilmittel bei chronischem Asthma, bei Unterleibsleiden, Schilddrüsen- und Bauchspeicheldrüsenleiden und bei Hormonregulationsstörungen.

Herstellung: Einen Liter Rotwein und 6 g Hirschzungenkraut 5 Minuten kochen. Dann mit 3 Esslöffeln Honig nochmals aufkochen und auskühlen lassen.
6 g Zimt und 3 g langen Pfeffer dazugeben und nach nochmaligem Aufkochen abfiltern.

Anwendung: In der ersten Woche: nach jedem Essen einen Schluck einnehmen, 2. bis 6. Woche: vor und nach dem Essen einen Schluck einnehmen.

Hirschzungenfarnpulver

Die Hirschzunge ist eine Farnart, die unter Naturschutz steht. Man kann sie selbst im Garten anpflanzen, trocknen und pulverisieren.

Dieses Pulver wird bei migräneartigen Kopfschmerzen, Brustschmerzen und bei Schmerzen nach Unfällen eingesetzt.
Anwendung: 3–4-mal am Tag eine Messerspitze Hirschzungenfarnpulver aus der Handfläche schlecken oder in einem Schluck Wein einnehmen.

Kornelkirschenbad

Mit den ausgekochten Blättern und Rindenstückchen zusätzlich Packungen auf den betroffenen Gelenken machen.

Dieses Bad hilft besonders jugendlichen Rheumapatienten.
Herstellung und Anwendung: Holz, Rinde und Blätter der Kornelkirsche abkochen, das Wasser abseihen und den Absud dem Badewasser beimengen.

Königsfarnbad

Der Königsfarn kann so lange verwendet werden, so lange er grün ist, also bis in den Herbst hinein.

Es hilft bei Gicht, Arteriosklerose und Durchblutungsstörungen.
Herstellung und Anwendung: Grüne Königsfarnwedel in genügend Wasser abkochen und diesen Absud dem Badewasser beimengen bzw. ein Fußbad nehmen. Das Farnbad ebenso wie die anderen Heilbäder oft anwenden und mindestens 20 Minuten bis zum Kinn im Wasser liegen.

Krauseminze-Urtinktur

Es gibt auch das fertige Krauseminzeelixier zu kaufen.

Sie hilft bei Muskelrheuma und dadurch bedingten Schmerzen.
Herstellung: Krauseminzeblättchen mit dem Stabmixer pürieren. Das Mus durch ein Tuch pressen und den Saft

in einer Tasse auffangen. Damit der Saft haltbar ist, wird er im Verhältnis 3 : 7 mit Alkohol gemischt. Da die Krauseminze sehr empfindlich ist, verwendet man am besten 70-prozentigen Alkohol.
Anwendung: Morgens, abends und nachts 20 Tropfen in ein Gläschen Wein geben und trinken.

Lattichmischpulver

Diese Pulvermischung hilft bei Erschöpfungs- und Schwächezuständen, bei Kreislaufproblemen, Kraftlosigkeit, Wetterfühligkeit und nach überstandener Krankheit.
Herstellung: 1 Messerspitze Lattichmischpulver in warmen Tee mischen. Mit etwas Honig und eventuell Lakritzsaft süßen.
Anwendung: in Akutsituationen in Abständen von 20 Minuten 3–5-mal hintereinander trinken.
Bei Konstitutionsschwächen für die Dauer von 2–4 Wochen 3-mal täglich trinken.

Mischung
10 g Lattich
20 g Weizenmehl
5 g Aloe
5 g Myrrhe
3,5 g Kampfer

Lavendelwein

Dieser Wein stärkt die Leber und die Lunge.
Herstellung: Einen Liter Wein 5 Minuten kochen, 3 gehäufte Esslöffel Speiklavendel dazugeben, nochmals 5 Minuten kochen und absieben.
Anwendung: Täglich 2–3 Schlucke trinken.

Hildegard von Bingen unterscheidet zwischen dem Speiklavendel und dem echten Lavendel. Beide sehen sehr ähnlich aus, der echte Lavendel hat jedoch schmälere Blätter.

Leinsamenwickel

Er regt die Verdauung an und leitet Gifte aus.
Herstellung: 100 g Leinsamen, einen gehäuften Kaffeelöffel Galgantpulver und ca. 600 ml Wasser zu einem zähen, dicken Brei verkochen.

Anwendung: Den Brei auf die Hälfte eines alten Leinentuchs streichen, mit der zweiten Hälfte abdecken und auf die Gürtelzone legen. Mit Frotteetüchern warm halten und eine halbe Stunde ruhen.

Leinsamengel

Es hilft bei Hautproblemen und Verbrennungen und kühlt bei Sonnenbrand.

Leinsamengel ist ein guter Badezusatz (keine sonstigen Zusätze verwenden). Ein Leinsamengelbad pflegt die Haut und macht sie geschmeidig.

Herstellung: Einen halben Liter Wasser und 2–3 Esslöffel Leinsamen 10 Minuten sprudelnd kochen lassen und absieben. Das Gel (ohne Samen) nochmals aufkochen und in kleine Gläschen abfüllen. Im Kühlschrank aufbewahren.
Anwendung: Das Gel bei Verbrennungen und Hautreizungen angewärmt pur auftragen.

Leinsamenumschlag

Sonnenbrand ist auch eine Verbrennung, bei der ein Leinsamenumschlag rasch hilft.

Anwendung: Im Falle einer Verbrennung ein Stück Leinenstoff bügeln, in angewärmtes Leinsamengel eintauchen und auf die Brandwunde legen. Den Umschlag erneuern, sobald er trocken oder unangenehm kalt ist.

Liebstöckel-Gundelreben-Packung

Die Liebstöckelmischung wird bei Schilddrüsenschwellungen und Kropf äußerlich als Wickel angewendet.

Mischung
90 g Liebstöckel
110 g Gundelrebe

Herstellung: 2 Esslöffel dieser Mischung 5 Minuten in Wasser köcheln, abseihen und auf eine Hälfte eines großen Baumwolltuchs ausbreiten. Die andere Hälfte darüber schlagen.

Anwendung: Diesen „Wickel" auf dem Bereich der Schilddrüse festbinden und 5–20 Minuten wirken lassen, bis es unangenehm oder kalt wird.
Für die Dauer von 3–6 Wochen jeweils 3-mal pro Woche anwenden. Die Behandlung nach einer Pause gegebenenfalls wiederholen.

Lorbeerküchlein

Sie lösen Blähungen und reinigen den Magen.
Herstellung und Anwendung: Aus kalt gepresstem Lorbeeröl und Dinkelfeinmehl Küchlein (z. B. in Form von Palatschinken) zubereiten und öfters davon essen. Gut kauen!

Lorbeerwein

Er ist ein hilfreiches Magenmittel.
Herstellung: Einige Lorbeeren und ein Glas Wein einige Minuten kochen und absieben.
Anwendung: Den Wein schluckweise warm trinken.

Lungenkrauttee, Lungenkrautwein

Bei Lungenschmerzen durch starken Husten und bei Husten durch Herzschwäche 3–5-mal täglich vor dem Essen eine halbe Tasse Lungenkrauttee trinken.
Herstellung: 1 Esslöffel getrocknetes Lungenkraut in 1/2 Liter Wasser 5 Minuten kochen und abseihen.
Anwendung: 3–5-mal täglich vor den Mahlzeiten 1/2 Tasse dieses Tees trinken; bei Bronchitis 1–2 Wochen, bei „Herzhusten" 4–8 Wochen lang.
Bei COPD, Asthma und bei Bronchitis mit Atemnot wirkt der Lungenkrautwein stärker.

Herstellung: wie Lungenkrauttee – jedoch mit Wein statt mit Wasser.
Anwendung: 3–5-mal täglich vor den Mahlzeiten 1–2 Esslöffel des Lungenkrautweins nehmen. Eine Kur von 2–5 Wochen machen und nach einer Pause von einer Woche gegebenenfalls wiederholen.

Maronibrei

Der Maronibrei ist ein Kräftigungsmittel und hilft vor allem bei Magen-Darm-Schwäche.
Herstellung: Einige geschälte Edelkastanien in Wasser weich kochen und anschließend zu Brei zerdrücken. In einer Tasse 2 Esslöffel Dinkelfeinmehl, einen gehäuften Teelöffel Süßholzpulver und einen gestrichenen Teelöffel Engelsüßpulver mit Wasser zu einem dünnen Teig vermengen. Diesen Teig mit dem Kastanienbrei zusammen nochmals kochen.
Anwendung: Über einen längeren Zeitraum hinweg (mindestens 2–3 Wochen) 2-mal am Tag einige Löffel davon essen.

Den Maronibrei immer wieder frisch zubereiten. Die fertige Maronibreimischung ist im Hildegardhandel erhältlich.

Meisterwurzwein

Der Meisterwurzwein ist ein Universalmittel bei Fieber und entzündlichen Erkrankungen.
Herstellung: Einen Esslöffel klein geschnittenen Meisterwurz in eine Tasse geben und so viel Wein hinzufügen, bis die Wurzeln gut bedeckt sind (Wurzeln quellen nach) und über Nacht stehen lassen. Am Morgen nochmals 3–5 Esslöffel Wein zugeben und abseihen.
Anwendung: Den Wein jeweils vor den Mahlzeiten einnehmen und wenn möglich aufbrauchen. Am Ende des Tages den Rest wegschütten, denn dieser Fieberwein muss jeden Tag frisch zubereitet werden. Den Meister-

wurzwein in leichten Fällen 3 Tage, in schweren Fällen 5 Tage lang trinken.

Die so genannte „**Meisterwurzkur**" hat sich auch bei Nebenhöhlenentzündungen und hartnäckiger Bronchitis bewährt. Man nimmt das Mittel auf folgende Art ein: 5 Tage einnehmen, 5 Tage Pause, 3 Tage einnehmen, 3 Tage Pause, einen Tag einnehmen, einen Tag Pause, 3 Tage einnehmen, 3 Tage Pause und 5 Tage einnehmen. In hartnäckigen Fällen dieses Auf und Ab von 5 – 3 – 1 – 3 – 5 wiederholen. Die Symptome sollten drei Tage, bevor man die Kur beendet, verschwunden sein.

Auch Kindern kann dieser Fieberwein in ganz kleinen Mengen verabreicht werden (je nach Alter teelöffel- bzw. tröpfchenweise).

Muskatellersalbeiwein

Der Muskatellersalbeiwein wird auch Sclarea-Elixier genannt und hilft generell bei allen Magenleiden wie Magenschmerzen, Sodbrennen, Aufstoßen, Verdauungsschwäche oder Appetitlosigkeit.

Herstellung: Einen Liter Weißwein und 4 Esslöffel Kräutermischung zusammen 5 Minuten kochen, absieben, etwas abkühlen lassen und 2–3 Esslöffel Bienenhonig beifügen.

Anwendung: Nach jedem Essen 1–2 Schlucke Muskatellersalbeiwein trinken.

Kräutermischung
18 g Muskatellersalbei
6 g Fenchel
2 g Poleiminze

Odermennigwein

Er wärmt den Oberbauch, löst Krämpfe und bewirkt eine gute Verdauung.

Herstellung: 1–2 Blättchen Odermennig so lange in 1/8 Liter Wein einlegen, bis der Wein den Geschmack annimmt.

Anwendung: Den Wein zum Essen trinken.

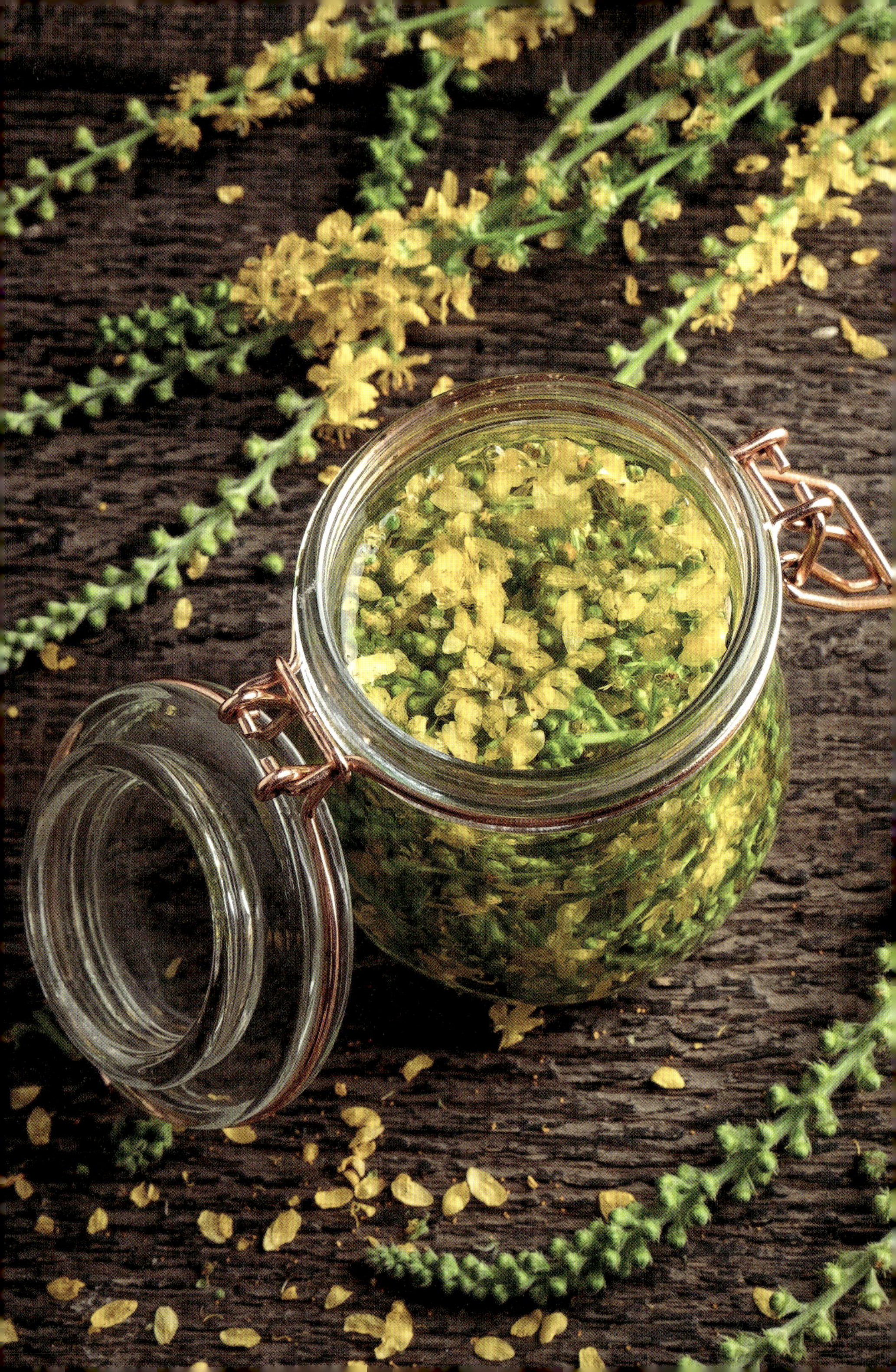

Onyxessig

Er wird unter anderem bei Fieber, Schüttelfrost und Milzschwellung eingesetzt.
Herstellung und Anwendung: Einen Onyx 5 Tage in 1/2 Liter Weinessig legen, danach den Stein herausnehmen und Salate und Speisen damit würzen.

Onyxwein

Dieser Wein wirkt bei Herzschmerzen, bei Magen-, Darm- und Verdauungsproblemen.
Herstellung: Einen Onyx in der Hand erwärmen, Wein erhitzen und von der Platte nehmen. Dann den Onyx auf zwei Kochlöffelstielen über den dampfenden Wein halten und anschließend den Stein in den Wein legen.
Anwendung: Den fertigen Onyxwein in kleinen Schlucken trinken.

Pelargonienwein

Der Pelargonienwein wird bei Grippe, Fieber und Brustschmerz eingesetzt. Er hilft mit, Giftstoffe auszuschwitzen.
Herstellung und Anwendung: Abends vor dem Zubettgehen ein Glas Wein erwärmen, 1/2 Kaffeelöffel Pelargonienmischpulver beifügen und trinken.

Sie können einer Erkältung gut vorbeugen, wenn Sie bei den ersten Anzeichen den Grippewein trinken.

Petersil-Fenchel-Salbei-Öl-Packung

Diese Packung hilft bei Gelenksbeschwerden und Kreuzweh.
Herstellung und Anwendung: Glatte Petersilie, Fenchelkraut und wenige Salbeiblätter mit etwas Rosen-

Oliven-Öl zerstampfen und auf den schmerzenden Gelenken bzw. auf der Wirbelsäule festbinden. So lange wirken lassen, bis die Auflage warm ist (1–2 Stunden) und dann den Verband bei Bedarf erneuern.

Petersilienhonigwein

Der Petersilienhonigwein ist auch als Herzwein bekannt, weil er das Herz stärkt und die Seele erfreut. Er hilft bei sämtlichen Herzproblemen, bei Kreislaufstörungen, Kopfschmerzen und Wetterfühligkeit.

Herstellung: Einen Liter Rotwein, 8–10 Stängel Petersilie und 2 Esslöffel Weinessig 5 Minuten kochen. Anschließend 3 Esslöffel Bienenhonig dazugeben und nochmals auf kleinem Feuer 5 Minuten köcheln.

Abschäumen und absieben. Der Herzwein sollte kühl gelagert werden.

Der Herzwein eignet sich auch bestens als Aperitif.

Anwendung: Pro Tag einen Schluck Wein, bei Problemen mehrere Schlucke über den Tag verteilt trinken.

Petersilien-Weinraute-Olivenöl-Packung

Diese Packung hilft bei Gicht und Gelenkrheuma.

Die Petersilien-Weinraute-Olivenöl-Packung hilft auch bei Hexenschuss und Ischiasschmerzen.

Herstellung und Anwendung: Kleingehackte Petersilien- und Weinrauteblätter im Verhältnis 1:4 mischen und mit Olivenöl in einer Pfanne erwärmen. Die Mischung auf eine Mullbinde geben und warm auf die schmerzende Stelle binden. Sobald die Packung ausgekühlt ist, kann sie nochmals erwärmt und erneut aufgebunden werden.

Pfingstrosenwurzelelixier

Es hilft speziell bei Verschleimungen im Kopf- bzw. Brustbereich.

Herstellung: Je einen Kaffeelöffel Pfingstrosensamen und eine in grobe Scheiben geschnittene Pfingstrosenwurzel 3–4 Minuten lang in einem Liter Wein kochen und nicht abseihen.

Anwendung: Mehrmals täglich ein Likörglas Wein warm trinken.

Wenn der Wein aufgebraucht ist, kann der Grundextrakt noch 3-mal verwendet werden. In diesen Fällen den Wein nur mehr bis zum Siedepunkt erhitzen, also nicht mehr kochen lassen.

Das Pfingstrosenwurzelelixier nicht mit dem Pfingstrosenelixier verwechseln.

Pflaumenaschenlauge

Sie hilft gegen Haarausfall und Schuppen.

Herstellung: Zweiglein, Blätter und Rinde des Pflaumenbaumes trocknen und dann verbrennen bzw. veraschen. 2 Liter Wasser und einen Esslöffel gesiebte Asche einige Minuten kochen, 20 Minuten stehen lassen und die Lauge filtern.

Anwendung: Nach dem Haarewaschen massiert man mit Pflaumenaschenlauge den Haarboden gut ein. Die Haare danach nicht mehr ausspülen! Zusätzlich auch jeden Morgen die Finger mit Pflaumenaschenlauge befeuchten und den Kopfboden massieren. Man kann die Lauge auch in eine Sprühflasche füllen und auf diese Weise anwenden.

Die Lauge gibt es fertig im Hildegard-Fachhandel zu kaufen.

Poleiessighonig

Der Poleiessighonig reinigt den Magen, stärkt die Sehkraft und verbessert die Körperausdünstung.

Herstellung: 3 Esslöffel lauwarmen Bienenhonig mit 100 ml lauwarmem Weinessig so lange vermengen, bis der Essig ganz eingearbeitet ist. Dann einen Kaffeelöffel Poleiminzenpulver dazugeben.
Anwendung: Täglich einen Esslöffel vor dem Mittag- und Abendessen einnehmen. Da der Poleiessighonig sehr scharf ist, verdünnt man ihn am besten mit etwas Tee.

Quendelsalbe

Diese Hautsalbe hilft bei Rötungen, Hautausschlägen, Akne, Juckreiz, Brennen und Neurodermitis.
Herstellung: 100 g Quendel-Frischpflanzensaft oder 100 ml Alkohol mit Quendelkraut über Nacht ansetzen und ausdrücken. 500 g ausgelassenes Schweinefett mit dem Quendelsaft mischen, etwas Bienenwachs dazugeben, alles zusammen aufkochen und auskühlen lassen. Wenn man eine Hand voll Rosenblütenblätter mitkocht, unterstützen diese die Heilwirkung der Salbe. Der ausgekühlten Salbe 2 Esslöffel Olivenöl beigeben und sie einige Minuten mit dem Stabmixer verrühren. In kleine Dosen abfüllen und an einem kühlen Ort lagern.
Anwendung: Die betroffenen Stellen immer wieder mit Quendelsalbe einreiben.

Rainfarnelixier

Dieses Elixier hat sich bei Prostataleiden bestens bewährt.
Herstellung: 50 ml Rainfarn-Urtinktur mit 500 ml Weißwein mischen.
Anwendung: 3-mal täglich ein Likörglas (20 ml) trinken. Ersatzweise Rainfarn-Urtinktur anwenden:

Zur Vorbeugung ein Mal täglich 20 Tropfen Rainfarn-Urtinktur in ein Glas Wein geben und zum Essen trinken. In Akutsituationen 3-mal täglich 20 Tropfen Rainfarn-Urtinktur in ein Glas Wein geben und zum Essen trinken. Bei Prostataleiden niemals Wein ohne Rainfarnsaft trinken. Diesen Wein immer nur zum Essen trinken.

Das Rainfarnpulver zusätzlich vermehrt als Küchengewürz einsetzen.

Rainfarnsuppe

Bei trockener Bronchitis diese Suppe häufig essen.
Herstellung: 1 Teelöffel Rainfarnpulver mit 2 Esslöffel Weizenmehl mischen und kurz in 1/4 Liter Wasser aufkochen.
Anwendung: Für die Dauer von 3–7 Tagen diese Suppe 2–3-mal täglich essen.

Rebstockwasser, Rebtropfen ohne Öl

Bei Heuschnupfen, Augentrübung und entzündeten Augen Rebwasser auf die Augenlider und rund ums Auge streichen.
Herstellung: Die ersten drei (!) Tage nach dem Schnitt von Weinreben und nur in der Zeit von 5.00 bis 11.00 Uhr das austretende Rebwasser in einem Behälter auffangen, in kleine dunkle Flaschen füllen und im Kühlschrank bis zu 1 Jahr lagern. Zur besseren Haltbarkeit kann man 50 ml Rebwasser mit 10 ml 96-prozentigem Alkohol (aus der Apotheke) mischen. Kühl und trocken lagern.
Anwendung: 3–4-mal täglich einstreichen – nicht öfter!

Rebtropfen mit Öl

Bei Ohrenschmerzen, Mittelohrentzündung und Schwerhörigkeit mehrmals täglich rund um die Ohren einreiben, aber nicht in die Ohren träufeln.
Bei Kopfschmerzen auf Stirn und Schläfen einreiben.
Herstellung: Die ersten drei (!) Tage nach dem Schnitt von Weinreben und nur in der Zeit von 5.00 bis 11.00 Uhr das austretende Rebwasser in einem Behälter auffangen und im Verhältnis 4 zu 6 mit Olivenöl mischen. Zur besseren Haltbarkeit kann man 50 ml Rebwasser-Öl-Mischung mit 10 ml 96-prozentigem Alkohol (aus der Apotheke) mischen. In kleine dunkel Flaschen füllen und kühl und trocken lagern.
Anwendung: Mehrmals täglich einstreichen.

Rosenöl

Das Rosenöl hat eine schmerzlindernde Wirkung und hilft sehr gut bei Rheuma- und Gliederschmerzen, bei kalten Füssen, aber auch bei Wadenkrämpfen.

Nur biologische Rosenblätter verwenden.

Herstellung: Rosenblütenblätter möglichst früh am Morgen sammeln und in ein dunkles Schraubglas geben. Mit kalt gepresstem Olivenöl gut bedecken und in die Sonne stellen. Zwei Wochen lang jeden Tag schütteln, abseihen und das Öl kühl und dunkel aufbewahren.
Anwendung: Das Rosenöl gut einmassieren.

Salat-Kerbel-Wein

Er hilft bei empfindlichem Zahnfleisch, das schnell anschwillt und zu Entzündungen neigt, also der Vorstufe zur Parodontose.

Herstellung: Salatblätter und etwas mehr Kerbelkraut klein schneiden und in wenig Wein zerstoßen.
Anwendung: Diese Mischung so lange wie angenehm im Mund behalten. Den Mund danach mit Wasser ausspülen. Die Behandlung öfters wiederholen.

Dieser Zahnwein brennt zwar ein wenig, hilft aber sehr schnell.

Salbeisalbe

Diese Salbe ist bei Koliken, Rheuma und Wadenkrämpfen sehr hilfreich.
Herstellung: 2 Hand voll Rosenblätter, eine Hand voll Salbeiblätter und 300 g Schweineschmalz im Wasserbad erhitzen. Über Nacht stehen lassen, nochmals erwärmen und abseihen.
Anwendung: Die Salbe immer wieder gut einmassieren.

Salbeiteekur

Diese Kur hilft bei Rheuma, Stoffwechselstörungen, Verschleimungen, Inkontinenz und Konstitutionsschwächen.
Herstellung: 1/2 Liter Kristallwasser und 2–3 Salbeiblätter 4 Minuten lang kochen und sofort absieben (nicht ziehen lassen).
Anwendung: Den Salbeitee in eine Thermoskanne geben und über den Tag verteilt trinken. Dies 4 Wochen lang täglich wiederholen. Nach einer Pause von weiteren vier Wochen nochmals vier Wochen lang täglich 1/2 Liter Salbeitee trinken.

Die 4-wöchige Pause ist unbedingt einzuhalten.

Sanikelelixier

Es hilft bei Drüsenproblemen, die mit Darmproblemen einhergehen.

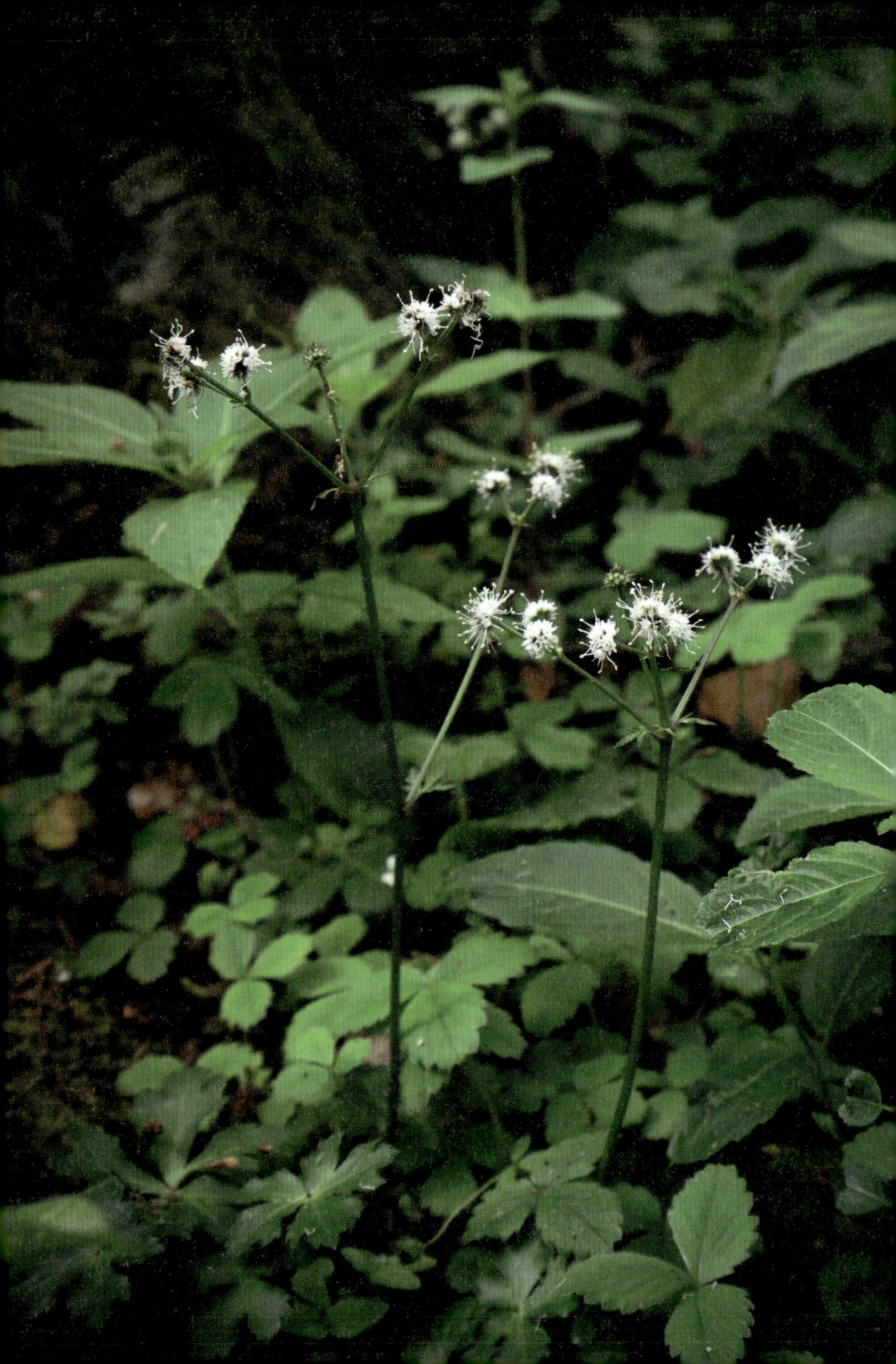

Herstellung: 100 g Sanikelkraut mit 2 Liter Wasser abkochen. 300 g Bienenhonig und 50 ml Süßholzsaft dazugeben, nochmals 2 Minuten kochen und absieben.
Anwendung: 3-mal täglich nach dem Essen ein Likörglas trinken.

Die Hildegard-Elixiere immer temperiert trinken. Behalten Sie einen Schluck Kräuterwein so lange im Mund, bis er Körpertemperatur angenommen hat.

Schafgarbenumschlag

Die Schafgarbe ist das Hildegard-Wundheilmittel und kommt bei sämtlichen Wundbehandlungen zum Einsatz.
Herstellung: 2 Kaffeelöffel Schafgarbenkraut in 1/2 Liter Wasser kochen und das Kraut abseihen.
Anwendung: Leinentücher in den Absud tauchen, auswinden und auf die Wunde legen. Die Leinentücher unbedingt nach jeder Anwendung auskochen bzw. wechseln.

Selleriemischpulver

Es kommt bei Glieder- und Rheumaschmerzen zum Einsatz und bringt rasch spürbare Erleichterung.
Anwendung: 8 Wochen lang vor und nach dem Essen einen Teelöffel Mischpulver mit einem Stück Brot essen. Das Brot am besten mit Quittenmarmelade bestreichen, da das Pulver etwas unangenehm schmeckt.

Selleriesamenmischpulver
60 g Selleriesamen
20 g Weinraute
15 g Muskatnuss
10 g Nelken
5 g Steinbrech

Steinwasser

Einen Hildegard-Stein in einen mit Wasser gefüllten Glaskrug legen und 24 Stunden lang in die Sonne oder zumindest an einen mit Licht durchfluteten Platz stellen. Auf diese Weise wird die Energie des Steines auf das Wasser übertragen und gelangt über das Trinken in unseren Körper. Anschließend das Wasser in einen an-

Sanikel

deren Krug umschütten und im Glaskrug wieder Wasser für den nächsten Tag „energetisieren".

Stimmkräuterwein

Stimmkräutermischung
1 Teil Königskerze
1 Teil Fenchel

Er hilft bei Heiserkeit, Erkältungen, Stimmbandproblemen, bei starker Beanspruchung der Stimme und ist auch ein hervorragendes Mittel für Sänger.
Herstellung: 1/4 Liter Rotwein und 1 Esslöffel der Stimmkräutermischung (einen Teil Königskerze und einen Teil Fenchel) 4 Minuten lang kochen, absieben und etwas Bienenhonig dazugeben.
Anwendung: Einen Esslöffel pro Stunde warm einnehmen. 1/8–1/4 Liter Wein als Tagesportion in eine Thermoskanne füllen und schluckweise trinken.

Tausendgüldenkraut

Bei Knochenbrüchen hilft das Tausendgüldenkraut innerlich und auch äußerlich.
Herstellung: 1 Teelöffel Tausendgüldenkraut 5 Minuten in Wasser köcheln lassen und abseihen.
Anwendung: Das Kraut warm auf die gebrochene Stelle legen. Zusätzlich 6–8 Tropfen der Urtinktur in 1/8 Liter Wasser oder Wein geben und trinken. Je nach Schwere der Fraktur 2–8 Wochen anwenden.

Thymianbad

Nach Hildegard müssen alle Heilbäder oft gemacht werden, d. h. regelmäßig über einen längeren Zeitraum hinweg.

Es hilft bei Autoimmunerkrankungen, entzündlichen Erkrankungen und bei multipler Sklerose.
Herstellung und Anwendung: Thymian mit der Wurzel aus der Erde reißen, etwas abschütteln und samt noch anhaftender Erde in reichlich Wasser auskochen. Mit

dem Absud ein Dampfbad machen oder dem Badewasser beigeben.

Veilchencreme

Sie hilft unter anderem bei Hautproblemen, blauen Flecken, Durchblutungsstörungen, Furunkel, Herpes, Warzen u. v. m.
Die Veilchencreme ist schwierig herzustellen, da man Bockstalg benötigt. Deshalb ist es sinnvoll, diese Universalcreme im Fachhandel zu beziehen.

Veilchenelixier

Es hilft bei Melancholie, Arbeitsunlust, Traurigkeit und dadurch bedingten Lungenbeschwerden.
Herstellung: Einen Liter Rotwein mit 10 g Galgantwurzel, 20 g Süßholzwurzel, 15 g Veilchenblüten und -blättern aufkochen, vom Herd nehmen und über Nacht ziehen lassen. Am nächsten Tag alles nochmals kurz aufkochen, dann abseihen und in Flaschen füllen.

Zur Herstellung des Veilchenelixiers die geschnittenen Wurzeln von Galgant und Süßholz verwenden, da das jeweilige Pulver zu scharf wäre.

Veilchenöl

Hilft bei blauen Flecken, Nierenschmerzen, bei Überbeinen und gutartigen Geschwulstbildungen.
Herstellung: 250 ml Olivenöl und 2 gehäufte Esslöffel Veilchenblüten und -blätter langsam erhitzen, bis sich kleine Bläschen bilden. Dann sofort vom Feuer nehmen und über Nacht stehen lassen. Am nächsten Tag abfiltern und in kleine Fläschchen füllen.
Anwendung: Mehrmals täglich die betroffene Stelle mit Veilchenöl einreiben.

Vitamine

Vitamine sind wichtig und es ist hilfreich, sie bei Krankheiten und Beschwerden gezielt einzusetzen. Zur Zeit der Hildegard von Bingen im Hochmittelalter waren diese Wirkstoffe aber noch völlig unbekannt, weshalb sie in der Hildegardmedizin und in diesen Buch nicht vorkommen.
Die 5 wichtigsten (neben vielen anderen) sind Vitamin C, Vitamin D, Zink, Selen und Quercetin, und ich bitte jede und jeden, sich eigenverantwortlich damit zu beschäftigen.

Wacholderbeerenelixier

Dieses Elixier bei Asthma und Kurzatmigkeit einsetzen.
Herstellung: 2 g Wacholderbeeren, 4 g Königskerzenblüten oder -kraut, 8 g Bertram 5 Minuten in einem Liter Wein kochen. Dann 5 g Alantwurzeln beifügen und einen Tag stehen lassen. Nicht abfiltern und jeden Abend die Menge für den nächsten Tag entnehmen.
Anwendung: 2–3 Wochen lang morgens nüchtern und vor dem Mittagessen ein Likörglas Wacholderbeerenelixier einnehmen. Anschließend 2 Wochen lang nach dem Mittagessen einen Schluck dieses Elixiers trinken.
Diese Anwendung bei Bedarf nach einer 2-wöchigen Pause wiederholen.

Wasserlinsenelixier

Für eine Wasserlinsenkur ist die dunkle Jahreszeit, also der Winter, besonders geeignet, da das Wasserlinsenelixier eine „aufhellende“ Wirkung hat.

Das Wasserlinsenelixier stärkt die Abwehrkraft und hilft hervorragend mit, Gifte auszuleiten. Zudem stärkt es die Psyche und das Gemüt. Da die Herstellung sehr schwierig ist, ist es am sinnvollsten, das Wasserlinsenelixier in einer Hildegard-Apotheke zu kaufen.

Anwendung: Drei Monate lang am Morgen nüchtern und am Abend vor dem Zubettgehen ein Likörglas Wasserlinsenelixier trinken.

Wegerichhonig

Er ist ein Vorbeugemittel gegen Osteoporose und hilft mit, Knochenbrüche und Bänderzerrungen auszuheilen.
Herstellung: Spitz- oder Breitwegerichwurzeln ausstechen, gut waschen und in kleine Stückchen schneiden. Mit der 4-fachen Menge Bienenhonig mischen.
Anwendung: Täglich einen Esslöffel pur einnehmen, als Brotaufstrich verwenden oder in Tee auflösen.

Wegerichwurzeln ab Ende Oktober oder ganz zeitig im Frühling sammeln, wenn die Kraft schon bzw. noch in den Wurzeln ist.

Wegerich-Urtinktur

Wegerich hilft bei Insektenstichen.
Herstellung: Gewaschene Spitz- oder Breitwegerichblätter mit dem Stabmixer pürieren und durch ein Tuch drücken. Einen Teil Frischpflanzensaft mit 2 Teilen 50-prozentigem Alkohol mischen.
Anwendung: Bei Bedarf die schmerzenden Stellen einreiben.

Wegerichsaft und Wegerich-Urtinktur sind auch in der Apotheke erhältlich und sollten bei keiner Reise fehlen.

Weizenkörnerpackung

Sie findet bei Rückenschmerzen und Bandscheibenproblemen Anwendung.
Herstellung: Weizenkörner über Nacht in kaltes Wasser legen (auf 1 Teil Körner kommen 2 Teile Wasser). Dann eine Stunde auf kleinem Feuer köcheln lassen, bis die Körner platzen.
Anwendung: Die gekochten Weizenkörner in ein Leinensäckchen geben und so warm wie möglich auf die

Die Wirkung dieser Packung wird noch verstärkt, wenn man die Haut vorher mit Wermutcreme einreibt.

schmerzende Stelle legen. Die Packung 3–4 Stunden einwirken lassen. Die Weizenkörnerpackung jeden zweiten Tag wiederholen.

Wermut-Eisenkraut-Auflage

Diese Auflage hilft gut bei Eiterherden im Mund- und Zahnbereich.
Herstellung: Wermut und Eisenkraut zu gleichen Teilen etwa 2 Minuten in einem Glas Wein kochen und absieben. Den abgesiebten Wein mit Rohrohrzucker süßen.
Anwendung: Den warmen Wein schluckweise trinken und die gekochten Kräuter auf das Zahnfleisch und/oder außen auf die Wange legen bzw. aufbinden. Die Behandlung bei Bedarf 3–4 Tage lang wiederholen.

Wermutelixier

Das Wermutelixier wird auch Maitrank genannt, weil es mit dem im Mai geernteten Wermutsaft hergestellt wird. Dieser hat nach Hildegard die beste Wirkung.

Das Wermutelixier bzw. der Maitrank ist ein Universalheilmittel. Es verbessert das Immunsystem, steigert die Leistung, wirkt sehr gut auf Herz und Lunge, verbessert die Sehkraft, stärkt den Magen, fördert die Bildung der Verdauungssäfte und stabilisiert den Kreislauf.
Herstellung: Um möglichst viel Pflanzensaft zu erhalten, pflückt man die Wermutblätter im Monat Mai möglichst am frühen Morgen bei zunehmendem Mond. Aus diesen Blättern mit dem Stabmixer ein Püree machen, dieses in ein Stofftuch geben und auspressen.
Einen Liter guten Rot- oder Weißwein, 40 ml Pflanzensaft und 3 Esslöffel Bienenhonig aufkochen, abschäumen und in saubere Flaschen abfüllen.
Anwendung: Jeden dritten Tag morgens ein Likörglas Wermutelixier nüchtern trinken.
Die Wermutkur wird von Mai bis Ende Oktober gemacht.

Die häufige Frage, ob das Wermutelixier jeden 2. oder jeden 3. Tag einzunehmen ist, kann jeder für sich entscheiden. Aufgrund der Originaltexte habe ich mich für jeden 3. Tag entschieden.

Wermutöl

Es hilft vor allem bei Kinderhusten sehr gut.
Herstellung: Die Herstellung ist nur im Sommer und bei zuverlässigem Sonnenschein möglich. 100 ml Wermutsaft und 300 ml Olivenöl mischen und in die Sonne stellen. Die Öl-Saft-Mischung muss in der Sonne warm geworden sein.
Anwendung: Zu Beginn einen Tropfen, dann 2 oder 3 Tropfen Wermutöl mit etwas Olivenöl mischen und auf der Brust bzw. auf den Brustkorbseiten einreiben.

Ysopwein

Dieser Wein hilft bei Melancholie, Depression und dadurch bedingten Leberleiden.
Herstellung: Zwei Hand voll frische Ysopblättchen in ein Schraubglas geben und mit einem Liter Wein auffüllen. Die Flasche 2–3 Tage ans Licht stellen (nicht in die Sonne) und jeden Tag einmal schütteln.
Anwendung: Zu jedem Essen ein wenig von den Blättchen essen und etwas vom Wein trinken. Der Ysopwein kann auch über einen längeren Zeitraum eingenommen werden.

Ysopwein und Ysopelixier sind zwei unterschiedliche Heilmittel. Das Ysopelixier ist schwer herzustellen und wird gezielt bei der so genannten „Großen Leberkur" eingesetzt.

Zitwerelixier

Es hilft bei jeder Art von Zittern und wenn man – wie z. B. bei der Parkinsonschen Krankheit – keine Kontrolle mehr über seine Glieder hat. Die Regeneration der

Nervenfunktion erfolgt nur langsam. Deshalb sollte diese Kur mindestens 3 Monate, längstens aber 6 Monate dauern. Anschließend mindestens ein halbes Jahr pausieren und die Kur bei Bedarf wiederholen.

Zitwer ist ein scharfes Gewürz und hat nach Hildegard eine große Kraft in sich.

Herstellung: 55 g klein geschnittene Zitwerwurzel und 45 g Galgantwurzel mit einem Liter Wein und 3 Esslöffel Bienenhonig 5 Minuten kochen.
Anwendung: 6–8 Wochen lang 2–3-mal täglich ein Likörglas Zitwerelixier lauwarm trinken.
Als Kur 3–6 Monate lang anwenden und bei Bedarf nach einem halben Jahr Pause wiederholen.

Zitwerpulver

Dieses Heilmittel wird bei Verschleimungen und bei der Parkinsonschen Krankheit eingesetzt.

Als Umschlag eingesetzt hilft das Zitwerpulver bei Kopfweh.

Anwendung: Einen Teelöffel Zitwerpulver in einem Teefilter über Nacht in 1/8 Liter Wasser stehen lassen. Diesen Kaltauszug morgens nüchtern trinken.

Zwetschkenkerne

Sie helfen bei hartnäckigem Husten und Keuchhusten.

Da die Zwetschkenkerne längere Zeit im Wein liegen, verlieren sie den größten Teil ihrer Blausäure und werden so zum Heilmittel.

Herstellung: 40 Zwetschken- oder Pflaumensteine öffnen, die Kerne in eine Tasse geben und mit Wein bedecken. Zugedeckt so lange quellen lassen, bis sie ganz prall sind (dauert bis zu 48 Stunden).
Anwendung: Von diesen Kernen 3–6 Stück pro Tag essen. Zusätzlich sollte die Zwetschkenkernsuppe eingenommen werden.

Zwetschkenkern-Abendsüppchen

Diese Suppe wirkt prompt und muss mindestens 3, besser 6 Tage lang eingenommen werden. Für Kinder ab dem 2. Lebensjahr halb so viele Kerne pro Tag (!) verwenden, wie das Kind alt ist (für ein 4-jähriges Kind z. B. 2 Kerne).

Herstellung und Anwendung: 2–3 Esslöffel des Zwetschkenkernweines mit einem Esslöffel Dinkelfeinmehl und etwas Kristallwasser zum Kochen bringen (kein Salz zugeben), 5–6 fein gehackte Kerne beifügen und das Süppchen essen.

Zypressenbad

Es hilft bei körperlicher Erschöpfung, Kreislaufschwäche, Altersschwäche und wenn sich die Muskulatur zurückbildet.

Herstellung und Anwendung: Zypressenzweige in kleine Stücke schneiden und in 2–3 Liter Wasser auskochen. Den Absud dem Badewasser beigeben. 1–2-mal pro Woche mindestens 20 Minuten lang ein Vollbad nehmen.

Die ätherischen Öle der Zypresse beleben den Kreislauf und tun auch der Seele spürbar wohl.

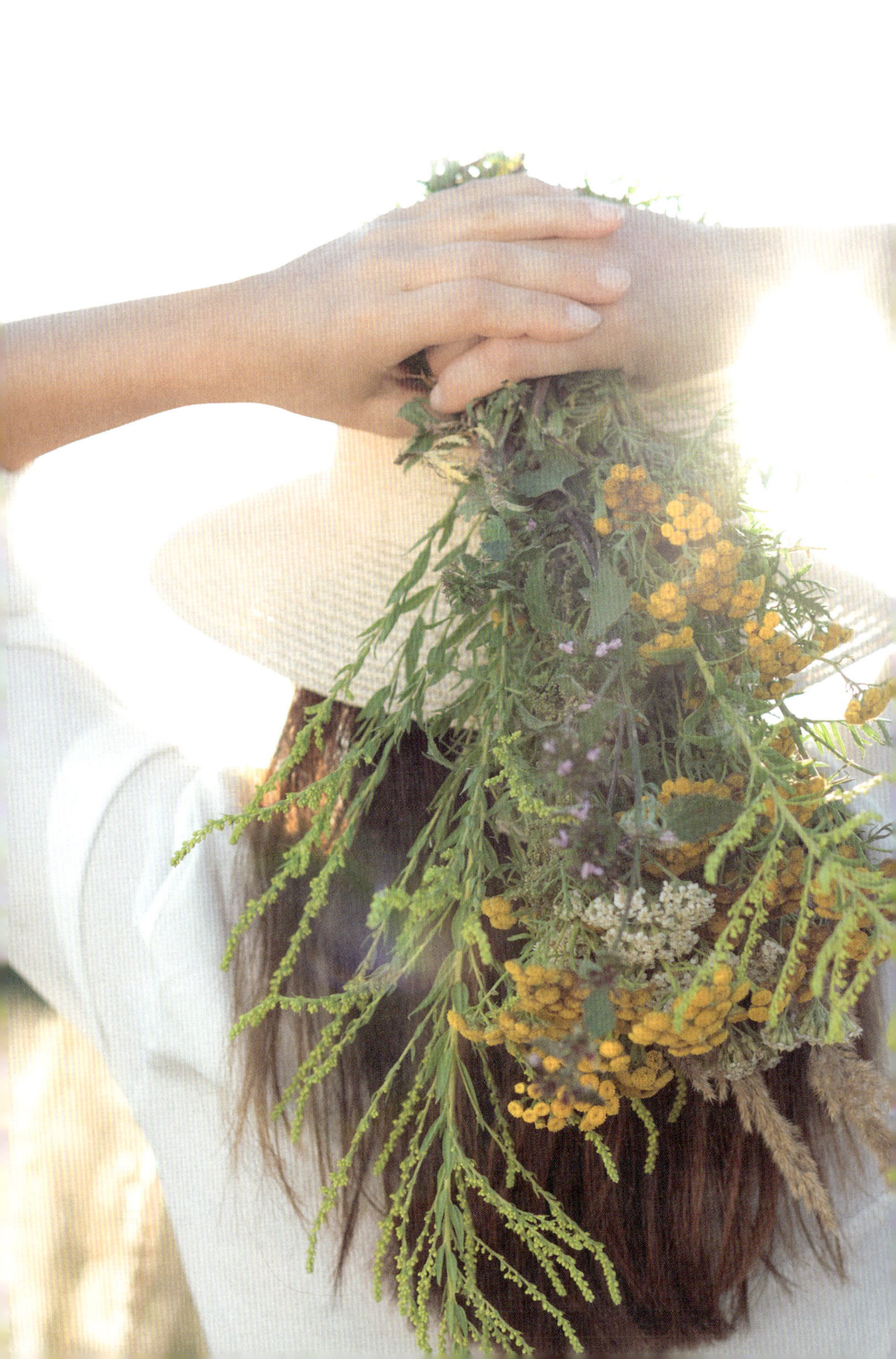

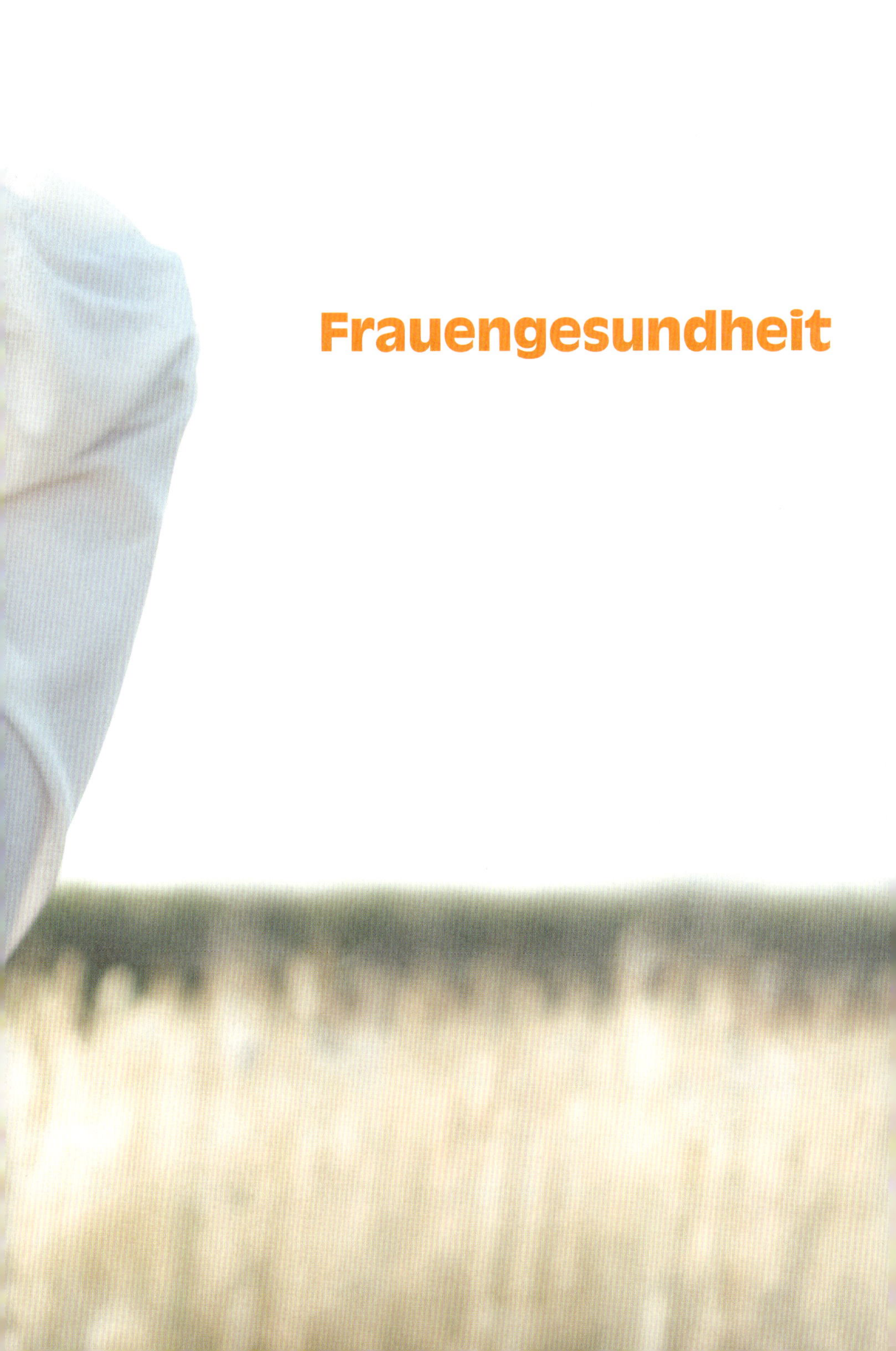

Frauengesundheit

Frauenleiden von A bis Z

Bei sämtlichen Leiden, die hier beschrieben werden, ist es wichtig, ratsam und sinnvoll, einen Arzt oder eine Ärztin des Vertrauens aufzusuchen und die Symptome fachlich abzuklären. Es können medizinische Ursachen und hormonelle Gründe vorliegen, an die man nicht denkt bzw. die man gar nicht kennen kann. Aber auch die seelischen Hintergründe und der eigene Lebensstil sind zu bedenken.

Ausfluss

Viele Frauen leiden unter Ausfluss, der unterschiedliche Konsistenz und Farbe haben kann und oft mit einer Entzündung im Intimbereich einhergeht. Ausfluss ist oft ein Zeichen für ein geschwächtes Immunsystem und deshalb ist dieses unbedingt durch die sechs goldenen Lebensregeln zu stärken (siehe dazu Seite 252ff.).

Bei anhaltendem Ausfluss unbedingt einen Arzt oder eine Ärztin kontaktieren und auch an die Behandlung des Partners denken.

Vermeiden Sie Slipeinlagen, denn diese enthalten chemische Zusätze, Duftstoffe und Mikroplastik und reizen den empfindlichen Intimbereich. Tragen Sie nur **Baumwollunterwäsche** und verzichten Sie auf Scheidenspülungen und Intimsprays.

Veilchentampon
Bestreichen Sie 1–2-mal täglich einen Tampon mit Veilchencreme und belassen Sie diesen für 1–2 Stunden im Vaginalbereich.

Sitzbäder
Machen Sie häufig warme Sitzbäder mit den klassischen Frauenkräuter Schafgarbe, Ringelblume und Frauenmantel.

Beckenbodenschwäche

Andornwein
Zur Stärkung des Beckenbodens 3-mal täglich einen Esslöffel Andornwein für die Dauer von 4–6 Wochen einnehmen und konsequent Übungen zur Kräftigung des Beckenbodens machen.

Blasenschwäche, *siehe auch Seite 33*

Bei Blasenschwäche immer auch den Magen mitbedenken. Warme Gerichte und wärmende Nahrungsmittel wie Dinkel, Maroni, Datteln und Gewürze wie Galgant und Zimt verwenden und auf Rohkost verzichten.

Bei Blasenschwäche weitestgehend auf Alkohol verzichten (Ausnahme „Heißer Wein") und auf warme Füße und einen warmen Rückenbereich achten.

Dachssohlen
Dachsfellsohlen täglich – am besten barfuß oder mit dünnen Baumwollsocken – in den Schuhen tragen.

Heißer Wein
3-mal täglich 20 ml Rotwein kurz erhitzen und 2 Wochen lang trinken. Im Anschluss daran:

Andornwein
Zur Stärkung der Blase und bei Inkontinenz 3-mal täglich einen Esslöffel Andornwein für die Dauer von 4–6 Wochen einnehmen.

Meisterwurzwein
Eine Kur mit dem Meisterwurzwein machen.

Weinessig
Möglichst allen Speisen etwas Weinessig zugeben.

Salbeitee
4 Wochen lang eine Kur mit Salbeitee machen.

Blasenentzündung

Salbeitee-Kur

1/2 Liter Kristallwasser und 2–3 Salbeiblätter 4 Minuten lang kochen, sofort absieben und nicht ziehen lassen. Den Salbeitee in eine Thermoskanne geben und über den Tag verteilt trinken. Dies 4 Wochen lang täglich wiederholen.

Nach einer Pause von weiteren 4 Wochen nochmals 4 Wochen lang täglich 1⁄2 Liter Salbeitee trinken.

Wermutelixier

Zur Stärkung von Blase und Nieren von Mai bis Ende Oktober jeden dritten Tag morgens nüchtern ein Likörglas Wermutelixier trinken. In Akutsituationen 3-mal täglich einen Schluck trinken, bis die Symptome verschwunden sind.

Bei immer wiederkehrenden Blasenentzündungen das Immunsystem mit einer jährlichen Wermutkur stärken und viel Tee trinken, um die Blase zu „spülen". Dabei haben sich klassische Blasentees aus der Apotheke und die Salbeiteekur bewährt.

Weinrautensalbe

Zur Stärkung von Niere und Blase 2–3-mal täglich Weinrautensalbe einreiben. Im Nierenbereich in Form der „liegenden 8" von der linken zur rechten Niere und zurück streichen und dies so lange wiederholen, bis die Salbe gut eingezogen hat. Die Weinrautensalbe auch im Blasenbereich einreiben.

Sitzbäder

Abends ein Sitzbad mit einer Heublumenabkochung machen, eine Wärmeflasche auf die Blase legen und Bettruhe einhalten.

Salbeitee

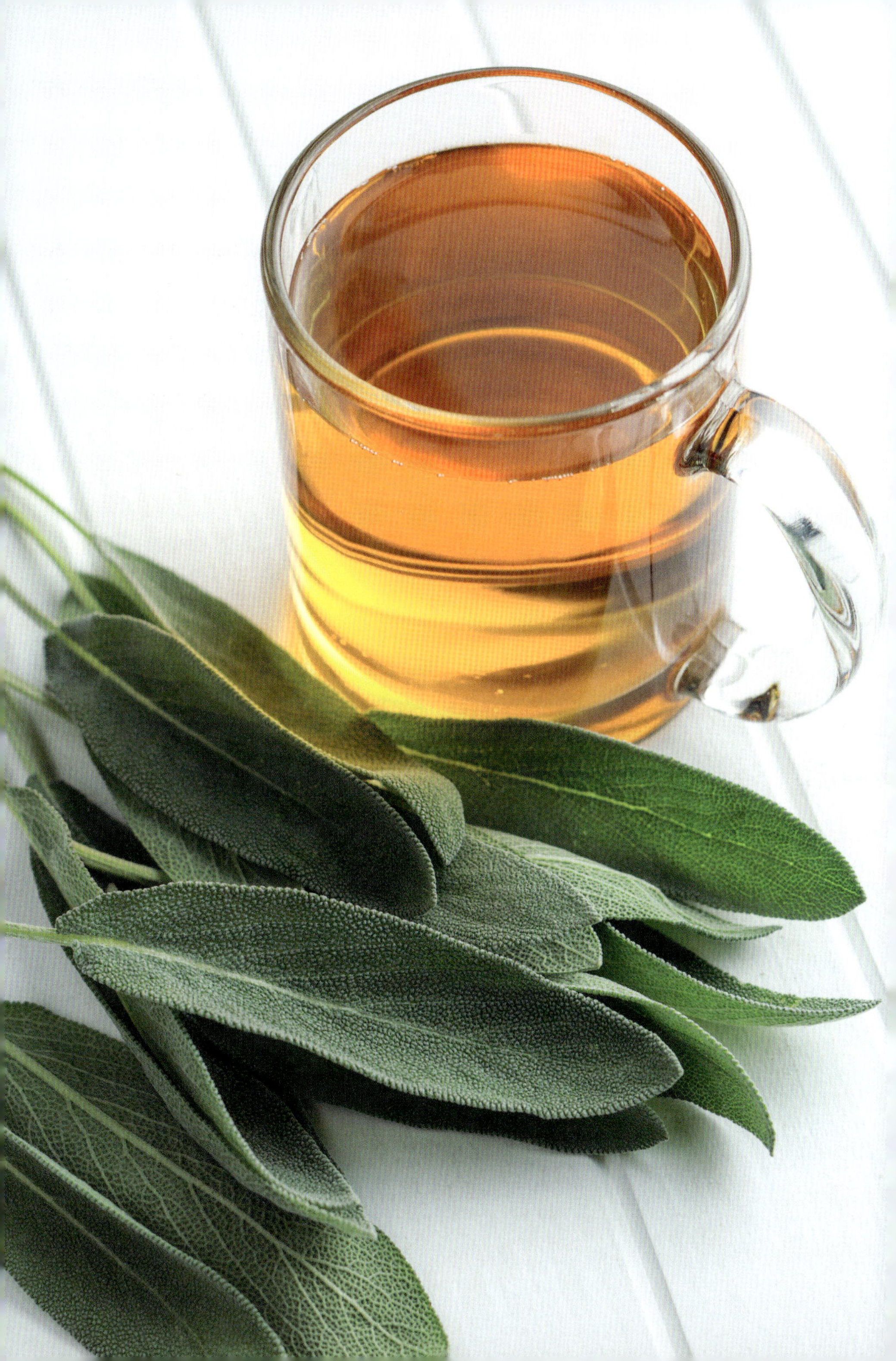

Brustdrüsenentzündung

Meisterwurzwein
3–5 Tage den Meisterwurzwein einnehmen und gegebenenfalls nach einer Pause von 3 Tagen wiederholen. Bei Brustentzündungen während der Stillzeit den Meisterwurzwein mit hochwertigem Traubensaft zubereiten.

Schafgarbe
3-mal täglich 1–2 Messerspitzen Schafgarbe in etwas Tee oder Wasser einnehmen. Zusätzliche Umschläge mit Schafgarbentee lindern die Entzündung.

Veilchencreme
2–3-mal täglich Veilchencreme großflächig auf der Brust einmassieren.

Candida, Scheidenpilz

Beide Erkrankungen sind oft Zeichen eines geschwächten Immunsystems und von Stressfaktoren. Es gilt, den eigenen Lebensstil zu überdenken und die sechs goldenen Lebensregeln zu beherzigen.

Veilchencreme
Veilchencreme auf einen Tampon streichen und für die Dauer von 2–3 Stunden einführen. Zwischendurch einen Tampon mit Naturjoghurt bestreichen und ebenfalls 2–3 Stunden einwirken lassen.

Rubin
Führen Sie 3–4-mal täglich einen Rubin für die Dauer von 3 Minuten in den Vaginalbereich ein. Den Stein täglich einige Minuten in einem dafür vorgesehenen Gefäß auskochen, damit die Keime nicht verschleppt werden.

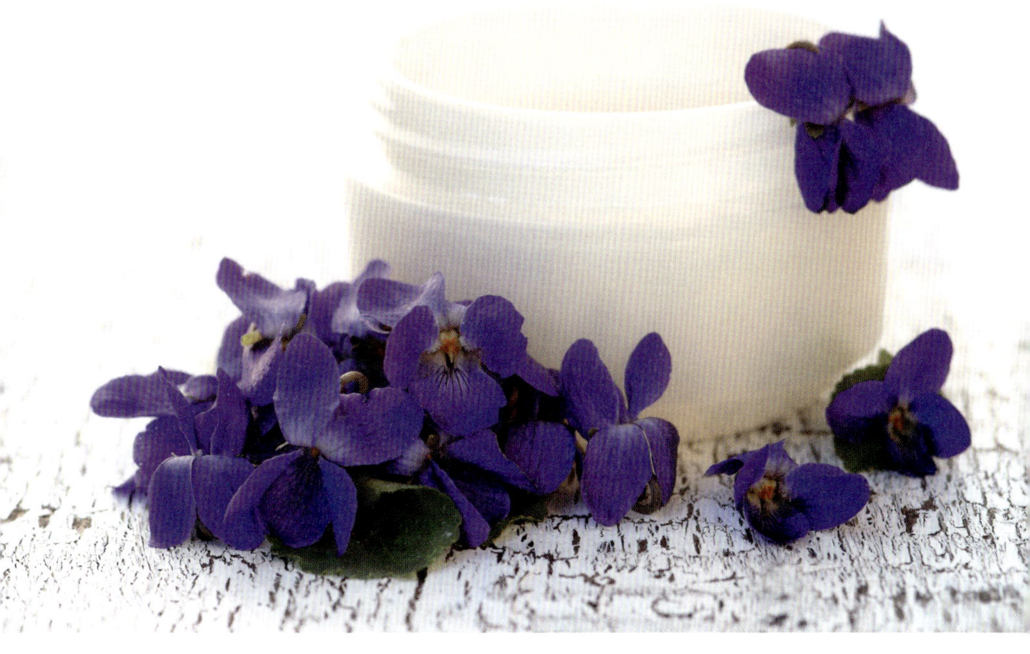

Veilchencreme

Endometriose

Das Vorkommen der Gebärmutter-Schleimhaut außerhalb der Gebärmutterhöhle geht meist mit Unterbauchschmerzen rund um die Zeit der Menstruation einher. Auf lange Sicht helfen in vielen Fällen das **Hildegardfasten** und ein regelmäßiger **Aderlass**.

Hirschzungenkur
Für die Dauer von 6 Wochen eine Hirschzungenkur machen und nach 3 Monaten Pause wiederholen.

Inkontinenz, *siehe Blasenschwäche*

Myome

Myome können unterschiedliche Beschwerden wie Unterbauchschmerzen, lange oder sehr starke Regelblutung und auch Darmprobleme hervorrufen. Sie müssen in jedem Fall beim Arzt oder einer Ärztin abgeklärt werden.

Veilchencreme
2–3-mal täglich die betroffenen Stellen äußerlich mit Veilchencreme einreiben. Die Myome werden in jedem Fall kleiner, oft verschwinden sie sogar ganz.

Schafgarbenpulver
Täglich 3-mal 1–2 Messerspitzen Schafgarbenpulver mit etwas Tee oder Wasser einnehmen.

Weinraute
Täglich ein frisches Weinrauteblatt kauen oder 2–3 Weinrautetabs mit etwas Tee einnehmen.

Frauenmantel
Täglich 3-mal 1–2 Messerspitzen Frauenmantelpulver mit etwas Tee einnehmen.

Schafgarbenpulvermischung
Sie können aus Schafgarbe, Weinraute und Frauenmantel (zu gleichen Teilen) eine Pulvermischung herstellen oder in der Apotheke mischen lassen und 3-mal täglich 1–2 Messerspitzen mit etwas Tee oder Wasser einnehmen.

Prämenstruelles Syndrom (PMS)

Neben Bauchschmerzen, Krämpfen und Kopfweh fühlen sich Frauen vor der Menstruation häufig abgeschlagen und gereizt. Neben den allgemeinen Empfehlungen bei Regelbeschwerden helfen zudem:

Umschläge mit Efeublättern
100 g Efeublätter in Wasser aufkochen und abseihen. Die Blätter so warm wie möglich auf die Oberschenkel, das kleine Becken und das Steißbein auflegen und warmhalten.

Sitzbad
100 g Kamillenblüten in 5 Liter Wasser 5 Minuten ziehen lassen und damit so lange ein Sitzbad machen, bis es unangenehm oder kalt wird.

Tee
Schafgarbentee oder Frauenmanteltee trinken.

Jaspis
Einen Jaspisstein (Heliotrop) auf den Bauch kleben oder im Hosensack tragen.

Regelbeschwerden

Die Zeit der Regelblutung ist für die Frau einerseits eine Zeit der körperlichen Reinigung und andererseits eine sehr sensible Zeit mit dem Bedürfnis nach Rückzug und Ruhe. Das moderne Leben bietet aber wenig Möglichkeiten für diese Ruhe und so kommt es oft zu körperlichen Symptomen, die man/frau ernst nehmen sollte, um Beschwerden vorzubeugen.

Ruhe, Schlaf und Wärme sind für die meisten Frauen bereits ein Heilmittel.

Leichte Kost und der Verzicht auf Alkohol unterstützen den Körper bei seiner Reinigung.
Generell helfen sanfte **Gymnastik**- oder gezielte Yogaübungen, Atemübungen und Spaziergänge – und dies am besten bereits im Vorfeld. Sitzbäder mit einem **Kamillenabsud** wirken entspannend und die gute alte

Wärmflasche lindert Krämpfe. Regelbeschwerden sind von Frau zu Frau unterschiedlich:

a) zu starke oder schmerzhafte Regel, Zwischenblutungen

Weinraute
Täglich nach dem Mittagessen 1 frisches Blatt kauen oder 2–3 Weinrautetabs oder 10 Tropfen der Urtinktur einnehmen.

Betonikakraut
Zudem hilft bei zu starker Regel Betonikakraut: 3 EL frisches, gehacktes (ersatzweise 3 TL trockenes) Kraut über Nacht in 1 Liter Wein ansetzen, abseihen und von diesem Wein 3-mal täglich einen Schluck einnehmen. Zusätzlich mit Leinentüchern und kaltem Wasser Wickel auf den Oberschenkeln machen.

b) verhaltene Regel und prämenstruelle Beschwerden

Liebstöckelsaft
In eine dünne Hühnersuppe 2 Eier verquirlen, 3 EL Butterschmalz oder Sahne, 1/2 Glas Wein und 2 EL Liebstöckelsaft (Urtinktur) dazugeben. Die Suppe im Kühlschrank aufbewahren und täglich vor und nach dem Mittagessen 1/2 Tasse davon trinken.

c) ausbleibende Regel
(vor allem bei reiferen Frauen)

Preiselbeerelixier
Täglich vor dem Frühstück und nach dem Mittagessen einen Schluck davon trinken. Das Elixier besteht aus Preiselbeere, Schafgarbe, Weinraute, Osterluzei und ist im Fachhandel oder in der Apotheke erhältlich.

d) Schmerzen bei Regelbeschwerden

Galgantwein
Galgant entkrampft und fördert die Durchblutung. Mehrmals täglich einen Schluck Galgantwein oder 15–20 Galganttropfen einnehmen. Auch das Kauen von Galgantwurzel oder Galganttabs entkrampft und bringt Erleichterung.

Schmerzen haben den „Sinn", dass wir uns zurückziehen, dem Körper und unserer Seele eine Auszeit und Ruhe gönnen. Um diese schmerzhafte Zeit besser zu überstehen, gibt es bei Hildegard hilfreiche Schmerzmittel.

Hirschzungenfarnpulver
3–4-mal täglich eine Messerspitze Hirschzungenfarnpulver aus der Hand schlecken.

Jaspisstein
Einen Jaspis (Heliotrop) auf die schmerzende Stelle legen (kleben) bzw. bei Regelschmerzen in die Hosentasche stecken.

Wechseljahrbeschwerden

Wechseljahre sind eine sehr anstrengende Zeit auf körperlicher und auf seelischer Ebene, denn es findet im wahrsten Sinne des Wortes ein „Spurwechsel" statt. Die Hormone tanzen Tango und der Körper ordnet sich neu. Dieser Wechsel ist auch oft eine Zeit, um Bilanz zu ziehen, was im Leben geglückt ist, was noch möglich ist – oder eben auch nicht mehr möglich ist.
So ist es wichtig, den Gefühlen und Emotionen Raum und Zeit zu schenken und den eigenen Bedürfnissen nachzugehen und auch nachzugeben.
Auf seelischer und auf körperlicher Ebene gibt es verschiedene Möglichkeiten, sich diese Wechseljahre zu erleichtern.

Aderlass
Gerade in den Wechseljahren ist ein Aderlass besonders

wichtig, da er eine körperliche Reinigung bewirkt und die Hormone für eine gewisse Zeit in Balance bringt.

Aronstabelixier
Dieses Elixier hilft bei Antriebslosigkeit, Melancholie, Depressionen, Schwermut und Schlafstörungen und mindert inneren Stress.
Täglich 2–3 Schluck Aronstabelixier einnehmen, bis sich die Symptome verbessern oder ganz verschwinden. Bei Bedarf wieder mit der Einnahme beginnen.

Veilchenelixier
4 Wochen lang 4-mal täglich einen Schluck Veilchenelixier trinken und täglich 4–6 **Nervenkekse** essen.

Weinraute
Bei Wallungen, Zwischenblutungen und auch bei daraus resultierenden Depressionen hilft die Weinraute in Form von Tabs, Urtinktur oder als frisches Blatt.
Über einen längeren Zeitraum täglich nach dem Mittagessen 1 frisches Blatt kauen oder 10 Tropfen der Urtinktur oder 2–3 Weinrautetabs einnehmen.

Hirschzungenelixier
Bei starken hormonellen Schwankungen, Blähbauch und Oberbauchbeschwerden eine Kur von 6 Wochen mit dem Hirschzungenelixier machen.

Mutterkraut
Das Mutterkraut häufig als Küchenkraut einsetzen und öfter Mutterkrautsuppe zubereiten.

Kubebe
Das Kauen von Kubeben, einer Pfeffersorte, hilft sofort bei Wallungen. 3–4-mal täglich 2 Stück Kubeben kauen.

Mutterkraut

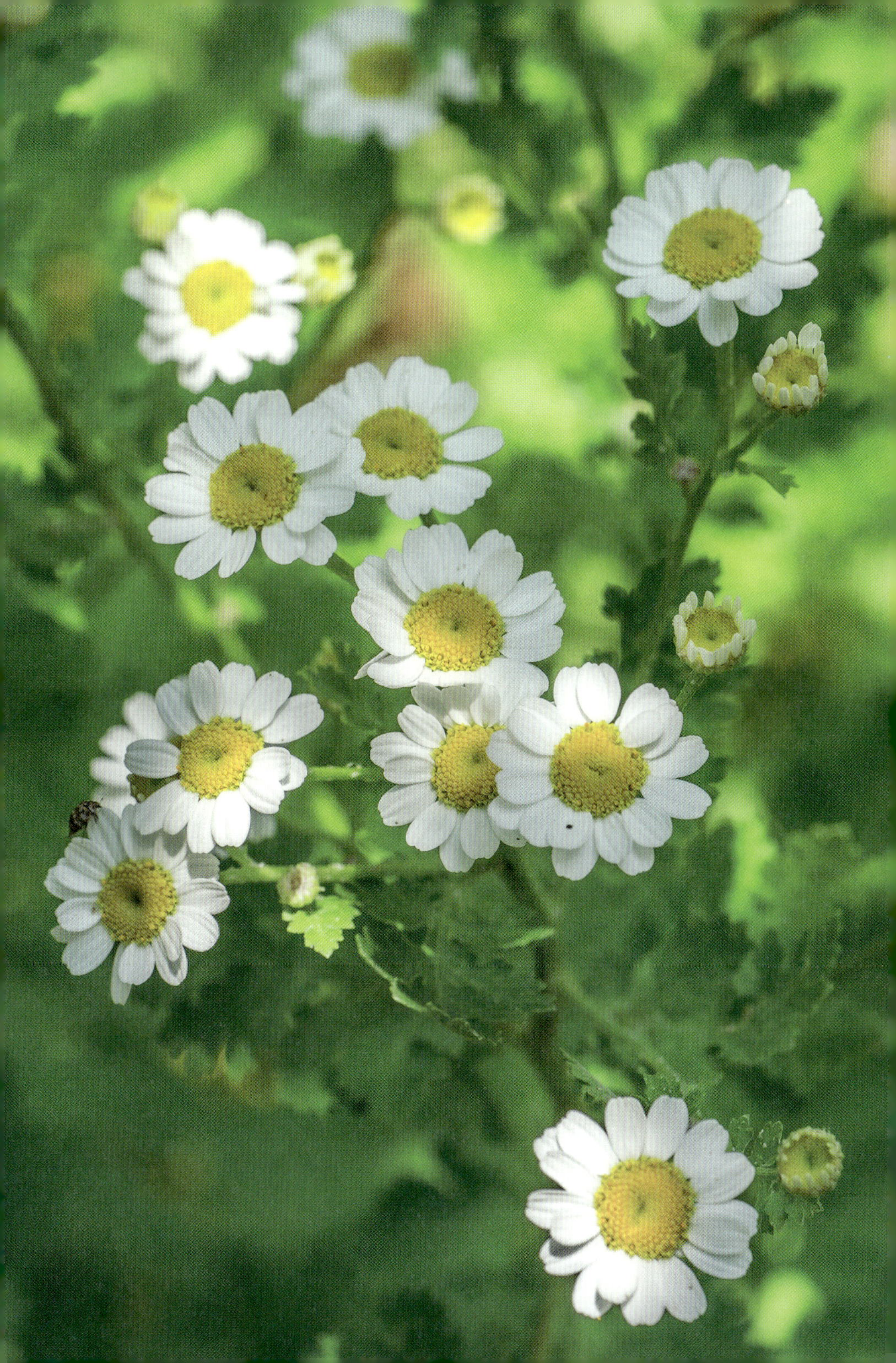

Wasserlinsenelixier

Dieses Elixier verschafft Erleichterung auf körperlicher und ganz besonders auf seelischer Ebene. Für mindestens 3 Wochen und maximal 3 Monate morgens nüchtern und abends nach dem Zähneputzen einen Schluck nehmen.

Zwischenblutungen

Weinrauteblatt

Täglich nach dem Mittagessen ein frisches Blatt kauen oder 10 Tropfen der Urtinktur oder 2–3 Weinrautetabs einnehmen.

Zystenbildung

Zysten im Brustbereich und auch in den Eierstöcken lassen sich äußerlich gut behandeln.

Veilchencreme

Den Bereich der Zyste äußerlich großflächig 2–3-mal täglich einreiben, bis die Zyste verschwunden ist oder zumindest merklich kleiner wird.

Amethyst

Zusätzlich zur Veilchencreme einen Amethyst mit dem eigenen Speichel befeuchten und immer wieder über die Stelle mit der Zyste streichen.

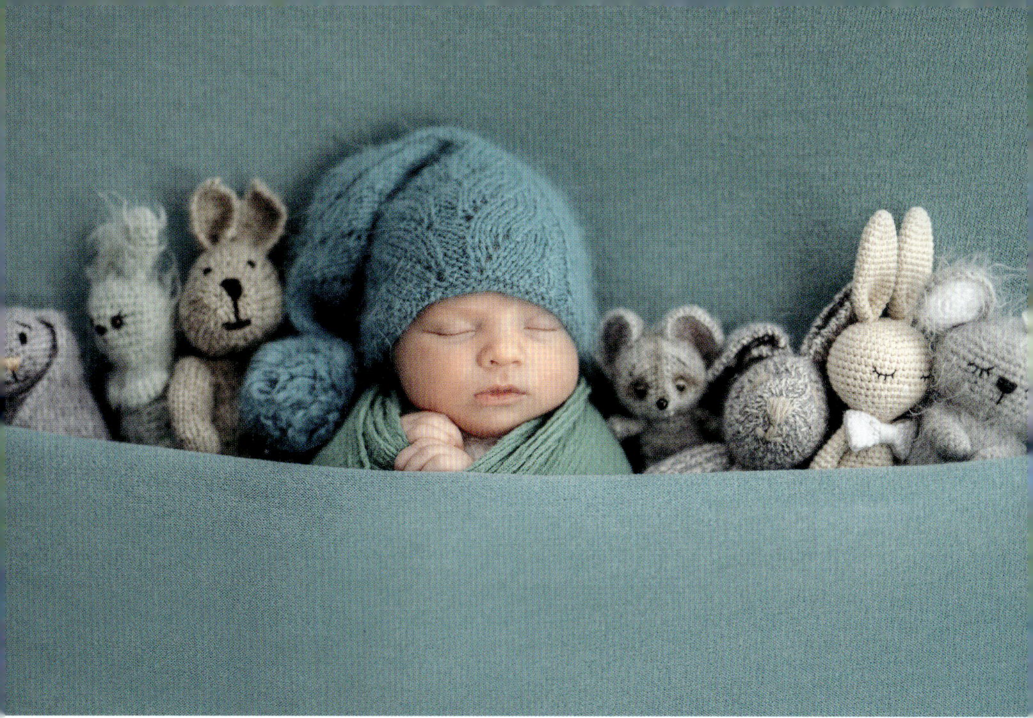

Unerfüllter Kinderwunsch

Wenn nach ärztlicher Abklärung „alles in Ordnung ist", sich aber dennoch keine Schwangerschaft einstellt, hat das sanfte Hildegardfasten schon öfter geholfen. Es ist eine Körperreinigung für beide Partner und die Samenzellen werden dadurch schneller. Ein zusätzlicher Aderlass bei beiden Partnern hat Einfluss auf die Hormonproduktion und kann deshalb zielführend sein (siehe Seite 246).

Zudem gibt es bei Hildegard weitere Möglichkeiten, den Körper zu entlasten und für eine Empfängnis vorzubereiten, denn „der Körper ist das Haus, in dem sich die Seele einnistet".

Die folgenden Mittel mögen zum Teil befremdlich wirken, sie haben sich in der Praxis aber schon oft bewährt und wir wissen nicht immer um die Geheimnisse der Natur und deren Zusammenhänge.

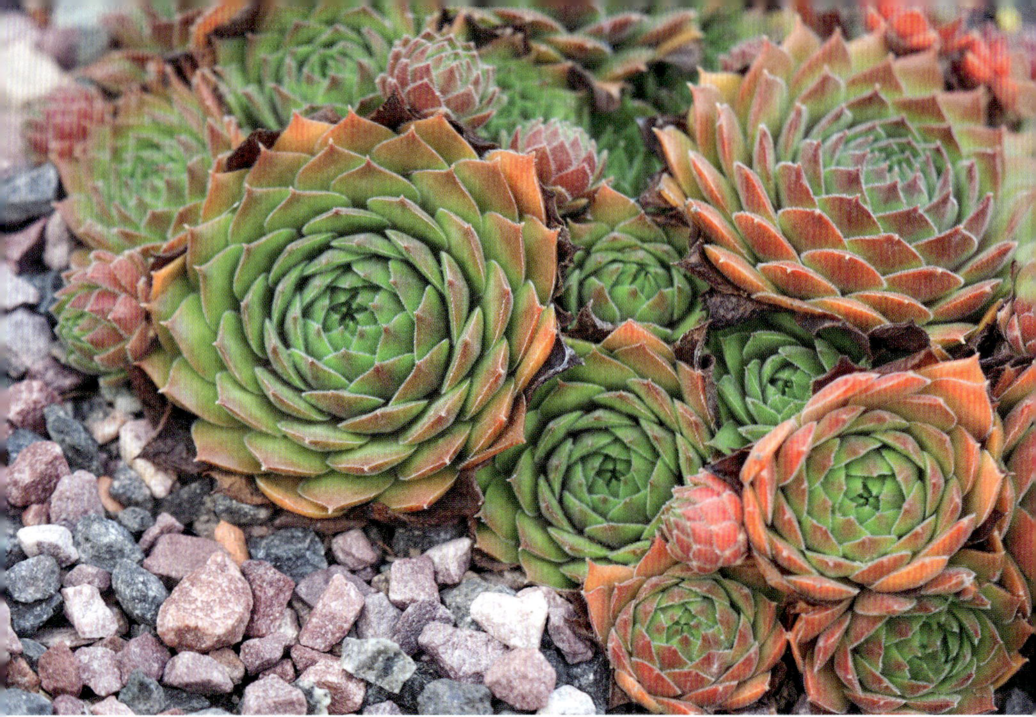

Hauswurz

Hirschzungenelixier

„Es hilft der Leber, reinigt die Lunge, heilt die Eingeweide und beseitigt innere Eiterungen (Fäulnis) und Verschleimung."

Das Elixier dient der Hormonregulierung und hilft generell bei Unterleibsbeschwerden und Eierstockproblemen.

Anwendung: In der ersten Woche nach jedem Essen 1 Schluck einnehmen, von der 2. bis zur 6. Woche vor und nach dem Essen 1 Schluck einnehmen.

Hauswurz-Milch-Suppe

„Wenn einem Mann der Samen vertrocknet, ohne dass er im Greisenalter ist, dann soll er Hauswurz so lange in Ziegenmilch legen, bis sie ganz von der Milch durchdrungen ist."

Dieses Mittel hilft bei Unfruchtbarkeit des Mannes, gilt aber für Mann und Frau gleichermaßen als Aphrodisiakum und kann nur selbst hergestellt werden.

Herstellung: Blätter der echten Hauswurz (Dachwurz) nur an „sauberen" Plätzen sammeln, bevor sie in die Blüte geht. 1 Esslöffel zerkleinerte Blätter einen Tag lang in 1/4 l Ziegenmilch einlegen. Diese Mischung mit einem Ei und 1 Esslöffel Dinkelgrieß verquirlen, 5 Minuten aufkochen und 10 Minuten nachquellen lassen.
Anwendung: 10 Tage nach der Menstruation 3–5 Tage lang essen.

Hainbuchenmilch
Hildegard schreibt: „*Nimm von seinen kleinen Zweiglein samt ihren Blättern, solange sie grün sind, und koche sie in Kuh- oder Schafmilch – auf keinen Fall in Ziegenmilch. Dann wirf die Zweiglein und Blätter weg und bereite mit Mehl oder Eiern eine Suppe, so, dass sie gegessen werden kann. Wenn von solchen Frauen, bei welchen die empfangene Frucht wieder abzugehen droht (die also nicht unfruchtbar sind), diese so zubereitete Milch oft gegessen wird, dann nützt es ihnen viel für die Schwangerschaft und dazu, dass sie die empfangene Frucht austragen können.*"

Nach einem Abort und bei einem drohenden Abort hat dieses besondere **Hildegardmittel** schon vielen Paaren zur Elternschaft verholfen hat.

Wer keine Möglichkeit hat, frische Hainbuchenblätter zu sammeln, kann das Mittel mit Hainbuchen-Urtinktur herstellen. In diesem Fall nimmt man 1 Teelöffel Tinktur auf 1/4 l Milch.

Herstellung: Im Frühling die Spitzen (Knospen) der Hainbuche sammeln und 2 Handvoll Blätter mit 1 Liter Kuh- oder Schafmilch aufkochen (in diesem Fall keine Ziegenmilch verwenden), 5 Minuten ziehen lassen und abseihen. Mit dieser Milch eine pikante oder süße Einbrenn-Milchsuppe herstellen.
Anwendung: 3 Monate lang 2–3-mal pro Woche essen. Wenn bereits ein Abort erfolgt ist, kann dieses Mittel im Frühling als Vorsorgekur eingenommen werden.

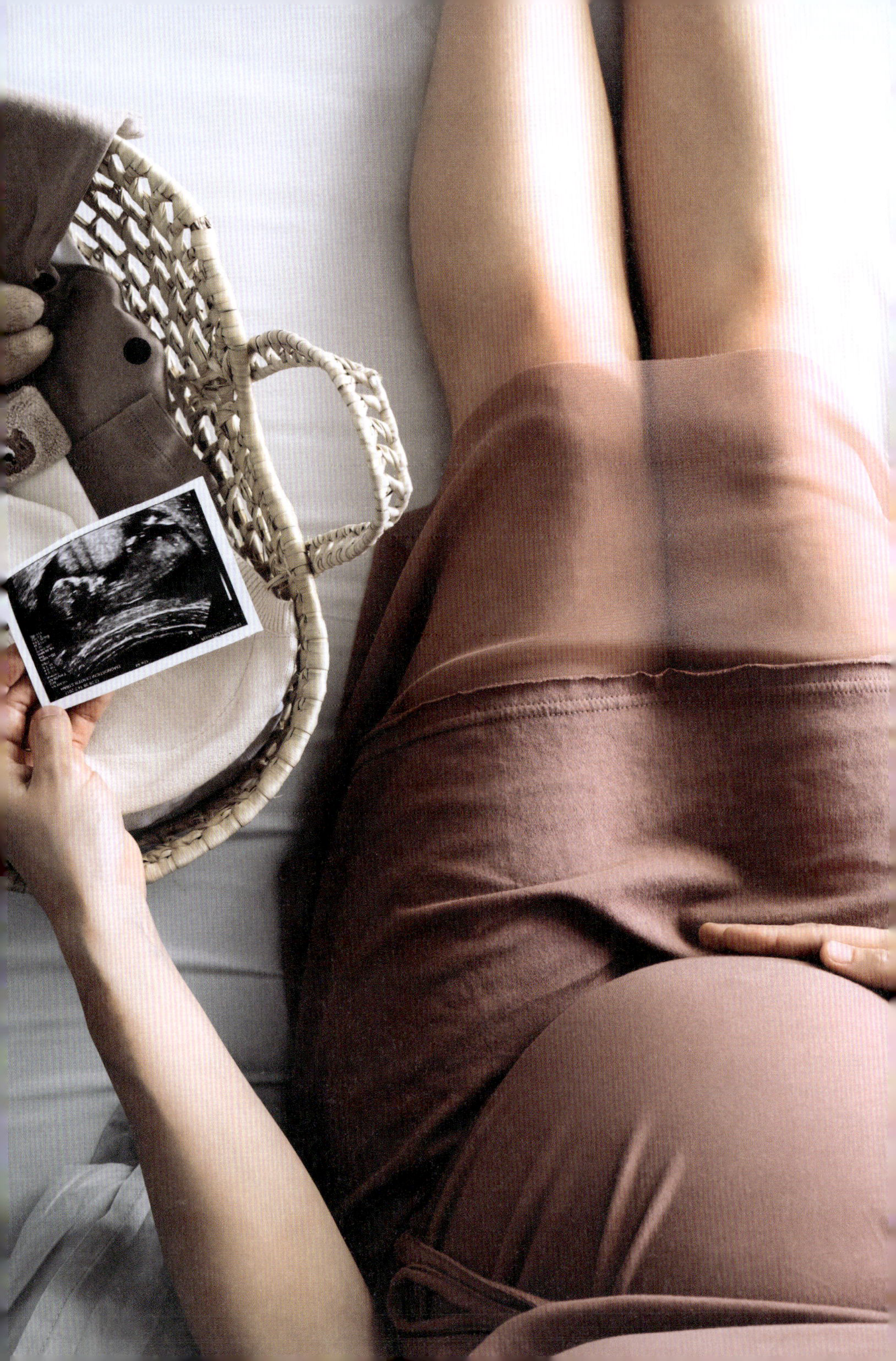

Schwangerschaft, Geburt und Wochenbett

„Aus dem strahlend blauen Sternenzelt steigt die Seele wie ein goldener Drache vom Himmel herab und versenkt sich im Herzen des Kindes im Mutterleib. Von nun am belebt dieser lebendige Hauch Gottes den Leib des Menschen und verhilft ihm zu Wachstum und Gedeihen. Der Mensch verliert zwar seine Erinnerung an seine himmlische Heimat, was aber bleibt, sind einige tiefe Urahnungen, Urbilder und eine nie verlöschende Sehnsucht nach Heimat."

Schwangerschaft

Die Schwangerschaft ist eine ganz besondere Zeit im Leben einer Frau und auch im Leben des werdenden Vaters. Die Schwangerschaftsmonate sind eine sensible Zeit, die auch die Chance birgt, lang gehegte Vorhaben für ein gesünderes und bewusstes Leben in Angriff zu nehmen. Alles, was uns auch im „normalen" Leben guttun würde, gilt ganz besonders in der Schwangerschaft. Bewegung an der frischen Luft, Gymnastikübungen, Yoga, Meditation und genügend Schlaf stärken die werdende Mutter und das ungeborene Kind. Auch die Vorfreude und die Beziehung zum Kind werden auf diese Art ganz sanft gestärkt. Gesunde Ernährung ist ebenfalls wichtig und prägt bereits im Mutterleib die späteren Vorlieben des Kindes.
Die **sechs goldenen Lebensregeln** (siehe Seite 252ff.) gelten ganz besonders für die Zeit der Schwangerschaft. Die **Ernährung** sollte vorwiegend aus Dinkel, Obst und Gemüse bestehen und auf Fastfood und Fertigprodukte sollte konsequent verzichtet werden, denn Schwan-

gerschaftsdiabetes ist leider ein zunehmendes Phänomen. Denaturierte Nahrung trägt wesentlich zu diesem Phänomen bei.
Zur Stärkung der werdenden Mutter, zur Unterstützung der Leber und für den süßen Gusto täglich 1–2 KL **Maronihonig** einnehmen.

Schwangerschaftsübelkeit

Bibernell-Gewürzmischung auf ein Stück Brot streuen oder Dotterkekse damit zubereiten.

Auch bei Reiseübelkeit können Dotterkekse gute Dienste tun.

Die **Dotterkekse** (siehe Seite 175) sind ein Heilmittel und keine Kekse im üblichen Sinn. Sie helfen bei Schwangerschaftserbrechen und Übelkeit.

Schwangerschaftsdiabetes

Leider kommt es immer häufiger zu dieser Diagnose und am besten hilft eine konsequente **Hildegardernährung** und der Verzicht auf Fertiggerichte und Fastfood, da in diesen Produkten viel versteckter Zucker, Salz und Fett verarbeitet werden.
Täglich 2–3 Esslöffel gekochte **Dinkelkörner** helfen, den Blutzuckerspiegel stabil zu halten. Mischen Sie die gekochten Körner unter einen schmackhaften Blattsalat, ins Müsli oder geben sie die Körner als Einlage in eine Suppe.

Schwangerschaftsdepression

Depressionen während der Schwangerschaft und nach der Geburt sind nicht selten, denn der Hormonhaushalt verändert sich stark und die neue Lebenssituation ist für viele Frauen (und auch Männer) eine große Heraus-

forderung. Es gibt durchaus einige Möglichkeiten, diese schwierige Zeit zu meistern:
Schlüsselblumen auflegen und Schlüsselblumenwasser trinken. Es können frische oder getrocknete (Apotheke) Blumen sein.
Frohmachergewürze wie Zimt, Muskat, Nelken, Basilikum oder Bohnenkraut häufig in der Küche einsetzen und täglich einige **Nervenkekse** essen.
Ysophuhnsuppe (siehe Seite 315f.) zubereiten und 3–4-mal pro Woche essen.

Geburt

„Wenn eine schwangere Frau sich bei der Geburt schwertut, dann soll man mit großer Vorsicht und Zurückhaltung feine Kräutlein, nämlich Fenchelkraut und Gundelrebenkraut, in Wasser kochen und die Kräuter nach Abpressen des Wassers warm um die Oberschenkel und ihren Rücken legen und mit einem Tüchlein sachte festbinden, und die Geburtsschmerzen und ihre verschlossenen Geburtswege werden sich besänftigen und leichter öffnen."
Diese Anwendung sollte im Vorfeld mit der Hebamme abgesprochen werden.
Auch das Umbinden an den Schenkeln und die Auflage im Rückenbereich sollte man vor der Geburt „üben", damit die Anwendung kein zusätzlicher Stressfaktor wird.

Fenchel-Gundelrebenkraut-Mischung

Je frischer und zarter die Kräuter sind, umso besser wirken sie. Auch zum Trocknen sollten junge und zarte Kräuter gesammelt werden.
Herstellung: Je 2 Hand voll Fenchelkraut und Gundelrebe mit 1/2 l heißem Wasser überbrühen, 3 Minuten ziehen lassen und abseihen.

Anwendung: Die Kräuter warm auf die Innenseiten der Oberschenkel auflegen und mit Leinentüchern festbinden. Die Kräuter auch unter den Rücken legen.

Jaspis

Auch in der indischen Tradition gilt der Jaspis als hilfreich bei Geburten.

Einen Hildegardjaspis (Heliotrop) während der Geburt in der Hand halten oder auf dem Bauch befestigen. Er gilt bei Hildegard als Segensstein und auch als Schmerzstein.

Dammriss, Dammschnitt

Bei einem Dammriss oder Dammschnitt 10 Tage 3-mal täglich Schafgarbenpulver einnehmen und Auflagen machen. Wenn die Wunde verheilt ist, mit Veilchencreme weiterpflegen.

Kaiserschnitt

Bei geplantem Kaiserschnitt bereits 3 Tage im Vorfeld 3-mal täglich eine Messerspitze **Schafgarbenpulver** mit etwas Wasser oder Fencheltee einnehmen und auch danach 10 Tage weiternehmen.
Bei einem ungeplanten Kaiserschnitt das Schafgarbenpulver 10 Tage lang einnehmen – dies dient der besseren Wundheilung.
Wenn die Wunde verheilt ist, mit Veilchencreme weiterpflegen.

Stillen

Zum Thema Stillen ist bei Hildegard nichts zu finden außer dem Hinweis, dass Kinder, sobald sie den ersten Zahn haben, zugefüttert werden sollen.
An sich ist alles, was der Mutter bekommt, auch gut für den Säugling. Blähende Lebensmittel wie Zwiebel, Knoblauch und verschiedene Kohlarten meidet man meist freiwillig und gerne. Rohkost führt häufig zu Blähungen und zu viel frisches Obst und frische Fruchtsäfte können beim Baby Ausschläge hervorrufen. Auch zu frisches Brot und – was weniger bekannt ist – Honig führen zu Blähungen.
Wenn die Mutter Fencheltee trinkt, Fenchelkörner und Galgantwurzeln kaut, „entschärft" dies kleine Ernährungssünden während des Stillens.

Bei **Brust- bzw. Brustwarzenentzündung** lindert ein **Schafgarbenumschlag** die Beschwerden. Schafgarbenkraut in ein Leinensäcken geben und kurz in kochendem Wasser ziehen lassen. Warm auf die entzündete Brust legen.
Veilchensalbe großzügig im Brustbereich auftragen und einmassieren.
Bei Fieber durch Brustentzündung **Meisterwurzwein** einnehmen, der auch mit Traubensaft zubereitet werden kann.

Frauenheilmittel von A bis Z

Verwenden Sie Heilmittel immer eigenverantwortlich und bewusst. Achten Sie auf die richtige Dosierung und vertrauen Sie auf die Heilkraft der Mittel und auf die Selbstheilungskräfte Ihres Körpers.

So unterschiedlich die Befindlichkeiten und Vorlieben der Frauen sind, so unterschiedlich sind die Heilmittel, denn manche sollen anregen, andere wiederum besänftigen, einige aber sind für alle Leiden und alle Frauen geeignet. Spüren Sie in sich hinein, probieren Sie die Mittel aus und freuen Sie sich über die heilsame Wirkung.
Es gibt viele weitere Mittel wie Rotklee, Mönchspfeffer u. v. m., die sich bewährt haben, hier sind jedoch die typischen Hildegardmitteln aufgelistet.

Amethyst

Bei Zysten zusätzlich zur Veilchencreme einen Amethyst mit dem eigenen Speichel befeuchten und immer wieder über die betroffene Stelle streichen.

Andornwein

Bei **Beckenbodenschwäche** und bei **Blaseninkontinenz** hilft dieser Wein hervorragend.
Herstellung: 1/2 Liter Wein und 2 Esslöffel Andornkraut 5 Minuten lang kochen. 3 Esslöffel Honig dazu geben und nochmals 2 Minuten kochen. Abseihen und in eine Flasche füllen.
Anwendung: Für die Dauer von 4–6 Wochen 3-mal täglich einen Esslöffel Andornwein einnehmen.

Betonikakrautwein

Bei zu **starker Regel** hilft der Betonikakrautwein.
Herstellung: 3 EL frisches, gehacktes (ersatzweise 3 TL trockenes) Kraut über Nacht in 1 Liter Wein ansetzen und abseihen.

Anwendung: Einige Tage vor und während der Regel 3-mal täglich einen Schluck Betonikakrautwein einnehmen.

Gundelrebenbad

Ein **Stärkungsmittel** bei Frauenleiden und daraus resultierender Müdigkeit, Erschöpfung und Kraftlosigkeit ist das Gundelrebenbad.
Herstellung und Anwendung: Aus Gundelrebenkraut und genügend Wasser einen Absud herstellen und diesen dem Badewasser beigeben. Zusätzlich die gekochten Gundelreben während des Badens auf die Brust legen.

Hirschzungenelixier

Dieses Elixier bewirkt eine grundlegende **Körperreinigung** und ist ein hervorragendes Heilmittel bei **Unterleibsleiden**, die durch hormonelle Störungen hervorgerufen werden.
Herstellung: 1 Liter Rotwein und 6 g Hirschzungenfarnkraut 5 Minuten kochen. Dann mit 3 Esslöffeln Honig nochmals aufkochen und auskühlen lassen. 6 g Zimt und 3 g langen Pfeffer dazugeben, nochmals aufkochen und abfiltern.
Anwendung: In der ersten Woche nach jedem Essen einen Schluck einnehmen, von der 2. bis zur 6. Woche vor und nach dem Essen einen Schluck einnehmen.

Hirschzungenfarnpulver

Bei **Regel-** und **Unterleibsschmerzen** vor und nach dem Essen eine Messerspitze Hirschzungenfarnpulver aus der Hand schlecken.
Anstatt des Essens kann auch ein Stück Brot die „Zwischenmahlzeit" sein.

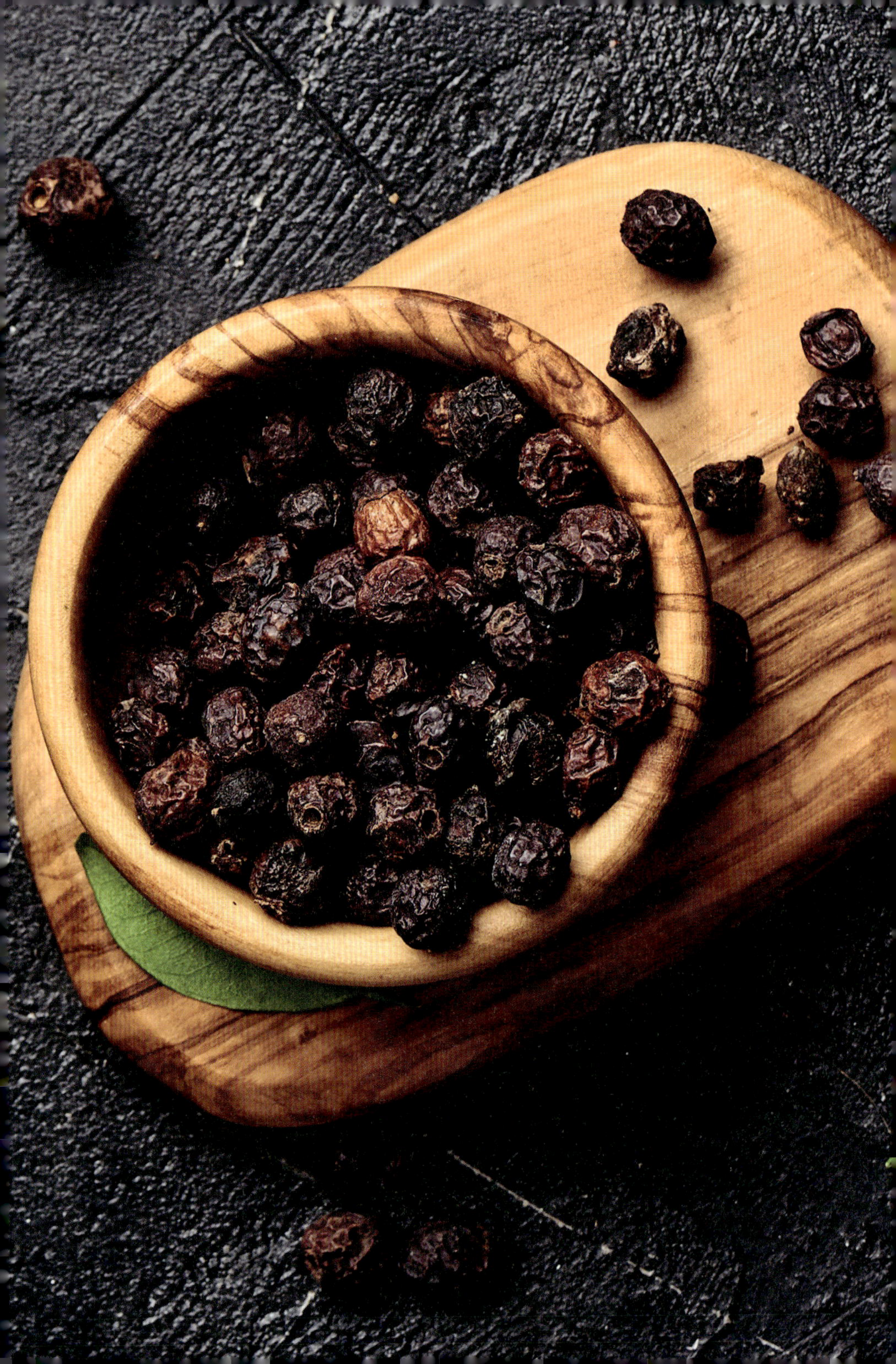

Kubebenkörner

Das Kauen von Kubebenkörnern mindert inneren Stress und gleicht zudem **Hormonschwankungen** aus. Täglich 3–4-mal jeweils 2 Kubebenkörner kauen.

Liebstöckelsaft

Bei **verhaltener Regel** und beim **prämenstruellen Syndrom** hilft eine Suppe mit Liebstöckelsaft.
Herstellung: In eine dünne Hühnersuppe 2 Eier verquirlen, 3 EL Butterschmalz oder Sahne, 1/2 Glas Wein und 2 EL Liebstöckelsaft (Urtinktur) dazugeben. Die Suppe im Kühlschrank aufbewahren und täglich vor und nach dem Mittagessen 1/2 Tasse davon trinken.

Meisterwurz

Der Meisterwurzwein ist ein Universalmittel bei **Fieber** und **entzündlichen Erkrankungen**. Wer auf Alkohol verzichten möchte, kann dieses Mittel auch mit einem hochwertigen Traubensaft herstellen.
Herstellung und Anwendung siehe Seite 188.

Mutterkrautsalbe

Im Frühjahr den Saft der Blätter auspressen und mit dem gleichen Teil Butter mischen (oder im Fachhandel kaufen). Diese Salbe 2-mal täglich auf dem **Unterleib** einreiben.

Mutterkrautsuppe

„Das Mutterkraut ist kalorig und hat einen sanften Saft und ist für die leidenden Eingeweide wie eine sanfte Salbe … Und wenn die Frauen ihre Regelzeit haben, sollen sie diese Suppe essen."
Das Mutterkraut ist ein **Universalmittel** für alle Frauenleiden wie **Ausfluss**, **Krämpfe** oder **Migräne** (als Folge von Regelbeschwerden), bei **prämenstruellen Schmerzen** und **Regelbeschwerden** jeglicher Art.

Kubebenkörner

Herstellung: 5 Mutterkrautblätter fein schneiden und mit 1/4 l Wasser und 1 Kaffeelöffel Butter ca. 2 Minuten köcheln lassen, dann 1 Esslöffel Dinkelmehl oder Dinkelgrieß einrühren, mit Salz, Bertrampulver und Galgant würzen und ca. 20 Minuten köcheln lassen, bis eine sämige Suppe entsteht.
Anwendung: 3-mal pro Woche essen, bis die Symptome verschwunden sind.

Preiselbeerelixier

Das Elixier besteht aus Preiselbeere, Schafgarbe, Weinraute und Osterluzei und hat sich bei Blasenschwäche bestens bewährt. Zudem empfiehlt Hildegard das Elixier vor allem für **reifere Frauen** mit **verhaltener Regel**.
Anwendung: Täglich vor dem Frühstück und nach dem Mittagessen einen Schluck davon trinken.

Salbeitee

Die Salbeitee-Kur hilft bei Stoffwechselstörungen, **Inkontinenz** und **Konstitutionsschwäche**.
Anwendung: Eine Kur von 4 Wochen machen und nach einer Pause von 4 Wochen nochmals wiederholen. Zur Herstellung siehe Seite 197.

Schafgarbe

Die Schafgarbe ist ein **Universalheilmittel** und ein bewährtes **Frauenheilmittel**. Sie stillt innere und äußere Blutungen und dient so zur **Wundheilung**, zudem ist sie ein wichtiger **Operationsschutz**. Bei geplantem **Kaiserschnitt** unbedingt 3 Tage vor dem Termin und 10 Tage danach Schafgarbenpulver einnehmen.
Bei sämtlichen **Wunden**, so auch bei **Dammriss** 3-mal täglich 1–2 Messerspitzen Schafgarbenpulver einnehmen und Auflagen mit Schafgarbentee machen.
Herstellung und Anwendung: 2 Kaffeelöffel getrocknetes oder 1 Handvoll frisches Schafgarbenkraut kurz in 1/2 Liter Wasser kochen, leicht ausdrücken, in eine Mullbinde

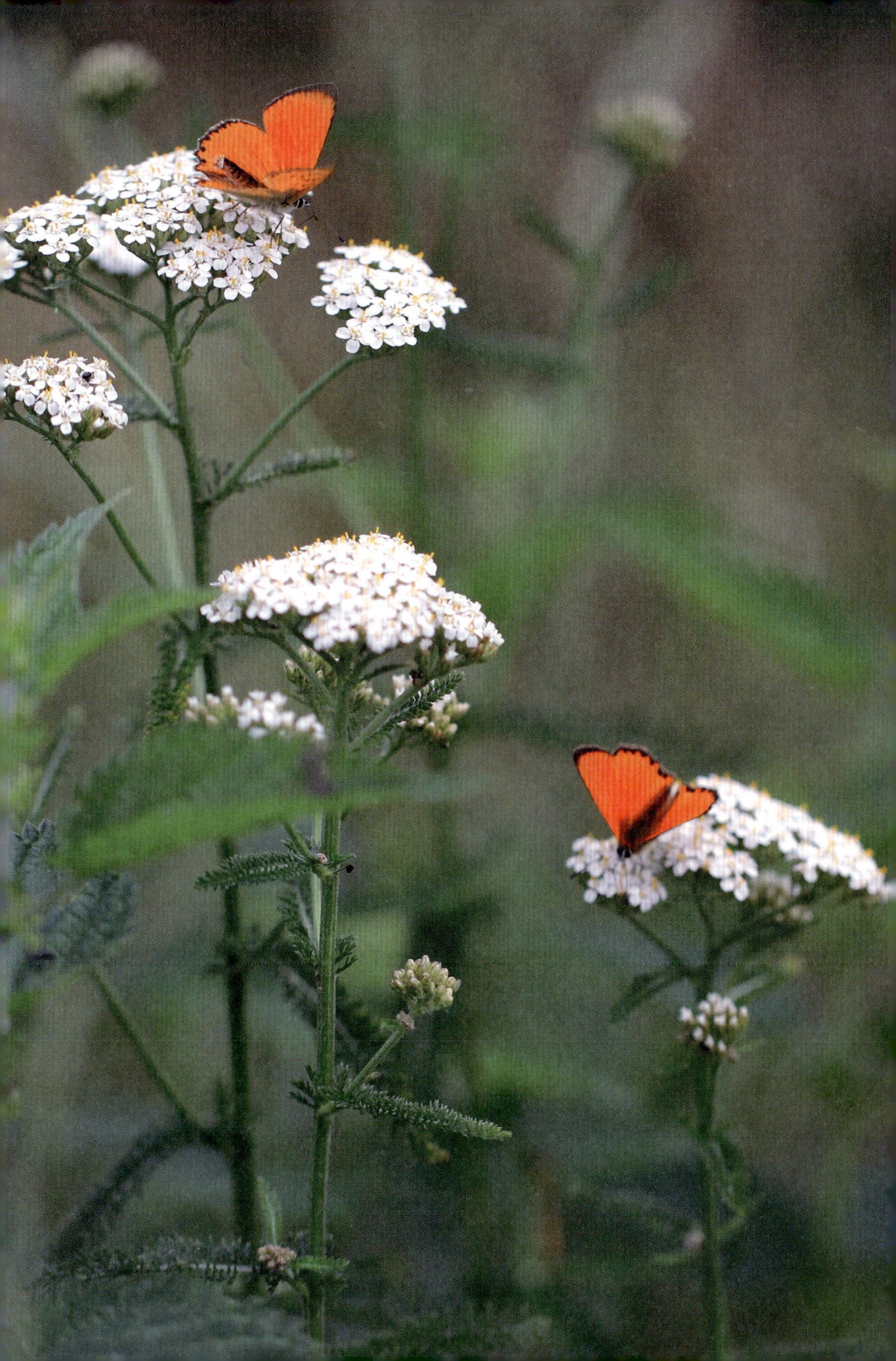

einschlagen und auf die Wunde legen. Zudem Tee damit zubereiten und so lange trinken, bis die Wunde verheilt ist, oder 3-mal täglich 1–2 Messerspitzen Schafgarbenpulver in etwas Fencheltee oder Wasser einnehmen.

Schlüsselblume

Bei **Melancholie** und **Depression** frische Schlüsselblumen auf die Brust legen und Schlüsselblumenwasser zubereiten und trinken.
Herstellung: frische oder getrocknete Schlüsselblumen ca. 2 Stunden an einem sonnigen Platz in Wasser ziehen lassen. Wenn nur getrocknete Schlüsselblumen zur Verfügung stehen, diese in warmem Wasser 10 Minuten ziehen lassen, ausdrücken und auf die Brust legen.

Veilchencreme

Die Veilchencreme ist schwierig herzustellen, daher besser im Fachhandel beziehen.

Bei **Zystenbildung** in der Brust und **Myomen** im Unterleib 2–3-mal täglich die betroffenen Stellen mit Veilchencreme einreiben. Die Zysten und Myome werden in jedem Fall kleiner, oft verschwinden sie sogar ganz. Auch bei **Candida** und **Scheidenherpes** hilft die Veilchencreme.
Anwendung: Am besten auf einen Tampon aufgetragen und 2–3-mal täglich für 2 Stunden einführen.

Wasserlinsenelixier

Auch dieses Heilmittel am besten im Hildegard-Fachhandel beziehen.

Dieses Elixier reinigt auf körperlicher Ebene, befreit von Schwermetallen, **Medikamentenrückständen** und sonstigen Belastungen – z. B. nach langer Einnahme der Pille – und klärt auch auf seelischer Ebene.
Anwendung: Für die Dauer von mindestens 3 Wochen bis maximal 3 Monaten morgens nüchtern und abends nach dem Zähneputzen einen Schluck Wasserlinsenelixier trinken.

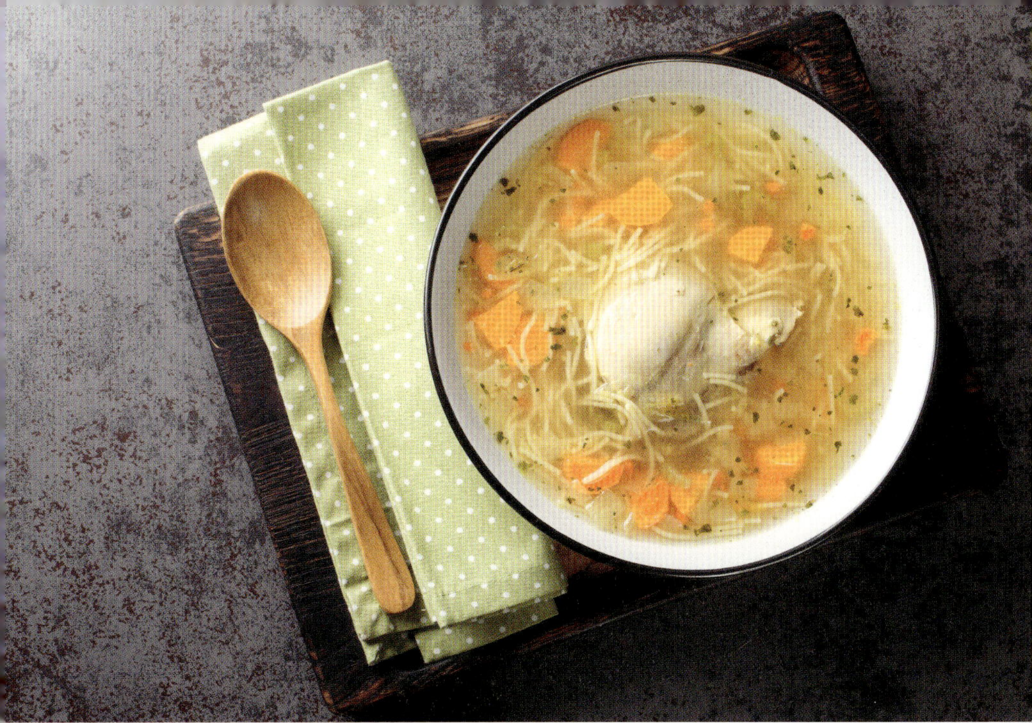

Ysophuhnsuppe

Weinraute

Bei **hormonellen Schwankungen** oder **Regelschmerzen** täglich nach dem Mittagessen 1 frisches Blatt kauen oder 10 Tropfen der Urtinktur oder 2–3 Tabs einnehmen. Bei melancholischen Frauen wirkt die Weinraute wie ein Konstitutionsmittel und hellt die Stimmung auf.

Achtung: bei Kinderwunsch keine Weinraute einnehmen, sie kann abortiv wirken.

Ysophuhnsuppe

Diese Suppe ist die ideale Mahlzeit im Wochenbett, denn sie vertreibt **Melancholie** und **Traurigkeit** und stärkt auf körperlicher Ebene. Die Ysophuhnsuppe (Rezept siehe Seite 315f.) am besten auf Vorrat machen und portionenweise einfrieren. 3–4-mal (oder öfter) pro Woche von dieser Suppe essen.

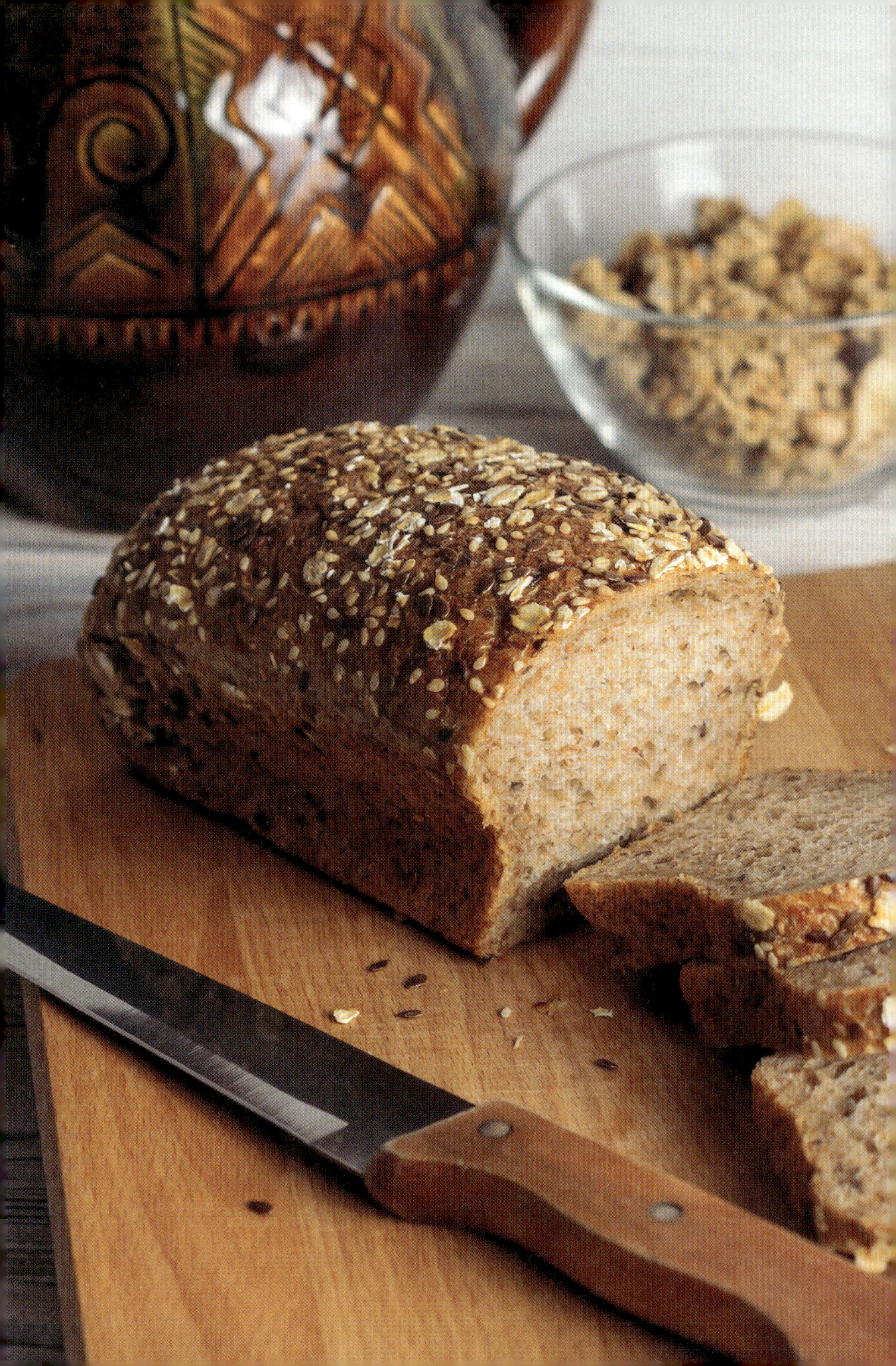

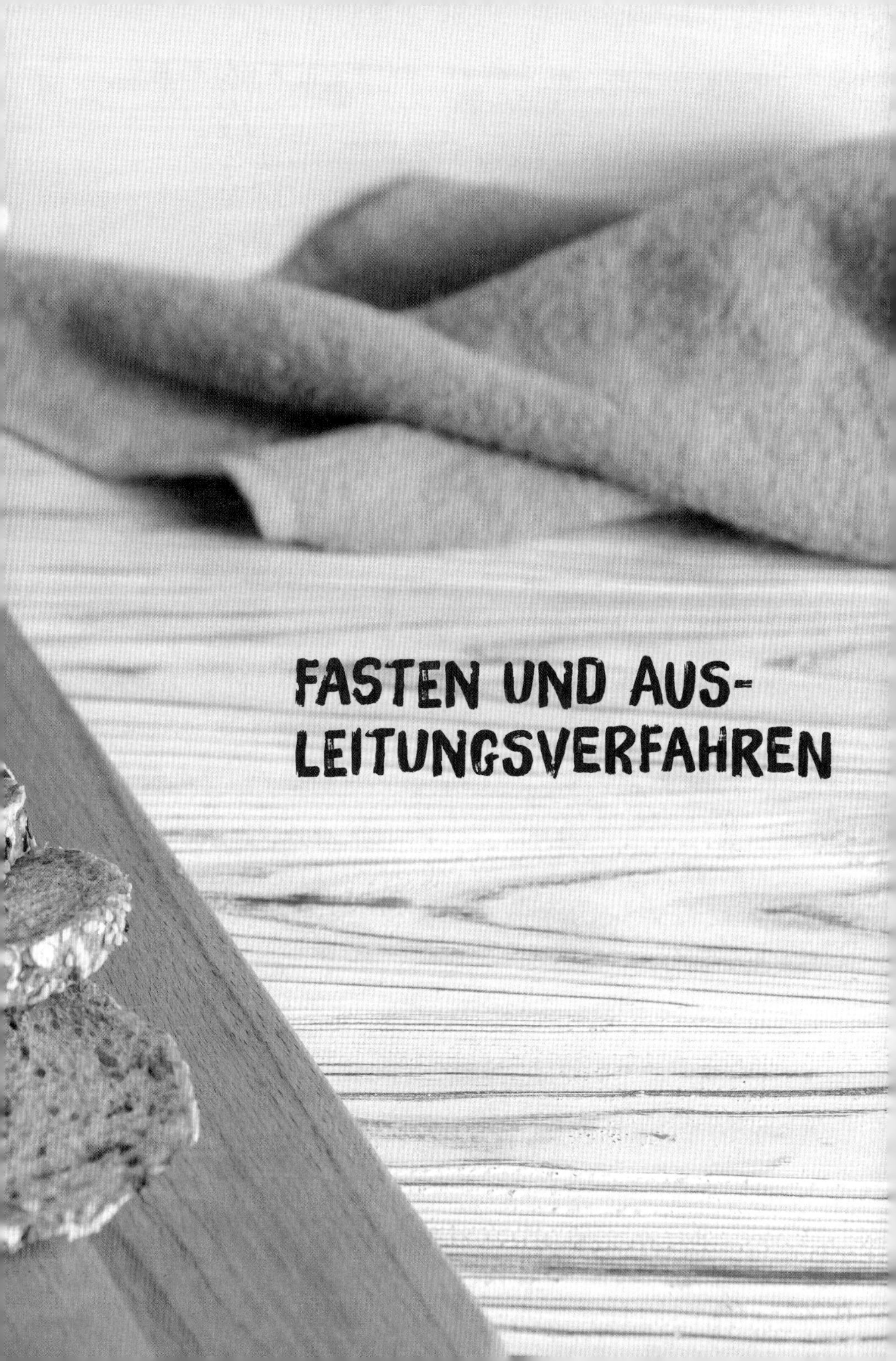

FASTEN UND AUSLEITUNGSVERFAHREN

Fasten

Außerhalb der Fastenzeit sind Essenspausen zwischen den Mahlzeiten sehr wichtig – sie sind ein Kurzurlaub für den gesamten Körper.

Hildegard von Bingen war für ein gesundes Maß und gegen strenge Askese. Der **zeitweise Verzicht** auf Nahrungsaufnahme oder auf gewisse Nahrungsmittel entlastet den Körper, regt ihn zur Selbstreinigung an und wirkt positiv auf das Immunsystem ein.
Zudem stärkt uns das Fasten **mental**, denn die Erfahrung, sich mit wenig gut zu fühlen, macht frei – auch angstfrei.

Was passiert beim Fasten in unserem Körper?
Wenn die Nahrungszufuhr unterbrochen wird, plündert der Körper zuerst seine schnell erreichbaren Energiedepots, vor allem den Zuckerspeicher in der Leber, gebunden als so genanntes **Glykogen**. Ist das Glykogen erschöpft, mobilisiert der Körper weitere Reserven. So werden nun vorübergehend **Eiweiße** zur Energiegewinnung genutzt – und diese stammen nicht wie bisher vermutet aus den **Muskeln**, sondern aus dem vorübergehend kaum genutzten **Verdauungstrakt**. Auf diese Weise kommt es zur Zellerneuerung im Darm – eine wunderbare Gesundheitsvorsorge. Völlig kostenlos und rezeptfrei!
Ein weiterer Teil der Energie kommt aus eingelagertem **Fett** im Bindegewebe, denn inzwischen hat auch die Fettverbrennung begonnen. Darüber hinaus aktiviert der leichte Hungerstress in fast allen Körperzellen Gene und Enzyme, die für den Schutz und die **Reparatur von Körperzellen** und der darin enthaltenen Erbsubstanz zuständig sind.
Und er trainiert und optimiert die **Mitochondrien**, die etwa aus Zucker Energie gewinnen, denn diese „Kraftwerke der Zellen" müssen die verringerten Ressourcen während des Fastens möglichst effizient nutzen. Dies bewirkt eine selbstständige Reinigung der Körperzellen und ist unter dem Begriff **Autophagie** (auto = selbst,

phagein = verdauen) bekannt und als **Intervallfasten** gleichermaßen beliebt wie erfolgreich.
Faszinierend ist auch die Tatsache, dass Fasten das **Mikrobiom** nachhaltig verändert: Es wird widerstandsfähiger und vielfältiger als zuvor.

Das sanfte Hildegardfasten
Beim sanften Hildegardfasten isst man täglich, aber wenig, und im Prinzip nur den wertvollen Dinkel in Form von Brot, von Körnern oder als Grießsuppe. Das sanfte Hildegardfasten ist ideal, weil die geringe Kalorienzufuhr verhindert, dass zu schnell zu viel Eiweiß abgebaut wird.

Buchtipp
Ausführliche Informationen finden Sie im Buch „Hildegard von Bingen – Einfach fasten".

Ab und zu eine Fastenzeit einzulegen, ist für jeden gesunden Menschen ratsam, aber auch bei gewissen Krankheiten ist eine Fastenkur heilsam.
Laut **Dr. Andreas Michalsen** von der Charité in Berlin und anderen Experten erleben vor allem folgende fünf Gruppen von Patienten durch Fasten eine Linderung ihrer Symptome:

- Menschen, denen aufgrund von Fehl- und Überernährung der **Blutdruck** regelmäßig in die Höhe schnellt und die dadurch ein erhöhtes Herzinfarkt- und Schlaganfallrisiko haben. Während des Fastens setzt der Körper vermehrt blutdrucksenkende Botenstoffe frei, die sehr effizient sind. Deshalb muss Fasten mit dem Arzt abgesprochen werden, wenn blutdrucksenkende Medikamente eingenommen werden.
- **Typ-2-Diabetes**-Patienten profitieren ebenfalls vom Fasten. Bei vielen verbessert sich der Stoffwechsel (Bildung und Wirkung des Hormons Insulin) durch das geringere Nahrungsangebot. So sind geringere (oder sogar keine) Insulingaben notwendig. Mit dem Arzt abklären!

- Schmerzhafte **Gelenkentzündungen bei rheumatischen Erkrankungen** gehen mit dem Fasten ebenfalls zurück oder verschwinden ganz. Da der Körper keinen Zucker mehr zur Verfügung hat, baut er Fettsäuren zu Superbrennstoffen (**Ketonen**) um. Einer dieser Brennstoffe wirkt wie ein „Feuerlöscher" auf Entzündungsherde.
- Auch bei nervenzerstörenden Krankheiten wie **MS**, **Demenz** oder **Parkinson** scheinen Ketone hilfreich zu sein. Sie dienen geschädigten Hirnzellen als besser nutzbarer Kraftstoff, denn viele angeschlagene Zellen können kaum mehr verstoffwechseln, Ketone hingegen schon. So tragen Ketone zur Rettung von verkümmerten Nervenzellen bei.
- Bei entzündlichen Leiden wie **Morbus Crohn** oder bei **Reizdarmsyndrom** hat sich Fasten als hilfreich erwiesen. Denn das Verdauungsorgan nutzt die Essenspause zu einem gründlichen Putz oder – je nach Dauer – zu einer tiefgreifenden Erneuerung, vor allem seiner Darmbakterien. Auch in diesem Fall ist es sinnvoll, das Fasten mit einem Arzt abzusprechen, der dem Fasten positiv gegenübersteht.

Das sanfte Hildegardfasten entspricht all den neuen Erkenntnissen und Empfehlungen. Eine Woche Fasten mit Dinkelbrot und Dinkelgrießsuppe und dem Birnbrei zur Ausleitung ist für jede/n machbar und die Wirkung auf unser Immunsystem wie ein **Bad in einem Jungbrunnen**.

Intervallfasten

Beim Intervallfasten wird eine **Essenspause von 16 und mehr Stunden** eingelegt. Gegen Ende dieser Zeit (je nach Studie auch schon bei 12 Stunden fasten) kommt die Zellreinigung – ein „Aufräumprogramm" – in Gang. Wie oben erwähnt, liefert der Darm große Mengen an Eiweiß zur Versorgung des Körpers, wenn die Glyko-

genzellen versiegt sind und der Fettstoffwechsel noch nicht komplett hochgefahren ist. Dazu stellt er überschüssige oder defekte Verdauungsenzyme sowie Eiweiß verschlissener Darmschleimhautzellen zur Verfügung. Der Darm nutzt die Essenspause, um sich eine **„neue Haut"** überzustreifen; er baut Schleimhaut ab, um sie nach dem Fastenbrechen wieder neu aufzubauen – stabiler und funktionstüchtiger als zuvor.
Deshalb ist es wichtig, die ersten Tage nach dem Fasten auf **schonende Kost** zu achten und auch nach 16 Stunden Enthaltsamkeit zuerst etwas „Mildes" zu essen, z. B. ein Stück Brot zu kauen, bevor es eine würzige Speise gibt.

Die 16 Stunden sind leicht einzuhalten, wenn man das Frühstück oder das Abendessen streicht. Etwas ungewöhnlich, aber für viele erleichternd, mag Hildegards Hinweis sein, dass *„der gesunde, erwachsene Mensch* ***kein Frühstück benötigt****"*, da er durch den nächtlichen Schlaf ausgeruht ist und seine Energie nicht gleich für die Verdauung verbrauchen soll. Achten Sie deshalb auf Ihr Bedürfnis und Ihr Hungergefühl am Morgen und essen Sie erst im Laufe des Vormittags, wenn Ihr Körper danach verlangt. Wenn Ihre erste Mahlzeit das Mittagessen ist, weil Sie keinen Hunger hatten, ist das prima, und wenn Sie im Laufe des Vormittags Dinkelbrot genießen, ist es genauso gut.

Beim Hildegardfasten geht es nicht um Kalorien und Tabellen, sondern um das Gespür für seinen eigenen Körper und sein eigenes Bauchgefühl.

Was immer möglich ist

Auch „kleine Fastenzeiten" zwischen den Mahlzeiten entlasten den Verdauungsapparat und ganz besonders den Darm. **Verzichten Sie auf den kleinen „Imbiss" zwischendurch** – dieser kurbelt immer die Verdauungssäfte an und verbraucht wertvolle Energie.
Ein **„Basentag"** pro Woche ist ein Kurzurlaub für unseren gesamten Verdauungstrakt und stärkt das Immunsystem. **Verzichten Sie an diesem Tag auf Kaffee, Alko-**

hol und tierisches Eiweiß. Ernähren Sie sich von Dinkelprodukten und von Obst und Gemüse.

Eine **Hildegardfastenwoche** pro Jahr ist eine wunderbare Gesundheitswoche und wenn Sie es zweimal im Jahr machen, ist dies doppelt gut.

Aderlass

Aderlass und blutiges Schröpfen dürfen in Österreich nur von einem Arzt vorgenommen werden. In anderen Ländern gibt es unterschiedliche Regelungen.

Der Hildegard-Aderlass ist eine alte und sehr effektive Heilmethode, bei dem es allerdings einiges zu beachten gibt. Er hilft bei **hohem Blutdruck** und bei sämtlichen Beschwerden, die mit Verschlackung in Zusammenhang stehen. Er gleicht **hormonelle Beschwerden** aus, hilft bei hormonell bedingtem **Haarausfall**, unterstützt den Heilungsprozess bei **entzündlichen** und **rheumatischen Erkrankungen** und auch überhöhte **Cholesterinwerte** werden deutlich gesenkt. Bei Frauenleiden wie **Regel- oder Wechseljahrbeschwerden, PMS** usw. bringt der Aderlass große Erleichterung.
Beim Aderlass nach Hildegard von Bingen wird dem Körper mit einer dünnen Nadel auf sanfte Weise Blut entnommen. Dadurch wird er von Schlacken befreit, die er normalerweise nur sehr mühsam abbauen kann. Der Aderlass ist medizinisch etwas **völlig anderes als das Blutspenden** und Hildegard gab sehr genaue Anweisungen, wie ein Aderlass zu erfolgen hat:

Man soll und darf nur die ersten **sechs Tage ab Vollmond** „zur Ader lassen". Der Aderlass darf nur in **absolut nüchternem Zustand** gemacht werden. So ist auch das **Zähneputzen verboten**, denn die Pfefferminze der Zahnpasta würde den „Säftehaushalt" beeinflussen.
Zur Ader gelassen wird mit einer dünnen Nadel an einer der drei **Hauptvenen in der Armbeuge,** wobei der Arzt je nach Belastung eine davon auswählt.

Es wird so lange zur Ader gelassen, wie dunkles Blut herausfließt. Sobald helles Blut kommt, sind die Schlacken entfernt, und der Aderlass wird gestoppt. Bei diesem Vorgang werden je nachdem **30 bis 100 ml Blut** abgenommen.
Dieses Blut wird von einem Hildegardarzt analysiert, der Hinweise auf eine mögliche Erkrankung erkennt.

Der Aderlass sollte bei gesunden Menschen ein Mal im Jahr gemacht werden. Es ist eine Gesundheitsvorsorge und es ist sinnvoll, ab dem 30. Lebensjahr damit zu beginnen. Laut Hildegard können Männer bis zum 80. Lebensjahr, Frauen bis zum 100. Lebensjahr einen Aderlass machen lassen. Je nach Krankheitsbild entscheidet der Arzt, ob öfter bzw. in welchen Abständen zur Ader gelassen wird.

Am Tag des Aderlasses und zwei Tage danach ist folgendes besonders zu beachten:

- Diät mit Dinkelprodukten und gekochtem Gemüse
- kein Alkohol und kein Kaffee
- Käse, Fleisch, Wurstprodukte und Rohkost meiden
- Für Ruhe und gelöste Atmosphäre sorgen
- kein grelles Sonnenlicht (im Freien eine Sonnenbrille tragen)
- kein Fernsehen
- keine Computerarbeit
- keine anstrengenden Unternehmungen.

Hildegard spricht davon, „nicht in den Schein des Feuers" zu schauen. Heute bedeutet dies, Neonlicht und Bildschirme zu meiden.

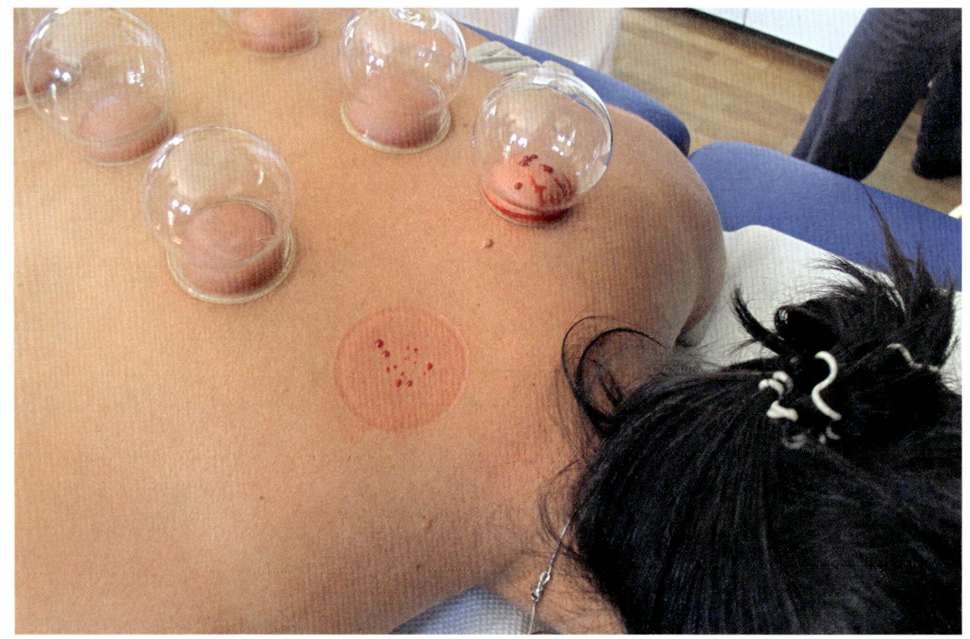

Schröpfen

Das Schröpfen ist ein zweites Ausleitungsverfahren nach Hildegard, das *„zu jeder Zeit gut ist, denn es vermindert die schädlichen Säfte und Schleime im Menschen"*.

Das Schröpfen hat sich u. a. bei **Nackenverspannungen, Kopfschmerzen und Krampfadern** hervorragend bewährt. Auch bei hartnäckigen **Erkältungen** kommt es durch das Schröpfen zu einer zügigen Heilung.

Bei dieser Methode werden vom Arzt **Glaskugeln mit angewärmter Luft** an jenen Nervenpunkten des Körpers (den so genannten Head'schen Zonen) angebracht, an denen es zur bestmöglichen Reinigung kommen kann. Beim Abkühlen der Glaskugeln und das dadurch entste-

hende Vakuum werden reflektorische Reize ausgelöst und die **Schlackenstoffe** in Bewegung gesetzt (trockenes Schröpfen).
Beim so genannten **blutigen Schröpfen** wird nach der oben beschriebenen Prozedur nochmals geschröpft. Dafür wird vor dem zweiten Aufsetzen des Schröpfkopfs mit einer feinen Nadel in die Haut gestochen und der Schröpfkopf ein zweites Mal aufgesetzt. Dabei dringen die so genannten „Schlacken" sichtbar an die Hautoberfläche.

Je nach Beschwerdebild kann mehrere Male im Abstand von 6 bis 8 Wochen geschröpft werden. Wer sich schröpfen lässt, muss „nüchtern" zum Arzt kommen, d. h. er sollte mindestens **4 Stunden vor dem Schröpfen nichts mehr essen und trinken**.
Erst kurz vor dem Schröpfen gibt es eine so genannte Schröpfer-Mahlzeit: ein kleines Gläschen Wein und eine kleine Schnitte Brot.

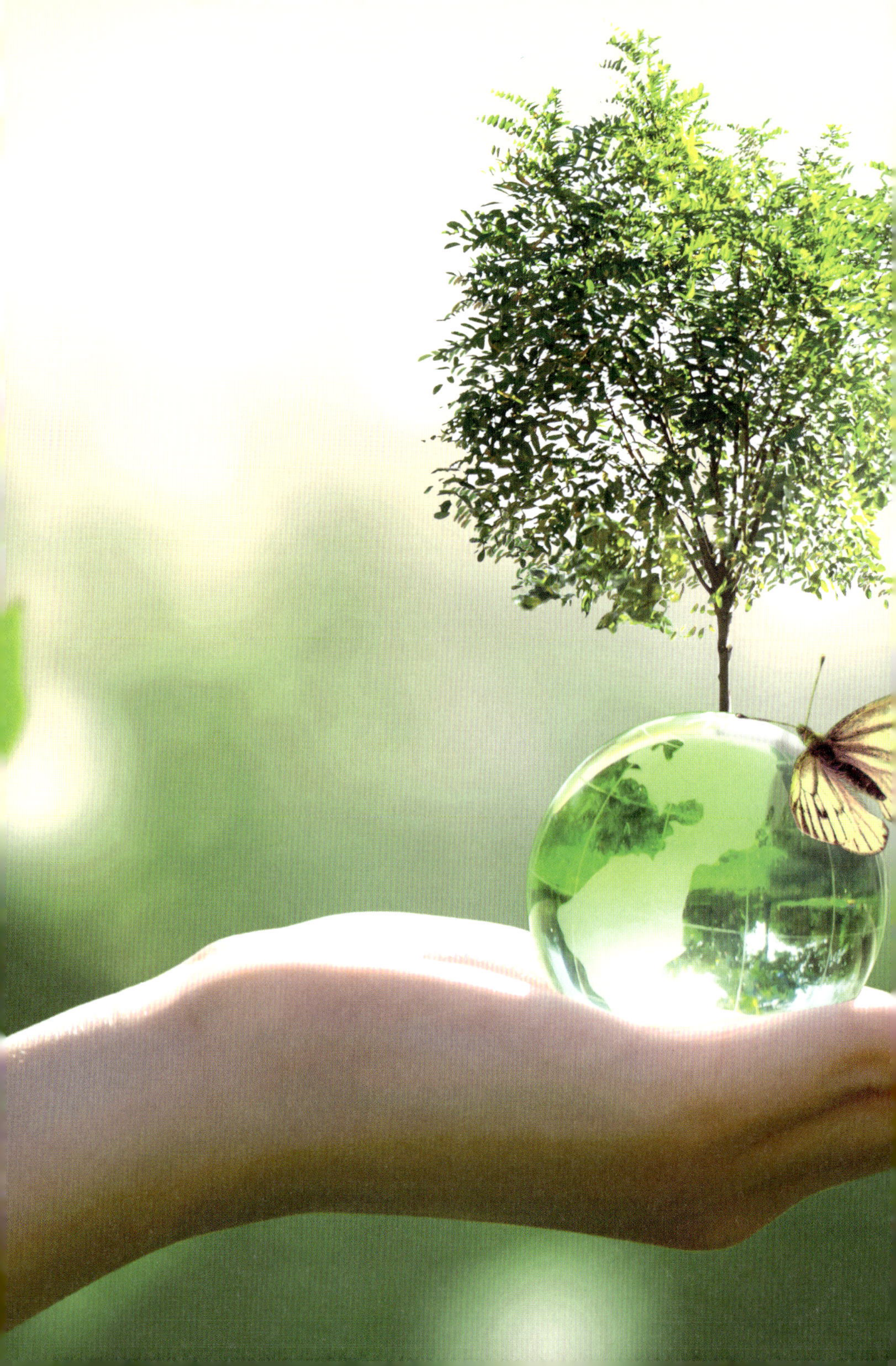

DIE SECHS GOLDENEN LEBENSREGELN

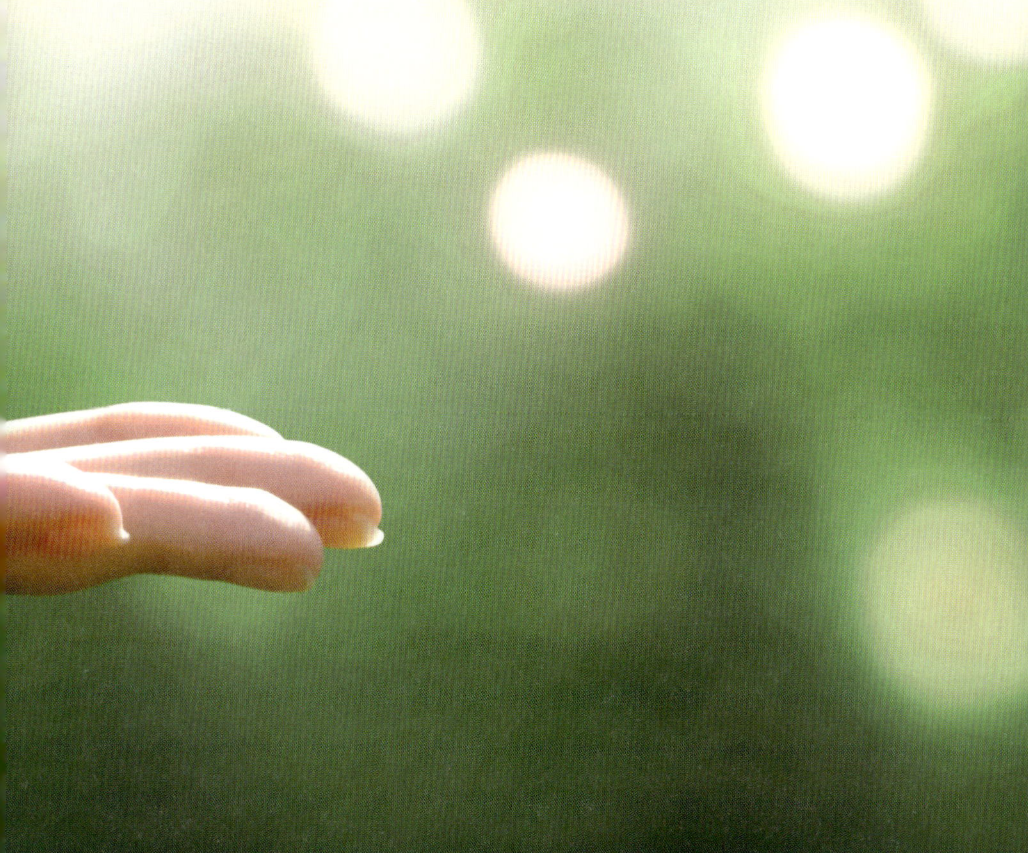

Die sechs goldenen Lebensregeln

Beim Wort „Regel“ denken wir sofort an Zwang und diesen möchten wir tunlichst vermeiden. Regeln haben aber durchaus ihre Berechtigung, wenn ich mich freiwillig und aus Überzeugung dafür entscheiden kann. Sie bieten einen sicheren Rahmen, innerhalb dessen ich mich bewegen kann. Sie bieten Orientierung in einem unübersichtlichen „Zuviel von allem“, denn was wir wirklich brauchen ist weniger – weniger von allem.

Die goldenen Lebensregeln der Hildegard von Bingen finden wir in ähnlicher Form in den Lehren unterschiedlichster Kulturen, etwa bei den 5 Säulen der Gesundheit von Sebastian Kneipp, bei den so genannten Lebensregeln der TEM und TCM oder in der Ayurvedalehre. Sie alle haben eines gemeinsam: Sie betrachten den Menschen als einen **Teil der Natur** und als solcher brauchen wir die Natur und einen guten Umgang mit ihr. Wir brauchen eine qualitativ gute Ernährung, genügend Bewegung im Wechsel mit Ruhe, ausreichend Schlaf, regelmäßige Ausleitung von belastenden Substanzen und Fastenperioden sowie geistige Betätigung und Kreativität, Spiritualität und die Pflege unserer Talente

1. Umgang mit den Elementen – Aufenthalt in der Natur

„Die vier Elemente halten die Welt zusammen und daher auch den menschlichen Körper. Vom Feuer hat der Mensch die Wärme, von der Luft den Atem, vom Wasser das Blut und von der Erde das Fleisch, Und so hat er vom Feuer die Sehkraft, von der Luft das Gehör, vom

Wasser die Beweglichkeit und von der Erde seinen Gang."

Die vier Elemente bei Hildegard und in der TEM entsprechen den 5 Elementen in der TCM bzw. den drei Doshas im Ayurveda. Da wir in unserer Kultur von diesem Denken geprägt sind, ist es sinnvoll, die vier Elemente beizubehalten und sich mit ihnen auseinanderzusetzen. Stärken wir deshalb unsere Abwehrkräfte durch einen regelmäßigen Umgang bzw. Austausch mit den Elementen. Genießen wir das Element Wasser, freuen wir uns an der Kraft der Sonne, des Winds und erden wir uns durch Wandern, Laufen, Gehen oder eine andere Sportart. Härten wir uns dadurch auf eine maßvolle Weise ab – und dies idealerweise täglich.

Erde

„Die Erde ist von Natur aus kalt. Sie hat sieben Kräfte; teilweise ist sie im Sommer kalt, im Winter warm, sie hat in sich die Kraft, wachsen und welken zu lassen, bringt die Keime hervor, erhält die Lebewesen am Leben und trägt alles.

Wir sind „geerdet" und haben „Bodenhaftung" durch den Kontakt mit dem Boden und mit der Erde. **Gartenarbeit**, die Pflege von **Zimmerpflanzen** und auch **Gemüseschälen** stärken das Element Erde in uns. Dieser Kontakt und die Bewegung in der Natur ist „Nahrung" für unsere Muskeln, unsere Gelenke und unsere Körperzellen. So unterstützen wir „unsere Säfte" bei der Versorgung unserer Organe und Gelenke, bringen Körperzellen in Schwingung und stimulieren unser Hirn und damit unsere Denkleistung. Bewegung macht Freude und wir fühlen uns lebendig. Wir lernen unseren Körper und seine Leistungsfähigkeit kennen, wir spüren, dass wir uns auf ihn verlassen können und so wachsen unser Selbstvertrauen und unsere Freude.

Feuer

„Als Gott die Welt erschuf, festigte er sie durch die vier Elemente, nämlich Feuer, Luft, Wasser und Erde, wie schon oben erwähnt wurde. Das Feuer, das Höchste am Firmament und unter den Elementen, besitzt fünf Kräfte, nämlich Hitze, Kälte, Feuchtigkeit, Luft und Bewegung, wie auch der Mensch über 5 Sinne verfügt."

Die **Sonne** ist jene ordnende Kraft, die Leben auf der Erde ermöglicht. Ohne Sonnenlicht keine **Photosynthese** und somit keine Lebens- und Nahrungsgrundlage. Die Tier- und Pflanzenwelt reagiert auf Sonnenlicht, Vögel richten sich nach dem Stand der Sonne und beginnen mit ihrem Gezwitscher und Rehkühe lassen ein im Herbst befruchtetes Ei erst bei der passenden Helligkeit in ihre Gebärmutter. Blumen richten ihre Köpfe nach dem Lauf der Sonne und das Wachstum von Gemüse ist von der Sonneneinstrahlung abhängig.
Die Heilkraft der Sonne ist seit jeher bekannt und wurde genützt. Krankheiten wurden in so genannten „Sonnenheilstätten" auskuriert und der Patient bekam genügend Zeit, um sich zu erholen. Die Dauer der Sonnenbestrahlung war unterschiedlich lange und wurde dem Genesungsprozess entsprechend angepasst bzw. gesteigert, weil die Kraft der Sonne mit Respekt eingesetzt wurde. Der Patient (vom lateinischen patientia, Geduld) musste die Geduld aufbringen, gesund zu werden und in diesem Prozess lag die ganzheitliche „Heilung". Dafür nehmen wir uns heute leider nicht mehr die Zeit, ein natürlicher Genesungsprozess gilt in unserem Gesundheitssystem als nicht „effizient".
Das Sonnenlicht ermöglicht u. a. die Bildung von **Vitamin D**, das für uns lebenswichtig ist. Vitamin D stärkt die Knochen, kräftigt die Muskeln und fördert unsere Konzentration. Zudem benötigen wir es für die Produktion von Serotonin, das zuständig ist für unser Glücksgefühl.

Serotonin baut unser Körper in Melatonin um, und mit diesem schlafen wir gut. Sonne gut – alles gut.
Für unser Immunsystem, für einen guten Schlaf und für unseren Humor also täglich raus in die Natur und Sonne tanken! Moderates Sonnenbaden stärkt uns, zu hoher Sonnenschutzfaktor verhindert die Bildung von Vitamin D.

Wasser
„Das Wasser besitzt fünfzehn Kräfte ..., denn aus lebendiger Quelle entspringen die Wasser, die allen Schmutz abwaschen ... Alle Wasser, die an ihrem Ursprungsort schädlich sind, werden umso gesünder, je weiter sie von ihrem Ursprung fließen, weil sie durch ihren schnellen und langen Lauf das verlieren, was in ihnen schädlich und giftig ist, und dies von ihnen durch das lange Fließen ausgefiltert und gereinigt wird ..."

Einige erinnern sich noch an den Satz „Wasser muss über sieben Steine springen, dann ist es wieder sauber". Leider reicht das heute nicht mehr aus, weil sich der Mensch im wahrsten Sinn des Wortes „das Wasser selbst abgräbt", indem er Abwässer hineinleitet und der Industrie den Vorzug vor der Natur gibt.
Wasser ist ein kostbares Gut und seit Sebastian Kneipp ein Heilmittel erster Güte. Wer das Buch von Masaru Emoto über die „Heilkraft des Wassers" gelesen hat, wird ehrfürchtig mit diesem Element umgehen und es als Getränk sehr schätzen.
Wasser ist viel zu wertvoll, um es mit Farbstoffen und Aromen zu „verunreinigen". Trinken Sie täglich ausreichend **Leitungswasser** – wer in seinem Haushalt keine gute Wasserqualität hat, trinkt am besten „stilles Wasser" mit möglichst wenig Zusätzen.
Duschen Sie bewusst und dankbar, geben Sie Ihre Gedanken dem Wasser mit und vertrauen Sie darauf, dass

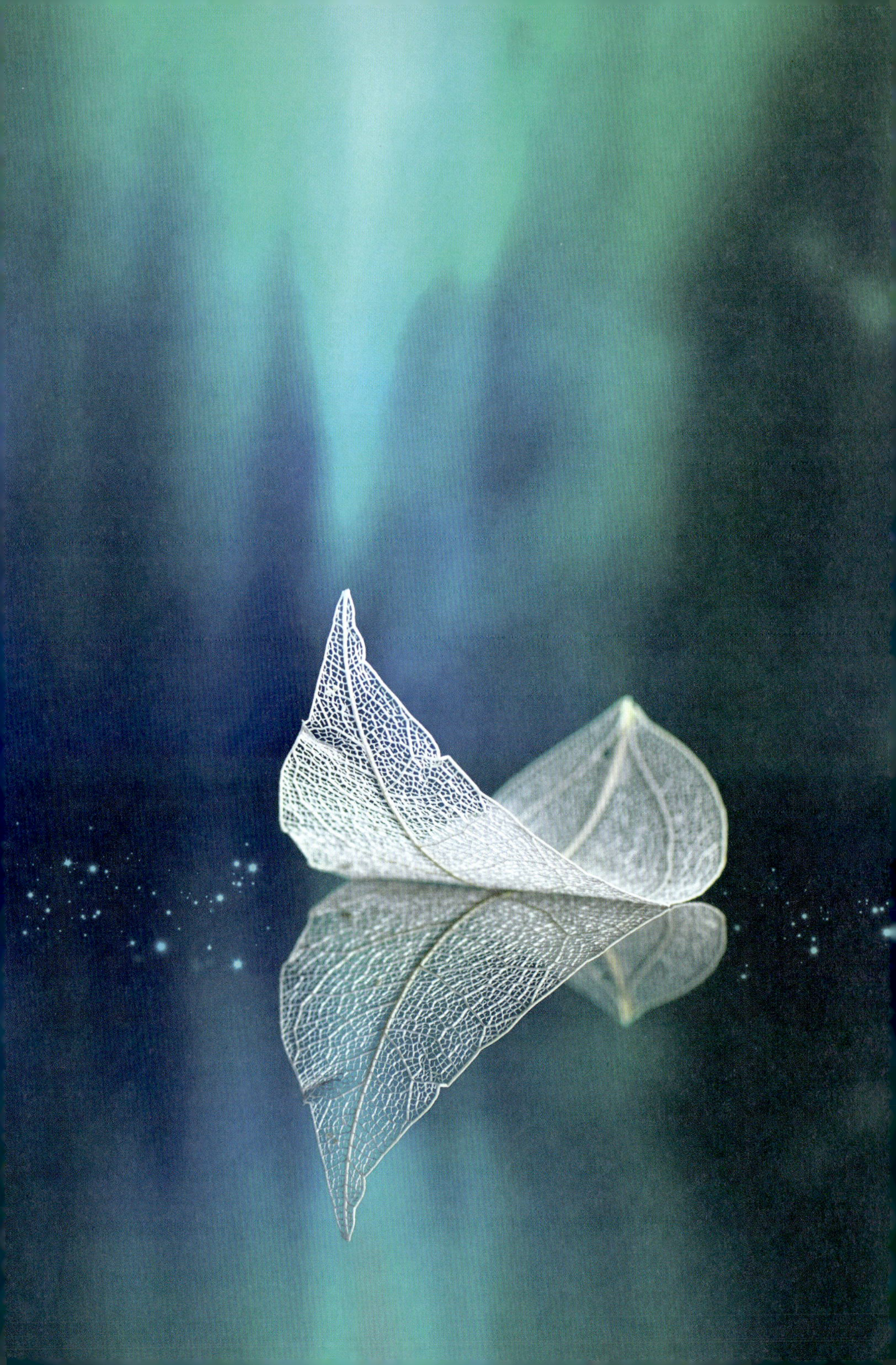

Sie dadurch auf allen Ebenen „gereinigt“ werden. **Wechselduschen** kräftigen uns und somit auch unsere Abwehr und **Fußbäder** sind ein Heil- und Kräftigungsmittel. Geben Sie einen Esslöffel Salz oder Basen- pulver in eine Fußwanne mit angenehm warmem Wasser und baden Sie Ihre Füße mindestens 20 Minuten. Die Füße zwischendurch immer wieder mit einem Waschlappen abreiben. Wassertreten, Tautreten und Armbäder kräftigen und härten auf gesunde Weise ab – zum Wohl unserer Immunabwehr.

Luft

„Die Luft hat vier Kräfte: Sie sendet den Tau aus, bringt alles Grün hervor, lässt den Windhauch wehen, wodurch sie die Blumen wachsen lässt, und verbreitet die Wärme, wodurch sie alles reifen lässt. So ist sie auch selbst über die vier Erdteile verbreitet. Die Luft ist der Hauch, der im Tau den keimenden Pflanzen die Feuchtigkeit eingibt, so dass alles grünen kann, sie bringt durch das Wehen die Blumen hervor und bringt alles durch die Wärme zur Reife.“

Frische Luft ist ein Heilmittel und sorgt für eine gute Sauerstoffsättigung in unserem Blut. Vor nicht allzu langer Zeit gab es „**Luftkurorte**“, weil man wusste, dass saubere und reine Luft den Genesungsprozess unterstützt. Die Höhe der Luftkurorte spielte für die Art der Erkrankung eine wesentliche Rolle und es gab und gibt den Begriff des „Reizklimas“. Zudem haben auch Temperatur, Windstärke, Luftfeuchtigkeit und der Salzgehalt der Luft Einfluss auf den Menschen und seine Gesundheit.

Meeresluft, **Landluft** und **Waldluft** haben unterschiedliche Qualitäten und wirken heilend auf die jeweilige Krankheit und auf die Psyche des Menschen.

Machen Sie bewusst **Atemübungen** vor dem offenen Fenster bzw. wenn möglich im Wald oder im Freien. Unternehmen Sie flotte Spaziergänge oder kurze Sprints und bald schon sind Sie körperlich und mental frisch, fit und weniger „sauer".

Übung:
Atmen Sie einige Male langsam durch die Nase ein und zählen Sie bis drei, atmen Sie dann langsam durch Nase oder Mund aus und zählen Sie bei gleichem Tempo bis fünf. Wiederholen Sie dies öfter und dehnen Sie den Atem, indem Sie beim Einatmen bis fünf und beim Ausatmen bis acht zählen.

2. Gesunde Ernährung

„Wenn der Mensch isst und trinkt, dann führt eine vitale, vernünftig geregelte Zugkraft im Menschen den Geschmack, den feineren Saft und den Geruch der Speisen und Getränke aufwärts zu seinem Gehirn und erwärmt es, indem es seine feinen Gefäße ausfüllt. Die übrigen Bestandteile dieser Speisen und Getränke, die in den Magen gelangen, erwärmen das Herz, die Leber und die Lunge."

Diese Beschreibung deckt sich mit dem, was wir heute über den Darm wissen. Ernährung ist unsere „Zugkraft", sie gibt uns Kraft und Energie und ein wohliges Gefühl im Bauch – vorausgesetzt, wir ernähren uns vernünftig. Die Definition von vernünftig ist nicht bei allen Menschen gleich, aber die Kriterien dafür sind in der Hildegardernährung einfach:
Lebensmittel, Kräuter und Pflanzen in der Hildegardküche kommen aus unserem Kulturraum und es gibt im Prinzip drei Kriterien: **Saisonale** Produkte aus der **Region** in guter **Qualität**.
Eine Ausnahme bei der regionalen Herkunft bilden die Gewürze, die seit Beginn des Handels aus dem Fernen

Osten als Kostbarkeiten nach Europa gekommen sind und so teuer gehandelt wurden wie Gold.

Liebevoll zubereitete Gerichte, die wir in Ruhe, in gut gelüfteten Räumen und in angenehmer Gesellschaft einnehmen, nähren uns am besten. Die Speisen sollten nicht zu warm und nicht zu kalt sein und zu den Mahlzeiten darf „ausreichend" getrunken werden – nicht zu viel und nicht zu wenig, nicht davor und nicht danach. Diese detaillierten Anregungen gab Hildegard von Bingen im 12. Jahrhundert und es ist erstaunlich, dass sie damals schon Wert auf derartige Begleitmaßnahmen gelegt hat und es heute – im Zeitalter von „Coffee to go" und „Take away" – wieder ganz aktuell und wichtig ist.

Ein warmer Getreidebrei als erste Mahlzeit des Tages entlastet die Verdauungsorgane und spendet wertvolle Energie.

Die Verwendung von **Kräutern** und **Gewürzen** ist nicht nur für den Geschmack der Speisen von Bedeutung, sondern vor allem für unsere Gesundheit. „Lasst eure Lebensmittel eure Heilmittel sein", dieser oft zitierte Satz von Hippokrates kommt der Wichtigkeit und dem Stellenwert gesunder Ernährung am nächsten.

Hildegard von Bingen beschrieb Pflanzen und Tiere nach der so genannten **Subtilität**, der Heilwirkung auf unseren Körper sowie der feinstofflichen Wirkung auf unsere Seele und auf unser Gemüt. Diese Subtilität ist die Botschaft des Nahrungsmittels.

Die moderne Ernährungswissenschaft spricht von Bio-Verfügbarkeit oder Biostoffen und bestätigt die 800 Jahre alten Beschreibungen der mittelalterlichen Äbtissin. Diese Biostoffe aktivieren Reparatur- und Antikrebsgene und die unterschiedlichen Pflanzenfarbstoffe wirken als Antioxidantien. Die von Hildegard von Bingen bevorzugten Beeren (Brombeeren, Himbeeren, Johannisbeeren) und Gemüsesorten decken sich mit den Erkenntnissen und Empfehlungen der modernen Wissenschaft.

Roh oder gekocht?

Für viele ist die **Vermeidung von Rohkost** in der Hildegardküche irritierend, denn dies widerspricht manchen Nahrungsratgebern der letzten Jahre. Rohkost übersäuert und ist für den Darm sehr belastend. Wenn wir in ferne Länder blicken, wurde und wird dort immer alles zumindest ganz kurz gegart oder gekocht. Und: marinierte Blattsalate und reifes Obst gelten nicht als Rohkost.

Laut einer Studie der Universität Gießen, die ein Jahr lang 200 Probanden begleitete, die ausschließlich Rohkost zu sich nahmen, kam es bei den Versuchspersonen zu einer Unterversorgung mit Vitamin D, Zink, Kalzium und Jod. Die Nahrung enthielt ausreichend Magnesium und Eisen, Vitamin A und E, doch das zeigte sich nicht im Blutbild: Womöglich konnte der Körper die Substanzen nicht ausreichend aufnehmen, denn bei manchen Gemüsearten werden manche Bestandteile erst durch das Garen verfügbar, etwa die Karotine in Möhren.

Bei zu viel rohem Obst und Gemüse sind die Verdauungssäfte überdies oft mit dem Aufspalten der Nährstoffe überlastet. Die verwertbaren Kohlenhydrate aus roher pflanzlicher Nahrung gelangen dann teils unverdaut in den Dickdarm. Dort zerlegen Bakterien manche dieser Kohlenhydrate zwar in wertvollen Zucker – doch geschieht dies durch Gärung: es entstehen Gase. Blähbauch, Krämpfe und Verstopfung können die Folge sein.

Wer solche Symptome hat, kann gleich die Probe aufs Exempel statuieren und wird feststellen, dass mit (kurz) gekochten Speisen das Wohlbefinden besser wird. Zusätzlich hilft auch das Kauen von Galgantwurzeln.

Fertiggerichte

Der Anteil an **Fertigkost** nimmt stetig zu und beträgt in Deutschland bereits 60 Prozent! Dabei sind Fertiggerichte anders „gebaut" als natürliche Nahrungsmittel und wird von unserem Körper entsprechend auch ganz anders aufgenommen.

Die energiereichen Nährstoffe Fett und Zucker liegen in der Industriekost in einer Form vor, in der das menschliche Verdauungssystem sie viel einfacher erschließen kann als bei herkömmlich zubereiteten Speisen. Das ist aber für unser Mikrobiom schädlich, denn so entsteht ein Überangebot an verwertbaren Substanzen, die der Dünndarm nicht vollständig aufnehmen kann. Bakterien, denen all diese Reste als Nahrung dienen, vermehren sich daraufhin übermäßig bereits im Dünndarm und gelangen auch in den Dickdarm. Dort verdrängen sie womöglich nützliche Mikrobenarten, die von Ballaststoffen leben. Ballaststoffe kommen in hochverarbeiteten Lebensmitteln aber kaum vor. Diese Veränderung der bakteriellen Besiedelung steht im Verdacht, die Darmschleimhaut anzugreifen und die Freisetzung entzündungsfördernder Botenstoffe zu verursachen.

Vorsicht ist auch bei **Lebensmittelzusatzstoffen** (E-Nummern) geboten. Es sind Dickungsmittel, Stabilisatoren, Farbstoffe, Emulgatoren und Zuckerersatzstoffe. Sie stehen in Verdacht, die Zusammensetzung des Mikrobioms zu beeinflussen und Entzündungen auszulösen, die Struktur der Darmwand zu verändern und die Darmflora ungünstig zu beeinflussen.

Deshalb bitte „hochverarbeitete Lebensmittel" möglichst meiden! Dazu zählen u. a. künstliche Aromen, Zusatzstoffe, veränderte Grundstoffe wie „Molkenerzeugnisse" aus Milch, „hydrolisierte Proteine" aus Sojabohnen oder anderen eiweißreichen Nahrungsmitteln, gehärtete Fette aus Pflanzenölen und modifizierte Stärke.

Fruktose-Glukose-Sirup, Maltodextrin und Stärkesirup sind nichts anderes als verarbeitete Formen von Zucker – und deshalb zu meiden.

3. Bewegung und Ruhe

„Wenn der Mensch maßvoll seinen Leib pflegt, dann spielt man für ihn im Himmel die Fürbitten auf der Zither."

Bewegung ist dem Menschen angeboren und wir kennen den Ausspruch „**Sich regen bringt Segen**". So altmodisch dieser Satz auch sein mag, in der Kürze dieser Aussage liegt die simple Wahrheit. Bewegung ist eigentlich die normalste Sache der Welt, aber heute nicht mehr selbstverständlich. Sich zu bewegen gehört aber zum Leben und ist dem Menschen angeboren. Wir benötigen Bewegung zur Aufrechterhaltung unserer Körperfunktionen und gleichzeitig auch für unsere geistige Fitness und für unsere Lebensfreude.

Kinder haben einen natürlichen, angeborenen Bewegungsdrang und es ist heute sehr wichtig, diesen zu unterstützen und nicht zu bremsen, weil es im Moment bequemer ist. Dies rächt sich bald durch Unlust, Aggression, körperliche und geistige Trägheit und durch Gewichtsprobleme. Aus Kindern werden Erwachsene und die Probleme bleiben.

Das zufriedene Gefühl körperlicher **Müdigkeit** ist nur möglich, wenn eine körperliche **Anstrengung** vorangegangen ist. Bewegung bedeutet Leben, sie macht Freude und hält jung, sie führt zu geistiger Frische und ist immer ein Zeichen von Vitalität.

Jeder Mensch hat sein eigenes Temperament und sein eigenes Tempo, seinen persönlichen Bewegungsdrang und sein individuelles Bedürfnis nach Bewegung.

Junge Menschen können ihre Kräfte durchaus messen, ihre Leistungsfähigkeit erproben und an ihre Grenzen gehen. Älteren Menschen hingegen werden speziell im asiatischen Raum leichte, anmutige Bewegungen empfohlen, da diese den Körper dehnen und elastisch halten und zudem den Geist anregen.

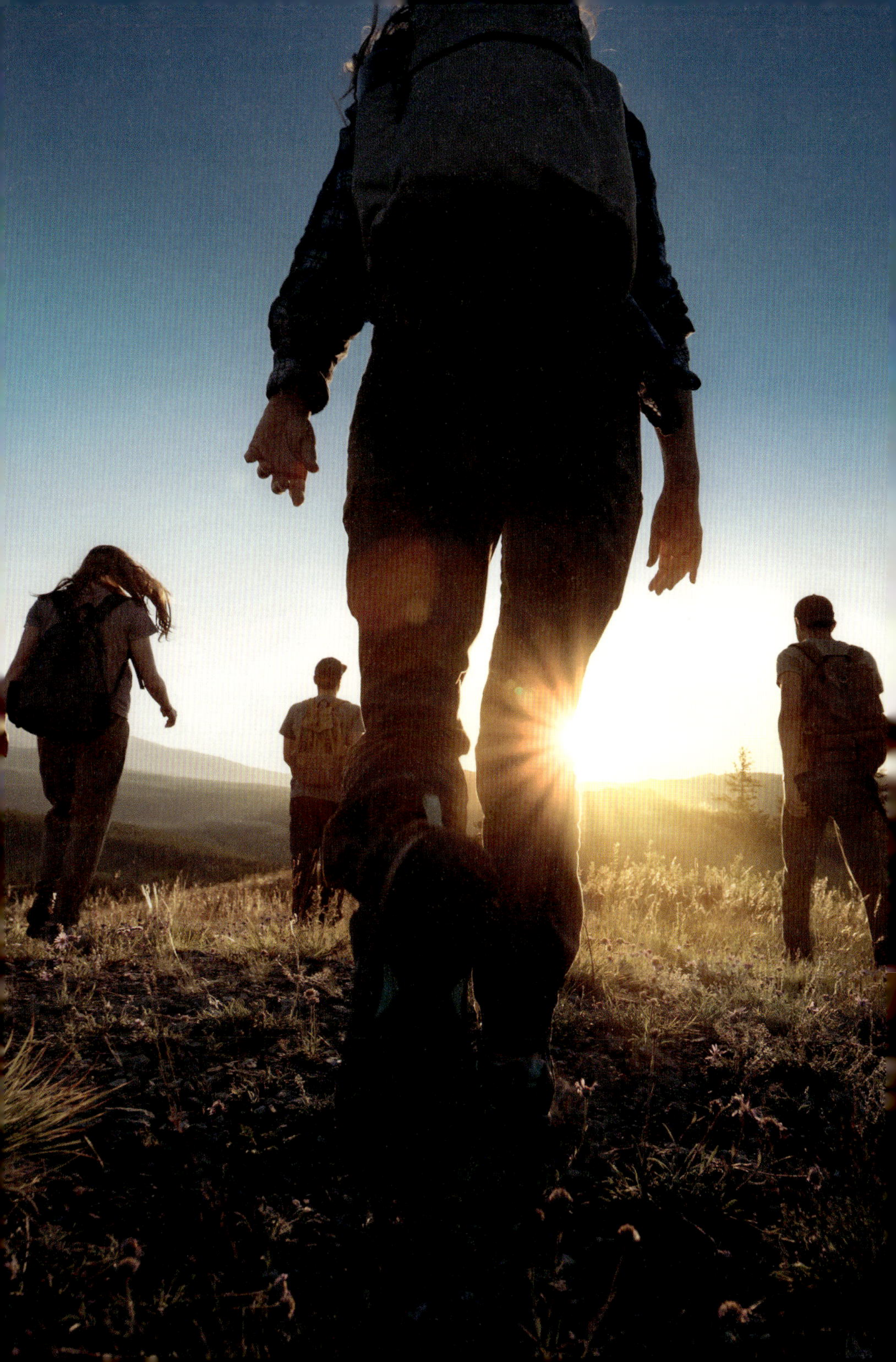

Was Hildegard von Bingen empfahl, bestätigen aktuelle wissenschaftliche Studien: Wer sich nicht bewegt, verliert nicht nur körperliche Spannung, sondern auch geistige Frische. Ein „unbewegter" Körper verliert an Spannkraft, die Ausstrahlung verringert sich und sogar der Hormonhaushalt gerät aus dem Gleichgewicht. Folgen davon können Launenhaftigkeit, Unlust, Konzentrationsmangel und Reizbarkeit sein. Zudem wird man anfälliger für Stress und deshalb gilt: Gerade wenn nichts mehr geht, sollten Sie gehen!
Wenn der Stress überhandnimmt, Unmut sich breit macht oder die Stimmung versackt, sollten Sie sofort an die frische Luft, eine Runde gehen oder laufen oder zumindest ein paar Treppen steigen, damit dieser Zustand abgebaut werden kann.
Wenn Ihnen nichts mehr einfällt, weil sich Ihre Gedanken im Kreis drehen, gehen Sie ebenfalls eine Runde – dabei verändern Sie Ihren Standpunkt, kommen auf andere Gedanken und dadurch zu Lösungen. Vielleicht müssen Sie sogar über sich selbst lächeln, weil der Berg, den Sie vor sich sahen, nur ein Maulwurfshügel ist.
Wer sich regelmäßig bewegt, ist wacher, aufmerksamer und handelt in schwierigen Situationen viel souveräner. Durch mehr Bewegung essen Sie auch meist bewusster, gesünder und weniger – und dies wiederum zeigt sich durch Spannkraft und Vitalität!

Ruhe – die notwendige Ergänzung zur Bewegung

Wir alle kennen den Ausspruch „**In der Ruhe liegt die Kraft**". In hektischen Zeiten ist es besonders wichtig, Ruhe-Inseln einzubauen, für Rückzug zu sorgen und sich ganz in Ruhe zu entspannen. Ruhephasen dienen dazu, Erlebtes zu verarbeiten und es im Nachhinein auch zu genießen. In der Ruhe findet Sammlung statt und Kräfte werden gebündelt. Ebenso findet Lernen in der Ruhephase statt – das Erfahrene, Gehörte, Gelesene „setzt" sich in der Phase der Ruhe.

Nach einem anstrengenden oder hektischen Tag sollten keine Veranstaltungen besucht oder zusätzliche Aktivitäten gesetzt werden. Zuviel des Guten hilft nicht, sondern bewirkt das Gegenteil.
Wer nicht mehr „in der Ruhe" sein kann, keine Muße mehr findet und Sonntage, an denen keine Aktivitäten stattfinden, schlecht oder gar nicht aushält, lebt die beiden Pole nicht mehr. Wir brauchen eine moderate **Balance zwischen Ruhe und Aktivität**, zwischen Anspannung und Entspannung und wer dies längere Zeit nicht mehr lebt, läuft Gefahr, in ein Burnout zu schlittern, denn dies sind die ersten Warnsignale dafür.
Die „**Langeweile**" ist ein kostbares Gut und dehnt die Zeit auf wohltuende Art. Entscheidungen, die in Ruhe überlegt und dann getroffen wurden, sind in den meisten Fällen gute Entscheidungen.
„Wenn du es eilig hast, gehe langsam" – diese Empfehlung aus dem asiatischen Kulturkreis hilft an hektischen Tagen ganz besonders.

4. Schlaf und Mittagsschlaf

„Wenn jemand mäßig lange schläft, wird er dadurch gesund bleiben. Wer zu viel wach bleibt, wird körperlich schwach und büßt infolgedessen ziemlich viele Kräfte ein und verliert auch ziemlich viel Empfindungsvermögen. ... Wer mit Maßen wach bleibt, wird körperlich gesund bleiben. Es kommt oft vor, dass ein Mensch wach ist und nicht schlafen kann, weil sein Geist durch verschiedene Gedanken und Umstände und Probleme beschäftigt ist oder der Mensch in großer Freude gefangen ist. ... [dabei] gerät sehr oft das Blut im Menschen in Unruhe, und die Blutgefäße, die den sanften Hauch des Schlafes aufnehmen sollten, ziehen sich etwas zusammen, so dass sie ihn nicht aufnehmen können."

Diese feine Kenntnis und Beschreibung des Schlafs von Hildegard von Bingen im 12. Jahrhundert ist beeindruckend. Schlaf ist kein notwendiges Übel, keine lästige Pflicht, sondern ein wichtiger Teil für ein entspanntes Leben, damit wir mit allen Sinnen aufnahmefähig und hellwach sein können, und natürlich für ein funktionierendes Immunsystem.

Der Neurobiologe Peter Spork hat – neben vielen anderen – wissenschaftlich untermauert, was Hildegard von Bingen schon wusste: Wir brauchen genügend Schlaf, damit wir körperlich wie geistig fit sind. Menschen, die 17 Stunden lang nicht geschlafen haben, sind in Leistungstests so schlecht, als hätten sie 0,5 Promille Alkohol im Blut. Schlafmangel „macht uns dumpf", ohne dass wir es bemerken.

Übermüdung ist an 24 Prozent der tödlichen Unfälle schuld. In ganz Europa sterben mehr Menschen bei Autounfällen, weil sie einschlafen, als wegen Alkohol am Steuer. Wir fordern von uns und unserem Körper ständig Leistung und entziehen ihm so oft den wichtigen Schlaf.

Den Schlaf sollten wir wichtig nehmen, denn wenn er auf Dauer zu kurz kommt, rächt sich das durch Lustlosigkeit, Stress und Launenhaftigkeit bis hin zur Depression. Schlafmangel schwächt auf körperlicher und seelischer Ebene, er macht nervös und letztlich sogar aggressiv. Körperliche Leiden, chronische Erkrankungen und ein schwaches Immunsystem sind unter anderem auch die Folgen von Schlafdefiziten.

Wenn ich nicht ohne Wecker wach werde, leide ich an chronischem Schlafmangel, und wer das Wochenende herbeisehnt, um endlich 12 bis 14 Stunden auszuschlafen, hat generell zu wenig Schlaf für sein persönliches Wohlbefinden. Schlafräuber sind – neben beruflichen Überstunden – zu langes Fernsehen, zu viele Freizeitaktivitäten, zu späte körperliche Betätigungen und zu spätes Abendessen.

Schlaf ist ein wahrer Jungbrunnen und stärkt die körpereigene Abwehr: Er macht schön, fit und wach, aufnahmefähig, konzentriert und reaktionsstark. Unser Immunsystem repariert im Schlaf alle angefallenen Schäden.

Mittagsschlaf

In Amerika gibt es den so genannten „Power-Nap" – auf gut deutsch „kräftigendes Nickerchen". Dies ist nichts anderes als das bei uns bekannte und bei Hildegard propagierte Mittagsschläfchen, das nicht länger als **10 bis 20 Minuten** dauern sollte, damit der „Säftehaushalt" nicht durcheinandergerät. Sowohl das Schläfchen als auch die Länge bzw. Kürze sind wichtig!

Heute wissen wir, was mit diesen Säften gemeint ist: die Umwandlung vom „Glückshormon" Serotonin in das „Schlafhormon" Melatonin setzt nach 20 Minuten ein. Das ist für den Nachtschlaf wunderbar. Aber genau wegen dieses Umwandlungsprozesses ist ein längerer Mittagsschlaf „ermüdend" und somit kontraproduktiv.

Serotonin stabilisiert nicht nur den Schlafhaushalt, sondern wirkt auch antidepressiv. Sonnenlicht erhöht die Bildung von Serotonin, deshalb sollten wir untertags regelmäßig an die frische Luft.

Die Bildung von Melatonin wird auch durch „Blaulicht" behindert bzw. ganz verhindert. Das bedeutet: Zu langes und zu spätes Fernsehen sowie Handyspiele oder die Arbeit am PC bringen unsere Schlafrhythmen durcheinander.

Werbeflächen und Lichtquellen, die die Nacht erhellen, stören unsere Fähigkeit zu schlafen ebenfalls und so boomen derzeit Schlafkliniken – und das nicht nur in Amerika. Bei vielen Menschen ist das natürliche Schlafbedürfnis durch vielerlei Faktoren gestört und die „normale" Fähigkeit, ausreichend und tief zu schlafen, ist abhandengekommen.

Regeln für einen guten Schlaf

Jede/r kennt seine persönlichen Schwachstellen und Schlafräuber und kann sich seine Abendrituale selbst zusammenstellen. In jedem Fall ist es richtig, den Feierabend ruhig ausklingen zu lassen und auf das Zappen durch die Fernsehprogramme oder das Surfen im Internet zu verzichten, denn diese Informationen müssen von unserem Gehirn verarbeitet werden. Eine Abendmeditation, beruhigende Gymnastik, ein Löffel Maronihonig oder ein Schluck Herzwein sind dazu eine gute Alternative. Warme Füße erleichtern das Einschlafen und ein Jaspis unterm Kopfkissen vertreibt Ängste und Sorgen.

5. Fasten und Ausleitungsverfahren, *siehe Seite 242ff.*

6. Die Seele stärken und Spiritualität entwickeln

„Die Seele blüht und grünt, indem sie sich an den guten Werken freut, und sie vertrocknet und schwindet dahin, indem sie an den bösen Werken Schmerz empfindet."

Die sechs goldenen Lebensregeln haben nicht nur das körperliche Wohlbefinden im Blick. Sie wollen darüber hinaus der Seele Orientierung bieten und einen Rahmen vorgeben. Durch eine gewisse Regelmäßigkeit und Verlässlichkeit erfährt unsere Seele die innere Ruhe:

1. Durch den Kontakt mit den vier Elementen sind wir eingebettet in die Natur;

❷ gute Lebensmittel haben eine feinstoffliche Wirkung auf unsere Seele und geben Energie;
❸ die Balance von Aktivitäten und Nichtstun ermöglicht Harmonie;
❹ genügend Schlaf hält unseren Körper fit, stärkt die Nerven und lässt unsere Seele durch Träume entspannen;
❺ der zeitweise Verzicht auf Nahrung und Medien – das ganzheitliche Fasten – entlastet uns auf der körperlichen, geistigen und seelischen Ebene.

Zusätzlich können wir unsere **Seele stärken** und erfreuen, indem wir auf unsere inneren Bedürfnisse hören und uns daran erinnern, was uns früher erfüllt und begeistert hat. Alles, was uns „be-geistert", gibt Kraft, Schwung, Elan und Freude – und Lebensfreude war für Hildegard von Bingen ganz wichtig.

Bei Geiz sollte man sich bewusst in Großzügigkeit üben, bei Melancholie in Heiterkeit und bei Überheblichkeit in Bescheidenheit.

Sie selbst hat – allen Anfeindungen zum Trotz – mit ihren Mitschwestern bei den Gottesdiensten **musiziert**, **gesungen** und **getanzt** – und das „mit offenem Haar und Geschmeide an den Fingern, in wallende Gewänder gekleidet" (Br 112). **Lebensfreude** ist der innere Motor und gleichzeitig der Barometer dafür, dass wir in einer guten Mitte – in unserer eigenen Mitte – sind.

Spiritualität entdecken und entwickeln

„Der Mensch ist das Inbild und die Fülle aller Schöpfung und in seinem innersten Seelengrund verlangt er nach einem Kuss seines Schöpfers."

Spiritualität ist die Hinwendung zu etwas Größerem, zu etwas, das wir nicht fassen können, aber sehr wohl spüren. Spiritualität leben wir, indem wir eine Haltung einnehmen, die wir mit Hilfe der Hildegardtugenden immer wieder einüben.

Wir alle kennen unsere Eitelkeiten und Schwächen, denen wir jeden Tag aufs Neue mit größerer Aufmerksam-

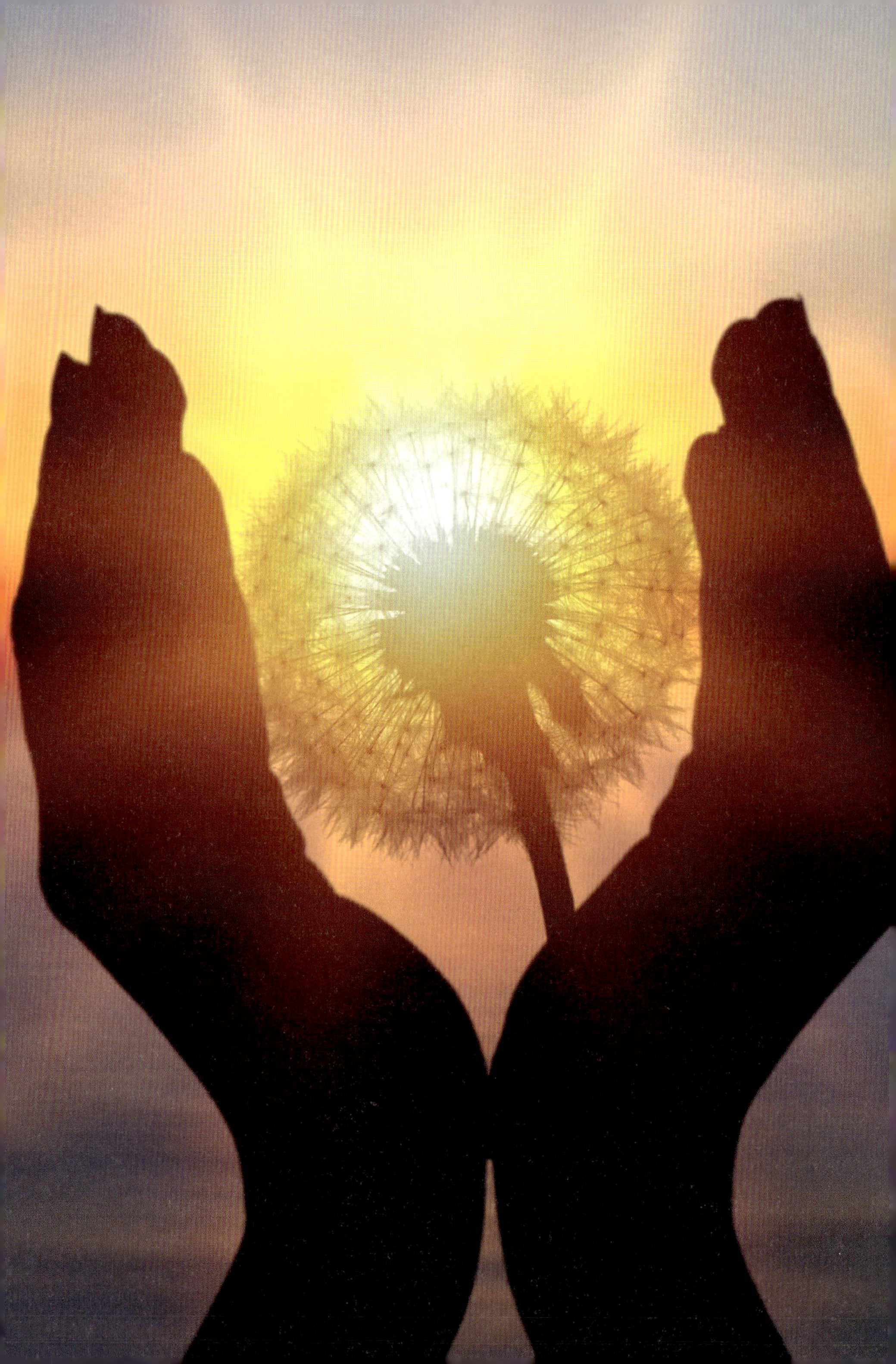

keit begegnen können, denn Übungsmöglichkeiten stellt das Leben täglich zur Verfügung.
Wenn wir an Tugend denken, denken wir meist an „Moral" und machen dann einen großen Bogen um dieses Thema. Tugenden sind aber „Tools", um an sich, seinen Stärken und Vorzügen zu arbeiten.
Eine spirituelle Haltung kann man zudem erlangen, indem man sich in **Achtsamkeit** und **Bewusstheit** übt. Sie verschaffen den Hildegardtugenden Raum und lassen uns unserem Innersten näherkommen. Beide sind wunderbare „Lernhilfen" auf dem spirituellen Weg, denn „ein spiritueller Weg, der nicht in den Alltag führt, ist ein Irrweg", wie der Benediktinermönch und Zenmeister Willigis Jäger sagte.

Tugenden stärken

„So wie der Körper durch die Seele lebt, so lebt auch die Seele, wenn sie mit dem Körper Gutes wirkt, wieder auf."

Hildegard hat 35 Tugenden bzw. Untugenden beschrieben, mit denen wir im Laufe unseres Lebens konfrontiert werden und die zu unserer Selbsterkenntnis und Selbstfindung beitragen. Tugenden kommen aus unserem Innersten heraus und folgen einem inneren Gesetz – und deshalb können sie nur „richtig" sein. Jeder weiß tief in seinem Inneren, ob etwas gut und richtig ist und was sich falsch anfühlt.
Niklaus Brantschen, Priester und Zen-Meister, schreibt: „Tugend wächst aus dem Geschmack am Leben und aus der Sehnsucht, dieses Leben voll zu leben".
Während die Tugend eine Herzensangelegenheit des Menschen ist und aus ihm heraus erwächst, kommt die „gesellschaftliche Moral" von außen und soll es uns einfach machen, Gebote und Verbote, Regeln und Vorschriften zu befolgen, und soll es uns ermöglichen, nicht selbst denken zu müssen.

Einen besonderen Stellenwert haben die vier so genannten **Kardinaltugenden** (von lateinisch cardo, Türangel, Dreh- und Angelpunkt); es sind dies **Klugheit**, **Gerechtigkeit**, **Tapferkeit** und die **Mäßigung**. Wir können sie ein Leben lang pflegen und uns dadurch immer wieder aufs Neue stärken.
Weiters können wir uns in **Geduld** üben, besonders dann, wenn wir gerade keine Zeit haben, oder in einer Situation mit **Barmherzigkeit** reagieren, ohne gleich zu urteilen und zu verurteilen.
Die Tugend der **Großzügigkeit** wird uns innerlich erfüllen und die Gedanken angenehm machen.
Wir können **Zurückhaltung** und **Demut** an den Tag legen, um der Gier und dem Geiz beizukommen, die uns beide innerlich schwächen und uns klein und kleinlich machen.
Natürlich gibt es noch weitere Tugenden und sie alle tragen zu unserer Entwicklung bei, wenn wir uns immer wieder einmal selbst die Frage stellen, wie es z. B. um unsere Tapferkeit bestellt ist oder wie klug unsere Entscheidungen sind.

Achtsamkeit im Alltag üben

„Die Seele erblickt durch die Fenster der Augen das Licht und sie weiß sehr viel im Herzen und lässt viel davon in ihren Werken sichtbar werden."

Jeder Tag bietet die Möglichkeit, sich in **Achtsamkeit** und **Bewusstheit** zu üben, indem wir auf unsere Gedanken achten und den kritischen Geist ruhigstellen und indem wir auf unser Tempo achten und gezielt langsamer werden. Wir können das üben, indem wir alltägliche Dinge ganz genau betrachten, wenn wir leise werden und einem Menschen aufmerksam zuhören. So werden wir Einzelheiten entdecken, die uns sonst nicht aufgefallen wären und die uns vielleicht sogar staunen lassen.

Ein liebevoll gedeckter Tisch freut uns und unsere Gäste und ein kurzes Innehalten vor dem Essen schafft Raum für Dankbarkeit. **Alltägliche Arbeiten**, die wir **mit Freude** und Bewusstheit **erledigen**, gehen uns leicht von der Hand und sind keine lästige Pflicht mehr. Ein kleines Lächeln aus unserem Inneren heraus macht so manches leichter.

Lebensfreude pflegen

„Wenn das Bewusstsein der menschlichen Seele nichts Trauriges, nichts Unangenehmes und nichts Böses im Menschen spürt, dann öffnet sich auch das Herz dieses Menschen der Freude, so wie sich die Blumen der Sonnenwärme öffnen."

Die Lebensfreude ist eine Wohltat für sich selbst und seine Mitmenschen. In ihr kommt unsere **Dankbarkeit** zum Ausdruck und sie ist ein Zeichen dafür, dass wir ein gutes Leben haben. Die Lebensfreude ist eine Kraft, die wir hegen und pflegen sollten, weil wir dann angenehme Mitmenschen sind und andere mit unserer Freude inspirieren. Zudem stärkt sie unser Immunsystem und ist somit ein Heilmittel.
Die Frage, was macht mir Freude und in welchen Situationen empfinde ich sie am meisten, kann jede/r für sich beantworten. Naturerlebnisse, kulturelle Veranstaltungen, erfüllende Gespräche und Begegnungen, die Ausübung der eigenen Kreativität und seiner Talente gehören sicher dazu. Herauszufinden, welche genau es sind, kann eine lohnende Aufgabe sein.

Musik, Gesang und Tanz ausüben

„Beim Hören eines Liedes pflegt der Mensch manchmal tief zu atmen und zu seufzen. Das erinnert den Propheten daran, dass die Seele der himmlischen Harmonie entstammt."

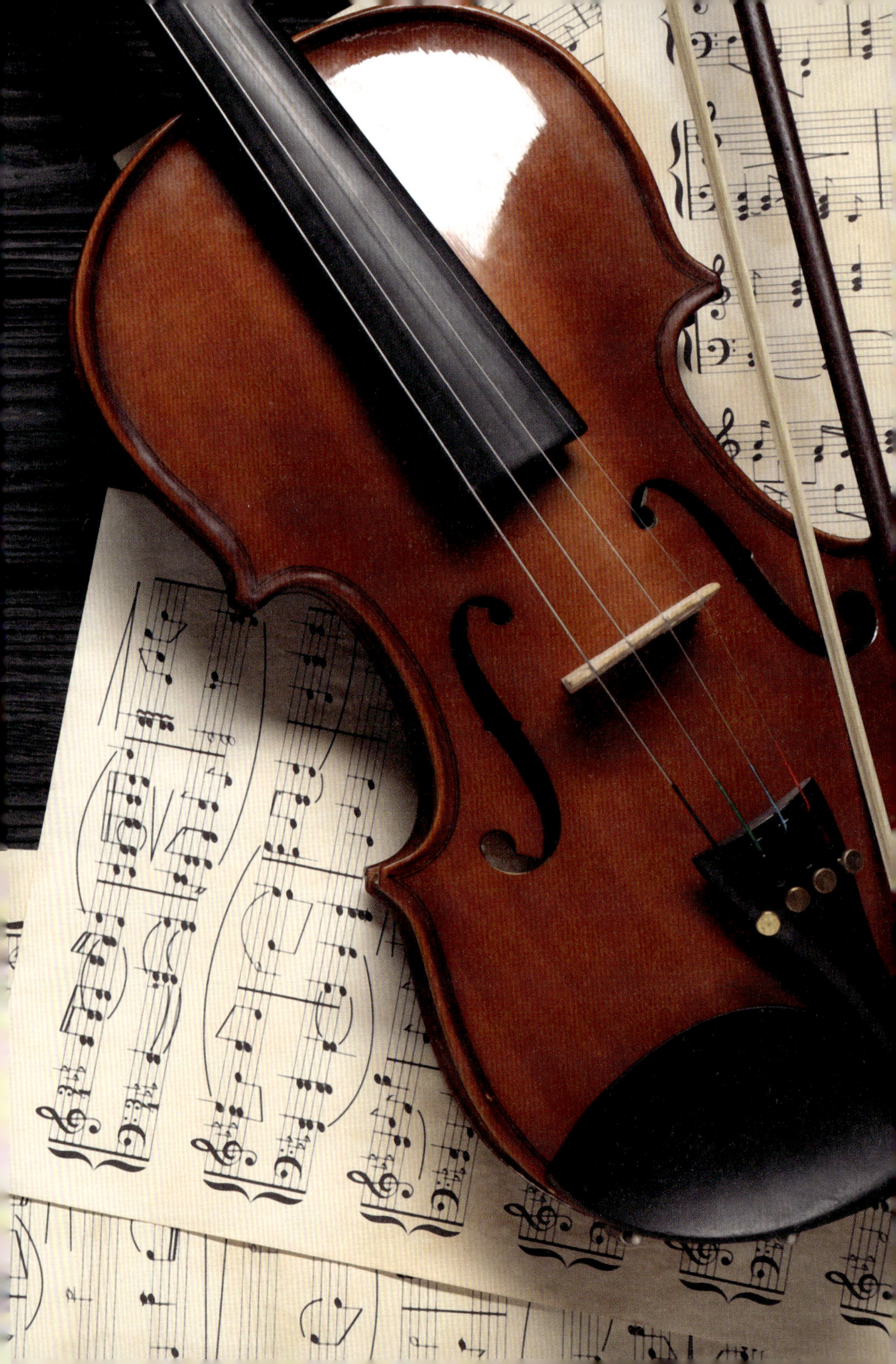

Hildegard von Bingen komponierte 77 Musikstücke und ein großes Singspiel über das Spiel der guten und schlechten Kräfte – das „Ordo virtutum". Sie selbst sang und musizierte täglich mit ihren Mitschwestern, um die Seele auf Gott einzustimmen und ihn mit dem Spiel zu erfreuen und damit sich die Seele wieder an ihre himmlische Heimat erinnern kann.

Musikhören

Die amerikanische Musikforscherin Pozzi Escot konnte aufgrund von vergleichenden Musikstudien feststellen, dass Hildegards Musik wie bei Mozart oder Chopin ein geometrischer Plan zugrunde liegt, der den Regeln des Goldenen Schnitts entspricht. Diese unsichtbare Symmetrie in der Musik wird z. B. im Bauplan der großen gotischen Kathedralen und in Kirchenfenstern sichtbar. Wir finden diese Symmetrien auch in Mandalas und der Anordnung von Blütenblättern und diese Harmonie und Gesetzmäßigkeit bringen zuerst die Seele und über diese wiederum den Körper in seine Ordnung und dadurch in die Gesundheit.
Wer kein Instrument spielt und nicht singen kann oder mag, weil er sich nicht (mehr) traut, erfährt eine wohltuende Wirkung durch das Hören von Musik. Dabei ist die Art der Musik entscheidend für die Stimmung und somit auch für unsere Laune und unser Denken.
Der Naturwissenschaftler und Buddhist Ken Wilber schreibt in seinem Buch „Im Auge des Hurrikans bist du sicher", wie das Hören von Musik auf unsere **Chakren** wirkt. So wirkt Rockmusik beispielsweise auf unser zweites und drittes Chakra, die dem Thema Macht und Sexualität zugeordnet sind. Chopin und Mahler wirken auf unser viertes Chakra und stärken die Herzenergie und somit unsere Emotionen. Haydn, Bach, Mozart und Beethovens späte Werke stärken das fünfte und sechste Chakra, wodurch sich die Aufmerksamkeit bzw. die Energie im oberen Bauchraum, im Herzen und im Kopf zentriert.

Singen

Das Wort „singen" bedeutet in südlichen Sprachen auch verzaubern und beschwören. Hildegard von Bingen war der Meinung, dass Singen die Seele **stimmt** und **beglückt**. Den besten Beweis, dass Singen glücklich macht, liefern Kinder, die zum Singen angeleitet werden und dies auch lautstark praktizieren dürfen.
Auf körperlicher Ebene strömt der **Atem** beim Singen tiefer und stärker. Die Stimmbänder schwingen anders als beim Reden und im Gehirn laufen komplexe Prozesse ab. Unter anderem erhöht sich durch das tiefe Einatmen die Konzentration von Sauerstoff und von Glückshormonen. Bei länger andauerndem Singen erhöht sich zusätzlich die Konzentration des Abwehrstoffes Immunglobulin A.
Bei regelmäßigem Singen bilden sich sogar neue Vernetzungen der Synapsen im Hirn. Singen macht also nicht nur beschwingter, friedfertiger und glücklicher, sondern auch klüger und gesünder.
Regelmäßiges Singen wirkt auf Seele und Geist und zeigt sich in einer erhöhten Konzentrationsfähigkeit, Stressresistenz und Zufriedenheit.

Tanzen

„Mensch, lerne tanzen, sonst wissen die Engel nichts mit dir anzufangen." Dieser Aufforderung von Augustinus um 400 n. Chr. ist Hildegard von Bingen gerne nachgekommen und erntete dadurch nicht nur Lob, sondern zog sich Kritik und Neid anderer Klöster zu. Sie war überzeugt, dass es zur Freude Gottes und zur Ehre der Schöpfung wichtig ist, über den Leib die Freude auszudrücken.
Tanzen ist eine Art sich zu bewegen, sich zu zeigen und sein Innerstes nach außen sichtbar zu machen. Wir kennen den Begriff „**Ausdruckstanz**" und er ist wichtig, wenn die Worte fehlen oder zu kurz greifen. Tanzen hilft Spannung abzubauen, stärkt die Muskulatur und

fördert die Durchblutung, es steigert die Gedächtnisleistung, die Hormonproduktion und stärkt auch das Immunsystem.
Tanzen bringt aber nicht nur körperliche Vorteile, sondern hat vor allem eine wichtige **soziale Komponente** und diese ist gerade in Krisenzeiten besonders wichtig. In allen Kulturen traf man sich zum Tanz, um Feste zu feiern und die Gemeinsamkeit zu leben. Früher war der „Tanzboden" der Ort, wo man sich kennen lernen und spielerisch ausprobieren konnte, wer am besten „zu einem passt". Seit einigen Jahren erfreut sich das Tanzen wieder großer Beliebtheit und ist vielleicht der Beweis dafür, dass wir lieber mit einem Menschen in Resonanz gehen, als uns von „Profilbildern" blenden zu lassen.

Gebet und Meditation praktizieren

„Der Mensch kann Gott mit den äußeren Augen nicht sehen, sondern er berührt ihn innerlich mit dem Glauben in der Seele."

Zu einem ganzheitlichen Leben gehören auch das Gebet oder die Meditation. Ein Gebet stärkt auf ganz besondere Weise und wirkt auf unsere Seele. Es kann im herkömmlichen Sinn gehalten werden durch das Rezitieren von bekannten Texten, es kann aber auch als freies Gespräch mit Gott oder als Zwiesprache mit sich selbst gestaltet werden.
Auch bei der Meditation gibt es verschiedene Möglichkeiten und es liegt bei jedem/r Einzelnen, die passende Art zu finden. Bei der Meditation wird nicht nachgedacht, sondern man lässt Gedanken, die kommen, wertfrei wieder ziehen. Das Zulassen von Gedanken wirkt reinigend und zeigt auf, woran das Unbewusste arbeitet.
Gebet und Meditation wirken und die „Ausstrahlung" von Betenden und Meditierenden lässt sich messen. Menschen, die das regelmäßig praktizieren, haben we-

niger Angst, sie sind zuversichtlicher und zudem seltener krank.

Talente als Kraftquellen entdecken

„Alle Künste, die dem Nutzen der Menschen dienen, sind vom gleichen Geist ersonnen, den Gott in den Leib des Menschen gesandt hat."

Es ist wichtig, sich die Frage **„Was erfüllt, begeistert und beglückt mich?"** ganz bewusst zu stellen und natürlich auch zu beantworten. Weiß ich um meine Kraftquellen und Talente und „erlaube" ich mir, diese Quellen sprudeln zu lassen, sie regelmäßig aufzusuchen und sie am Leben zu erhalten – und dadurch einen wichtigen Teil von mir? Oder erfülle ich täglich meine Pflichten und komme nicht dazu, meine Talente und Fähigkeiten zu leben?
Wenn wir eine Abwehr gegen diese Frage spüren, sind wir auf der richtigen Fährte. Auch Tränen der Enttäuschung und des Versäumens der eigenen Möglichkeiten können fließen. Wenn wir dies zulassen, sprudeln Ideen hervor, die sich leicht umsetzen lassen, und wir gelangen zur Erkenntnis, dass es nie zu spät ist für **„Be-Geisterung"** und **Lebensfreude**. Freude und Elan produzieren Glückshormone und diese wirken auf unser Wohlbefinden und verdrängen Angst und Sorgen.

Sinn erfahren und erkennen

„Es erfreut die Seele, mit dem Leib zusammenzuwirken, und wenn der Mensch gemäß dem Wunsch der Seele wirkt, werden alle seine Werke gut."

Alles, was uns begeistert, gibt uns Kraft und Energie. Wenn etwas unsere Aufmerksamkeit fesselt und wir die Zeit vergessen, ist dies ein Zeichen, dass uns diese Tätigkeit erfüllt.
Die Frage, ob etwas Sinn macht, stellt sich dann nicht,

und zudem kann diese Frage jede/r nur für sich beantworten. Wenn einem **warm ums Herz** wird, wenn wir **Freude** spüren, eine Ahnung von unserer **inneren Tiefe** fühlen und wenn wir **zufrieden** lächeln, macht es Sinn. Wenn mich Fischen in die Ruhe bringt und ich das Gefühl von Zufriedenheit spüre, macht es Sinn. Wenn Motorradfahren und die Geschwindigkeit mein Glücksgefühl heben, macht es Sinn (solange ich niemanden, mich eingeschlossen, in Gefahr bringe). Wenn die Gemeinschaft von Menschen „trägt" und ich mich dort aufgehoben fühle, erfahre ich Sinn. Wenn mich meine Arbeit erfüllt, macht es Sinn und wer Sinn erkennt oder sich auf Sinnsuche begibt, nimmt das Geschenk des Lebens ernst.

Fragen zur persönlichen Talente- und Sinnsuche könnten sein:

- Wie geht es mir heute und was wäre gerade jetzt mein Bedürfnis?
- Was täte mir gut und wie kann ich es verwirklichen? Genau jetzt!
- Was hat mich früher begeistert und wofür habe ich gebrannt?
- Wonach habe ich mich gesehnt und seit wann ist es mir abhandengekommen?
- Wie kann ich es wiederbeleben? Genau jetzt!
- Was waren meine Talente und was konnte ich richtig gut?
- Was davon mache ich noch immer und was ist mir abhandengekommen und warum?
- Was davon könnte ich wieder aktivieren? Genau jetzt!

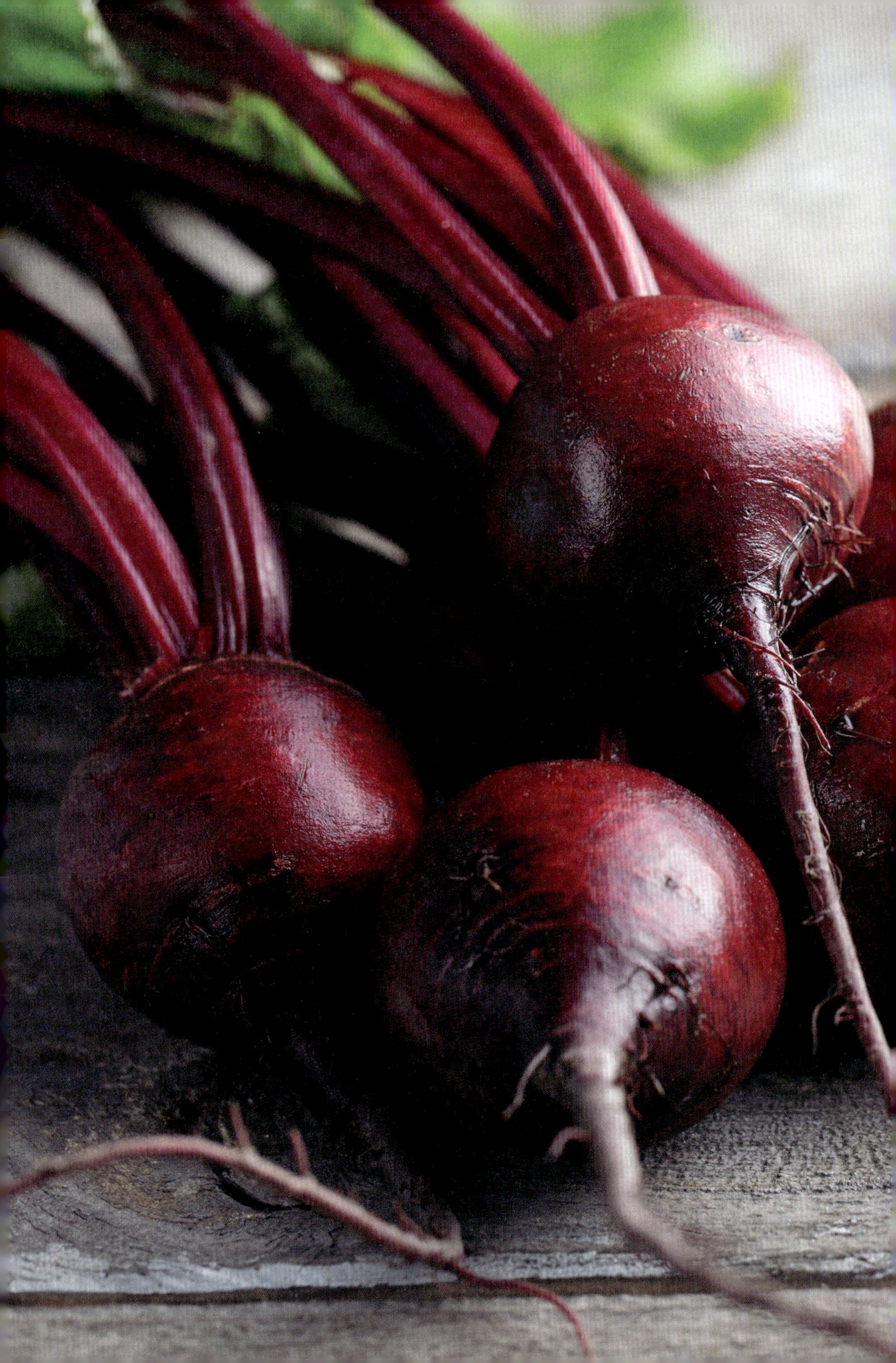

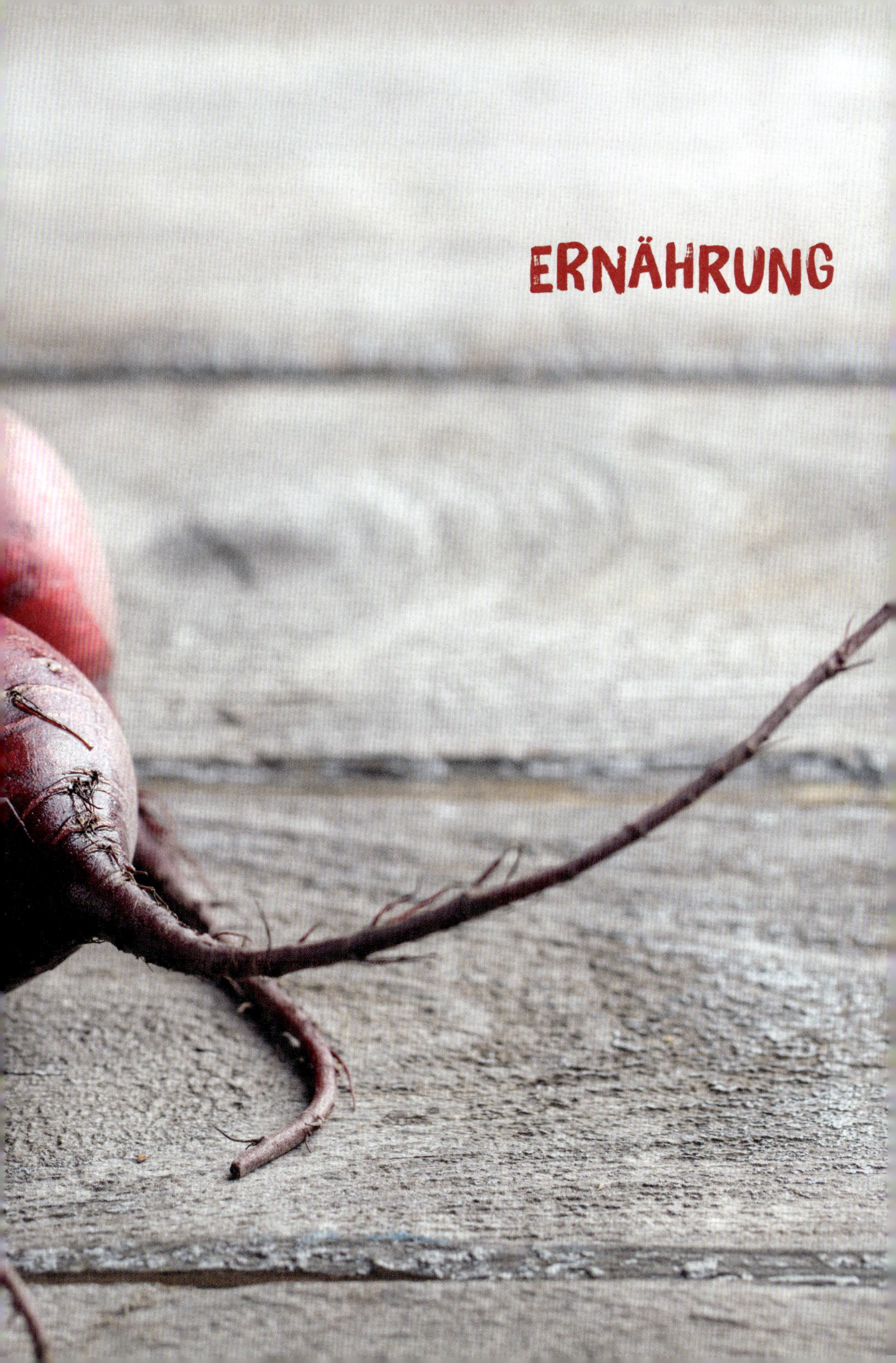

ERNÄHRUNG

Ernährung nach den Hildegardkriterien

Hildegard nennt bestimmte Lebensmittel wie Dinkel oder Fenchel und Gewürze wie Zimt, Muskat oder Bohnenkraut Frohmacher und verweist damit auf die Wirkung der Lebensmittel auf unser Gemüt.

Obwohl oder gerade weil wir heute ein enormes Nahrungsangebot haben, sind die gesundheitlichen Folgen von mangelhafter oder schlechter Ernährung im Steigen begriffen. Es ist an der Zeit, sich wieder auf echte Qualität, wohltuende Einfachheit und Kochen als sinnstiftende Tätigkeit zu besinnen. Die Zeit, die wir in die liebevolle Zubereitung unserer Mahlzeit investieren und die Entscheidung für naturbelassene Nahrungsmittel legen den Grundstein für unsere Gesundheit und sparen uns letztlich viel Zeit und viele Heilmittel.
Als Anhaltspunkt gilt: **regional – saisonal – Bioqualität – selbst gekocht.**
Ein wichtiger Aspekt in der Hildegardernährung ist die **Subtilität**. Subtilität ist die wärmende, kühlende, befeuchtende, trocknende oder neutrale Wirkung auf den Körper und dessen Stoffwechsel bzw. auf die „Körpersäfte". Es ist aber auch die Wirkung auf unsere Seele, unsere Psyche und somit auf unser Gemüt.

Hildegard-Ernährung ist eine „Mischkost", die auch **tierische Lebensmittel** enthält. Die Hinweise dazu stammen aus einer Zeit, als es noch keine Massentierhaltung und keine Lebensmittelindustrie gab, welche die Nahrungsmittel verfälschen. Bitte beachten Sie die nachfolgenden Beschreibungen tierischer Produkte unter diesem Gesichtspunkt.

Getreide

Die Grundlage der Hildegard-Ernährung bildet der **Dinkel**. Hildegard beschreibt ihn als das beste Getreide, denn *„er bereitet dem, der ihn isst, rechtes Fleisch und rechtes Blut, und er macht frohen Sinn und Freude im Gemüt des Menschen."* Der Dinkel ist das Urgetreide,

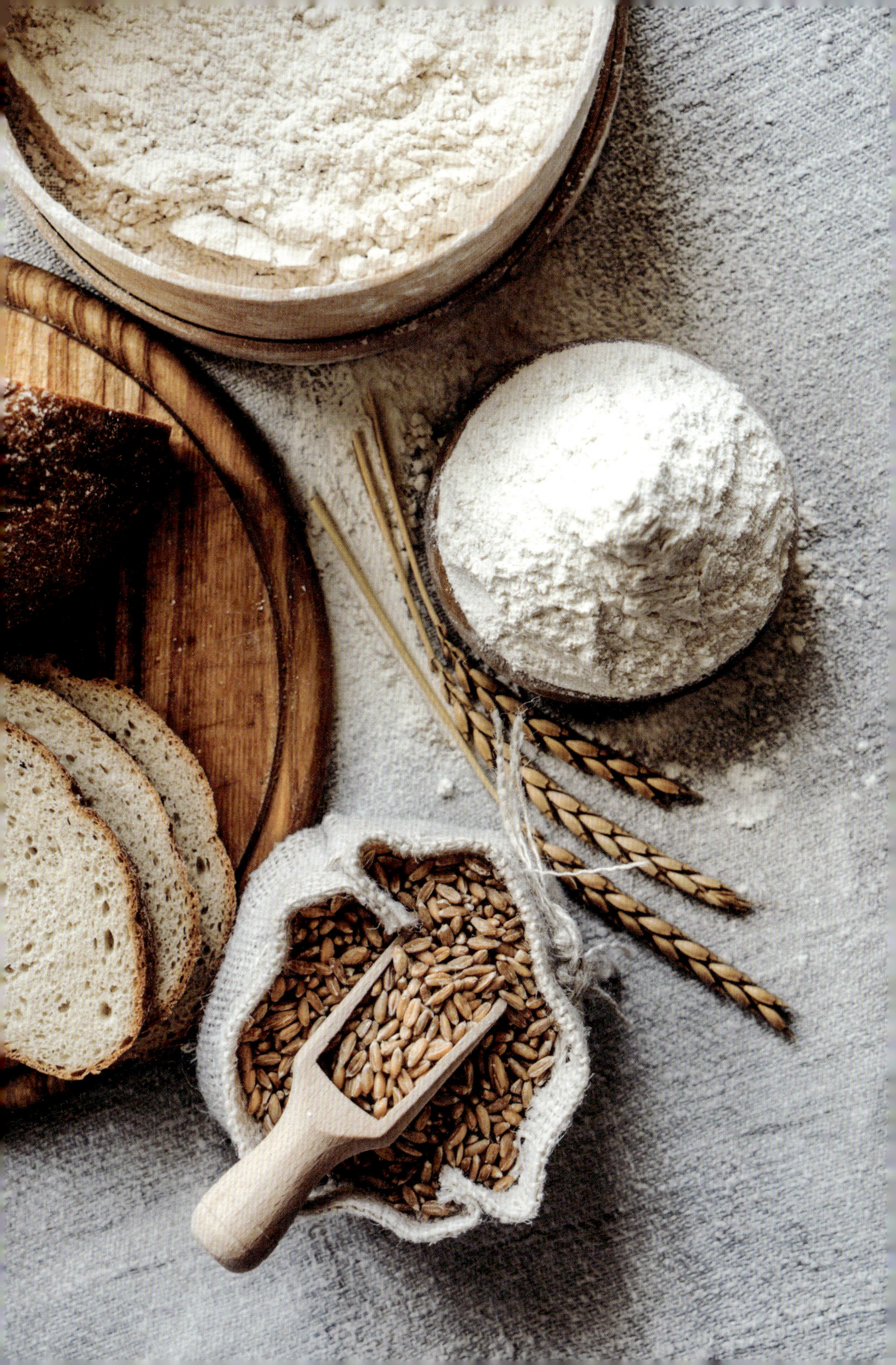

Da das Korn in einen Doppelspelz eingebettet ist, wird der Dinkel von äußeren Umwelteinflüssen nicht so beeinträchtigt wie Weizen, Roggen oder andere Pflanzen.

das bereits 2500 v. Chr. in Europa heimisch ist und den Hauptteil des Getreideanbaus ausgemacht hat. Nach Hildegard von Bingen ist Dinkel ein grundlegend wichtiges Nahrungsmittel. Untersuchungen haben ergeben, dass eine Dinkelernährung als Basisdiät ernährungsbedingte Gesundheitsschäden ausgleichen kann. Dinkel hat im Vergleich zu anderen Getreidearten optimal ausgewogene Inhaltsstoffe – und dies auch als Feinmehl. Er besitzt einen hohen Anteil an essenziellen Fettsäuren, Proteinen und wertvollen komplexen Kohlehydraten. Weiters enthält er Vitaminc (B1 und B2), Mineralien (Kalium, Kalzium, Magnesium) sowie Spurenelemente (Zink, Eisen, Kupfer). Einen Zusatzeffekt haben die so genannten nicht verdaulichen Pflanzenfaserstoffe, denn sie tragen zu einer langanhaltenden Sättigung und in Folge zu einer Gewichtsreduktion bei.

Weizen hat nur als Vollkorn den vollen Nährwert, **Roggen** sollten nur gesunde und kräftige Menschen essen, da er schwerer verdaulich ist. Da Hafer „hitzt" bzw. sehr viel Wärme im Menschen erzeugt, ist er für kränkliche oder geschwächte Menschen nicht optimal und Gerste und Hirse sollten gemieden werden.

Gemüse

Essen Sie bevorzugt **Fenchel, Kichererbsen, Bohnen, Kürbis, Rote Rüben, Möhren, Brennnesseln, Pastinaken, Mangold, Gartensalate wie Kopf-, Eis- oder Eichblattsalat und Lollo Rosso**. Herbstgemüse wie Kürbis, Karotten, Gelbe Rüben, Rote Rüben und alle langsam wachsenden Sorten haben eine besonders nahrhafte Wirkung auf den Körper, weil sie genügend Zeit haben, Mineralstoffe aus dem Boden aufzunehmen und Sonnenenergie zu speichern.

Bei Nachtschattengewächsen wie Kartoffeln, Auberginen, Tomaten und Paprika sollten Sie Vorsicht walten

lassen. Sie wurden von Hildegard nicht beschrieben, enthalten aber Lektine, die unserer Gesundheit nicht zuträglich sind.
Sie können diese Lebensmittel „entschärfen", indem Sie bei den Tomaten den Strunk, die Kerne und nach Möglichkeit auch die Haut entfernen. Paprika zumindest kurz anbraten und Auberginen werden am besten vor dem Kochen eingesalzen und dann wird das Wasser ausgedrückt.
Kartoffeln bei Erkältungen und Krankheiten bitte nicht auf den Speiseplan setzen, da sie Schlacken bilden. Kartoffeln werden generell bekömmlicher, wenn sie zwei Kochprozesse durchlaufen (z. B. in der Schale kochen und dann zu Bratkartoffeln weiterverarbeiten).
Gurken sind keine Nachtschattengewächse, sollten aber nur gegessen werden, wenn sie gesalzen und das Wasser ausgedrückt wurde. Gemüselauch bzw. Porree und Chicorée werden in der Hildegardküche überhaupt gemieden.

Maroni

„Der Kastanienbaum ist sehr warm, hat aber doch große Kraft, die der Wärme beigemischt ist, und bezeichnet die Weisheit. Und was in ihm ist und auch seine Frucht ist sehr nützlich gegen jede Schwäche, die im Menschen ist."

Die Maroni wärmt und lindert Magenleiden und wird auch bei Leber- und Milz-schmerzen sowie bei Herzleiden zum Heilmittel. Krebskranke, chronisch Kranke und Geschwächte kommen durch vermehrten Edelkastanienkonsum zu neuen Kräften. Und Maronimehl mit Honig gemischt, der so genannte **Maronihonig** (siehe Seite 306), ist ein wichtiges Leberheilmittel. Er ist sehr einfach herzustellen und sollte immer griffbereit stehen. Die Leber ist für den Stoffwechsel und den Energiehaushalt zuständig und leistet enorme Arbeit.

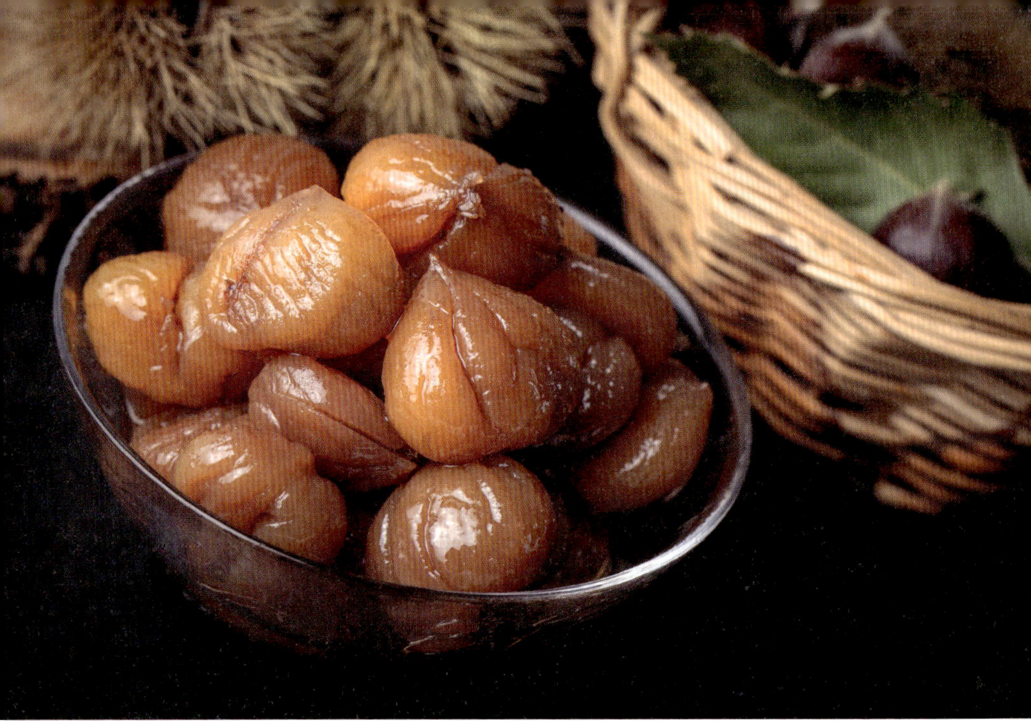

Maroni

Leberleiden weisen immer darauf hin, dass das „rechte Maß" wieder gefunden werden sollte.

Nüsse und Mandeln

Mandeln stärken nach Hildegard das Gehirn, geben eine gesunde Gesichtsfarbe und wirken zudem basisch. Daher täglich etwa eine Handvoll Mandeln in unseren Speiseplan einbauen. **Walnüsse** sind ebenfalls sehr gesund, korpulenten Menschen sind sie aber nicht zu empfehlen. **Haselnüsse** sind nach Hildegard „gut zu essen", wenngleich sie nicht ganz so wertvoll sind wie Mandeln. Erdnüsse und exotische Nüsse haben für uns keinen hohen Nährwert und sollten besser nicht gegessen werden.

Obst

Typische Hildegard-Obstsorten sind **Quitten, Mispeln, Schlehen und Kornelkirschen**. Diese alten Sorten sind fast in Vergessenheit geraten, erfreuen sich jedoch heute wieder zunehmender Beliebtheit und werden

in Kennerkreisen als gesunde Köstlichkeiten hoch geschätzt.
Greifen Sie generell nur zu **sonnengereiftem** und vorzugsweise heimischem Obst wie z.B. **Äpfeln, Trauben, Marillen, Maulbeeren, Johannisbeeren** und **Himbeeren**, denn diese Sorten sind für uns besonders wertvoll. Birnen sind nur in gekochter Form (z.B. als Kompott) bekömmlich. Empfindliche Menschen vertragen blanchiertes Obst und Kompott generell besser. Von Pfirsichen, Pflaumen und Erdbeeren rät Hildegard ab, da sie unser Immunsystem schwächen. Südfrüchte sollten immer nur als bewusste Ausnahme gegessen werden.

Milch und Milchprodukte

Milch ist kein Getränk, sondern ein Lebensmittel, das mit Maß und Ziel genossen werden darf. Im Winter ist Milch – laut Hildegard – gesünder als im Sommer, wobei Hildegard besonders **Ziegenmilch** empfiehlt, die ja auch von Allergikern meist sehr gut vertragen wird. **Frischkäse, Topfen** und **junge Käsesorten** sind salzigen und alten vorzuziehen. **Joghurt** wirkt kühlend, was besonders in der kalten Jahreszeit zu bedenken ist.

Fleisch und Fisch

Bei Hildegard wird auch Fleisch und Fisch nach seiner Heilwirkung, seiner Subtilität ausgewählt bzw. als Diät eingesetzt und steht nur an Festtagen auf dem Speiseplan. Für Gesunde und Kranke sind dies **Schaf, Ziege, Hirsch, Reh, Hecht, Barsch, Wels, Rotauge** und **Äsche**.
Nur gesunden Menschen empfiehlt sie **Rind, Wildente, Huhn, Forelle** und **Karpfen**, weil kränkliche und geschwächte Menschen dies schwer verdauen können. Das **Ysophuhn** bildet eine Ausnahme und ist ein Heilmittel bei Traurigkeit und Depression. **Hühnerleber** empfiehlt sie bei Eisenmangel.
Generell zu meiden sind **Schweine- und Pferdefleisch, Gans, Lachs** und **Scholle**.

Zucker

Hildegard empfiehlt **Rohrzucker**, der zehnmal mehr Mineralien aufweist als weißer, raffinierter Zucker. Zucker verbraucht zudem wertvolle Mineralstoffe und Vitamine des Körpers, ist also ein Energiekiller. Honig wird bei Hildegard nicht zum Süßen von Speisen eingesetzt, sondern nur als Heilmittel.

Fette und Öle

Achten Sie beim Kauf auf kalt gepresste und hochwertige Öle: Leindotteröl (nicht zu verwechseln mit dem Leinöl), Traubenkernöl, Marillenkernöl usw. Gute Öle sind das „Schmiermittel" für unseren Körper und deshalb ist Qualität wichtig.

Fette und Öle haben für die Erhaltung unserer Körperfunktionen große Bedeutung und sind zudem Geschmacksträger. Achten Sie auch hier auf gute **Qualität**. Butter und Butterschmalz sind laut Hildegard hochwertige und gut verträgliche Produkte.

Kürbiskernöl und **Sonnenblumenöl** sind in unseren Breiten besonders wertvoll. Maiskeimöl wird von Hildegard nicht beschrieben, ist aber aufgrund des gentechnisch veränderten Mais fragwürdig. Rapsöl wird von Hildegard nicht geschätzt und über das viel gepriesene Olivenöl sagt sie: *„Wenn es gegessen wird, ruft es Übelkeit hervor und macht andere Speisen schlecht genießbar."* Aus aktuellen Studien geht hervor, dass Südländer ein spezielles Enzym besitzen, welches sie Olivenöl gut verstoffwechseln lässt. Uns fehlt dieses Enzym, wir sollten daher auch diesbezüglich auf unsere regionalen Produkte vertrauen.

Hildegard-Gewürze und -Kräuter

In der Hildegardküche haben Gewürze und Kräuter einen hohen Stellenwert. Sie bringen nicht nur den richtigen Geschmack, sondern auch die persönliche Note in die Speisen. Nach der „Subtilitätenlehre" Hildegards haben sie zudem gesundheitsfördernde bzw. heilende Wirkung, bei einigen spricht sie sogar von Frohmachern, da sie entsprechend auf unsere Laune wirken. Gewürze wie z. B. Galgant oder Bertram, die zu Beginn etwas ungewöhnlich erscheinen, können in Apotheken oder im Hildegard-Fachhandel bezogen werden. Andere typische Hildegard-Gewürze wie Zimt, Muskat oder Nelken verwenden Sie sicher ohnehin schon längst. Die vielen Kräuter können Sie nach Gutdünken im Garten oder auf dem Balkon selbst ziehen und frisch oder getrocknet verwenden.

Ackerminze

„Wer einen kalten Magen hat und die Speisen nicht verdauen kann, der esse diese kleine Minze"

Die Ackerminze wärmt also den **Magen** und fördert die **Verdauung**. Ackerminzeblätter und zarte junge Ackerminzetriebe fein hacken und in Suppen, im Gemüse und in Fleisch- oder Fischgerichten mitkochen bzw. roh mit etwas Brot essen.

Bachminze

„Wem der Magen von vielen Speisen und Getränken beschwert wird, der esse oft Bachminze."

Die Bachminze entlastet den Magen und die Atmung. Sie sollte bei Übergewicht oft verwendet werden. Bachminze in Suppen, im Gemüse und in Fleisch- oder Fischgerichten mitkochen bzw. roh mit etwas Brot essen.

Basilikum

„Wer starke Fieber hat, der koche Basilikum in Wein, gebe Honig bei und trinke dies oft."

Basilikum ist ein typisches Sommergewürz und wirkt **kühlend**. Es gibt den Gerichten eine wunderbare italienische Note und sorgt nach Hildegard auch dafür, dass „sich die Zunge lockert" und man sich getraut, öffentlich zu sprechen.

Beifuß wird mancherorts auch „Ganslkraut" genannt, da er das Verdauen des fetten Gänsefleisches unterstützt.

Beifuß

„... heilt kranke Eingeweide und wärmt den kranken Magen."

Beifuß wird auch „Wilder Wermut" genannt und ist mehr Heilmittel als Gewürz. Er hilft bei **Gastritis, Magenempfindlichkeit** und **Sodbrennen** und hat auf **Leber** und **Bauchspeicheldrüse** anregende Wirkung. Frische, kleingehackte Beifußblätter oder 1–2 Messerspitzen Beifußpulver in Suppen, Gemüse-, Fleisch-, Geflügel- oder Fischgerichten mitkochen. Beifuß muss unbedingt mitgekocht werden!

Bertram

„... ist gut zu essen, weil er die Fäulnis mindert, das gute Blut vermehrt und einen klaren Verstand im Menschen bereitet."

Bertram ist als Pulver oder getrocknete Wurzel erhältlich und sorgt für gesundes **Blut**, stärkt die **Abwehrkräfte** und den Verstand, fördert die **Verdauung** und hilft bei **Verschleimungen im Kopfbereich** (z. B. Schnupfen, Stirnhöhlen- und Nebenhöhlenprobleme). Bertram am besten immer mit Galgant gemeinsam verwenden.

Bohnenkraut

„Wer einen traurigen Sinn hat, den macht es froh."

Das Bohnenkraut stärkt **Augen**, **Magen** und **Herz** und ist ein **Frohmacher**. Es ist ein aromatisches Gewürz, passt zu allen Gemüsegerichten und kann als Pulver, in gerebelter Form und frisch eingesetzt werden.

Dill

„Gekocht gegessen unterdrückt er die Gicht."

Für **Rheumatiker** wird Dill zum Heilmittel. Ansonsten sollte Dill eher selten und wenn dann nur gekocht oder gebeizt gegessen werden, da er traurig macht, wenn man ihn roh verzehrt.

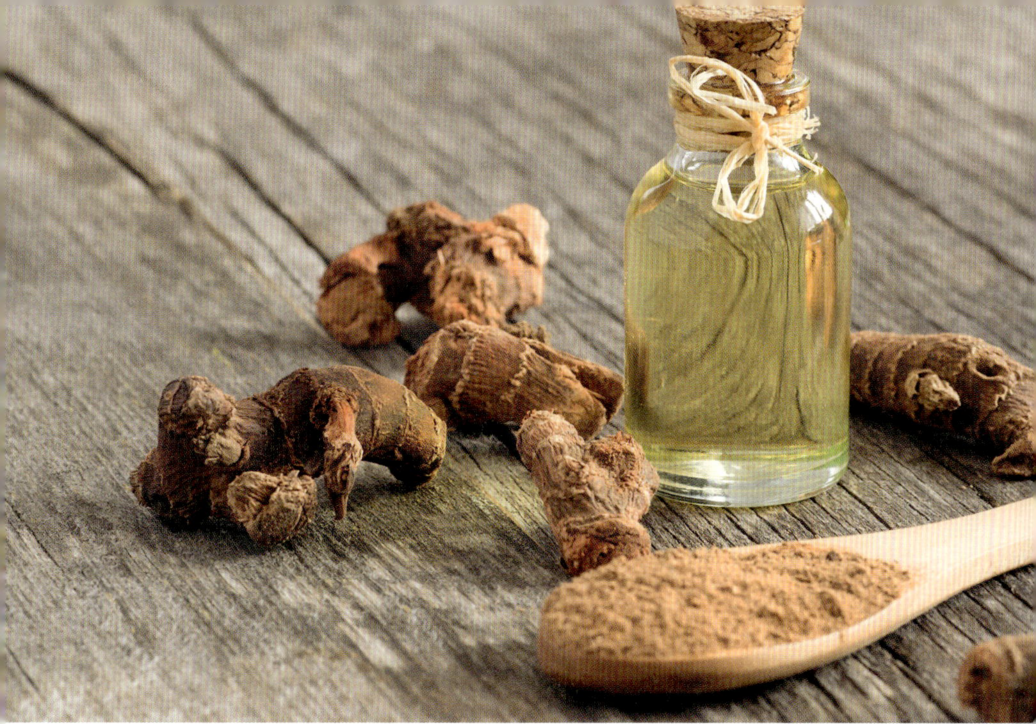

Galgant

Fenchel

„Wie auch immer er gegessen wird, macht er den Menschen fröhlich, vermittelt angenehme Wärme und guten Schweiß, und er verursacht eine gute Verdauung."

Fenchel reinigt den **Magen**, verhindert **Mundgeruch**, stärkt die **Sehkraft**, sorgt für eine gute **Ausdünstung** und Hautfarbe sowie für guten **Körpergeruch**. Er zählt zu den klassischen Frohmachern und passt vor allem zu Getreide- und Gemüsegerichten.

Galgant

„Der Galgant ist ganz warm und er ist heilkräftig."

Galgant ist das „**Herzmittel**" der Hildegard-Heilkunde. Aber auch bei **Menstruationsbeschwerden, Kreislaufproblemen, Kraftlosigkeit, Kopfschmerzen** und **Durchblutungsstörungen** hat er seine wärmende und entkrampfende Wirkung schon vielfach unter Beweis gestellt. Galgant ist in Pulverform oder auch in Form von Wurzelstückchen erhältlich und wird sämtlichen

Speisen anstatt Pfeffer beigegeben und passt überall, wo es würzig und scharf schmecken soll.

Gewürznelken

„Die Gewürznelke ist sehr warm und hat auch eine gewisse Feuchtigkeit in sich."

Auch die Gewürznelke ist ein Frohmacher und hilft bei **Kopfschmerzen, Kopfbrummen, Bluthochdruck** und als unterstützendes Mittel bei **Knalltrauma** und entstehender **Wassersucht**.

Griechenklee

„Wem das Essen verleidet, der nehme Bockshornklee samt Samen, mache ihn in Wein warm und trinke das oft."

Griechenkleepulver bzw. Bockshornklee fördert nach Hildegard **„den rechten Appetit"** und schmeckt ausgezeichnet. Man könnte ihn als „Aromat der Hildegard-Küche" bezeichnen. Er passt vor allem in Suppen, Saucen und gebundene Gemüse. Wer das herb-bittere Aroma mag, kann Griechenklee auch roh verwenden.

Kubebe

„Sie macht den Geist fröhlich und den Verstand und das Wissen rein, weil die nützliche und gemäßigte Wärme der Kubebe die ungeziemenden Gluten der Begierde auslöscht."

Kubeben helfen bei **Stress, Hormonschwankungen, Nervenschwäche** und wirken unterstützend im **Klimakterium**. Kubebenpulver wird am besten in kleinen Prisen Dinkelgerichten und Brot beigegeben.

Muskat

„Wenn ein Mensch die Muskatnuss isst, öffnet sie sein Herz, reinigt seinen Sinn und bringt ihm einen guten Verstand."

Muskat ist ein **Frohmacher,** hilft bei **Traurigkeit, Trägheit** und **Nervenleiden** und dient zur Belebung der Sinne.

Pelargonienpulver
„Wer im Herzen leidet, esse dieses Pulver mit Brot oder durch Auflecken aus der Hand, und es wird ihm besser gehen."
Das Pelargonienpulver, das auch als **Grippepulver** bekannt ist, besteht aus Edelpelargonien-, Bertram- und Muskatnusspulver. Es wird zur Vorbeugung in **Erkältungszeiten** und bei akuten Erkältungen in Form des Grippeweins eingenommen, kann aber auch Salatsaucen beigefügt werden.

Poleiminze
„Die Poleiminze hat die Kraft von 15 Kräutern in sich."
Poleiminze hilft gegen **Gastritis, Aufstoßen, Sodbrennen** und reinigt den **Magen**. Das wohlschmeckende Küchengewürz mit Speisen mitkochen, roh einer Marinade oder einem Aufstrich beifügen oder einfach über das Essen streuen.

Quendel
„Der Quendel ist warm und gemäßigt ... und der Körper wird innerlich geheilt und gereinigt."
Quendel hilft als Pulver, als frisches Kraut, oder als Salbe bei allen **Hautproblemen**, er dient zur **Blutreinigung** und wird auch bei **Gedächtnisschwäche** eingesetzt.
Der Quendel bzw. der wilde Thymian, gibt den Speisen eine italienische Note und passt zu allen Gemüse- und Fleischgerichten. Damit er seine Heilwirkung voll entfalten kann, muss er immer mitgekocht werden.

Salbei
„Roh und gekocht ist er gut für jenen zu essen, den schädliche Säfte plagen ..." Der Salbei wirkt gegen alle **Schadstoffe**, die im Körper gespeichert sind. Er **reinigt** und **heilt** gleichzeitig. Wenn möglich täglich 1–2 Salbeiblätter frisch essen oder Salbeipulver im Essen mitkochen bzw. über ein Stück Dinkelbrot streuen und essen.

Salz

„Wenn ein Mensch die Speisen ohne Salz isst, macht es ihn innerlich lau, wenn er sie mäßig gemischt mit Salz isst, stärkt und heilt es ihn. Wer eine zu stark gesalzene Speise isst, den macht es innerlich dürr und schadet ihm."

Hildegard spricht vom „hellen" Salz, deshalb verwenden wir in unseren Breiten vorzugsweise naturbelassenes Stein- oder Salinensalz und achten auf das rechte Maß.

Ysop

„Und wenn man ihn oft isst, reinigt er den kranken Schaum der Säfte, wie die Wärme im Topf den Schaum aufwallen lässt, und er ist für alle Speisen nützlich."

Ysop hilft als Pulver und als frisches Kraut bei **Traurigkeit, Melancholie, Depression** und **Leberschmerzen**. Auch dieses Hildegard-Heilkraut ist ein „Frohmacher" und passt zu allen Gemüse-, Fleisch- und Fischgerichten, aber auch zu Teigwaren und Getreidegerichten. Ysop muss immer mitgekocht werden, wenn man die Heilwirkung erzielen möchte.

Zimt

„Wer ihn oft isst, dem mindert er die üblen Säfte und bereitet gute Säfte in ihm."

Zimt verstärkt bei Depressionen und Nervenleiden einsetzen. Dieses wohlschmeckende und froh machende Gewürz, sorgt aber auch für eine gute Durchblutung und freie Atemwege. Zimt kann die Insulinproduktion verbessern und den Blutzuckerspiegel senken und ist deshalb für Diabetiker ein wichtiges Gewürz.

Verwenden Sie immer Ceylon-Zimt, da zu viel Cassia-Zimt die Leber belasten kann!

Tabus in der Hildegardküche

In der Hildegardküche gibt es einige wenige Nahrungsmittel, die möglichst gemieden werden sollten, da sie nach Hildegard unsere Abwehr schwächen. Sie sind jedoch kein Grund, sich von der Hildegardküche zu distanzieren, denn gemäß der Hildegard-Anweisung „das Positive fördern, damit das Negative automatisch in den Hintergrund treten kann", werden diese so genannten „Küchentabus" mit Discretio und Ratio nach und nach vom Speiseplan gestrichen. Stellen Sie also Ihre gewohnte Küche nicht von heute auf morgen, aber kontinuierlich, um. Nehmen Sie Veränderungen Schritt für Schritt vor und bleiben Sie dann konsequent bei den Nahrungsmitteln und Gewürzen, die Ihnen wohltun und schmecken.
Hildegard weist bei Lebensmitteln stets auf ihre **Subtilität**, also ihre spezielle Wirkung auf den Menschen hin und nennt demzufolge auch einige Lebensmittel, die der Gesundheit nicht zuträglich sind: Erdbeeren, Pfirsiche, Pflaumen, Schweinefleisch, Lauch und Chicorée.
Diese „Küchentabus" werden Ihnen längerfristig nicht fehlen, da es immer einen vollwertigen Ersatz für sie gibt:

- **Erdbeeren** werden durch Himbeeren, Johannisbeeren und Brombeeren ausgetauscht.
- **Pfirsiche** und **Pflaumen** werden nach und nach zugunsten von Aprikosen und Äpfeln in der Obstschale weichen.
- **Schweinefleisch** fehlt nicht wirklich auf dem Speiseplan, wenn „erlaubte" Fleischsorten – mit Hildegardgewürzen verfeinert – zur vollwertigen Variante werden. Zudem ist Fleisch nur an Festtagen sinnvoll.
- **Lauch** wird durch Frühlingszwiebeln bestens ersetzt

- und **Chicorée** durch verschiedene Blattsalate.
- Auf **Olivenöl** wird in der Hildegardküche verzichtet, es kommt nur in Heilmitteln zum Einsatz. Ersatz bieten die heimischen Pflanzenöle.

Auf die berechtigte Frage nach dem Warum für diese Tabus gibt uns Hildegard folgende Antworten:

- Erdbeeren bilden Methan und „verschleimen" den Menschen. Sie führen mitunter zu Allergien, Ekzemen, Mittelohr- und Blinddarmentzündungen.
- Pfirsiche fördern ebenfalls die Verschleimung und zerstören nach Hildegard die guten Körpersäfte, wodurch Stoffwechselstörungen ausgelöst werden können.
- Pflaumen fördern die Melancholie, weil sie die Säuren im Körper derart vermehren, dass es zu Stimmungsschwankungen, Depressionen und Rheuma kommen kann.
- Lauch schwächt das Abwehrsystem des Menschen, das wirkt sich auch auf die Blutbildung aus.
- Auch Chicorée beeinträchtigt das Immunsystem.
- Schweinefleisch schließlich vermehrt die schlechten Säfte, schwächt die körpereigenen Abwehrkräfte und fördert das cholerische Element im Menschen. Das heißt, es macht ihn aufbrausend, reizbar und unbeherrscht.

Rezepte

Weitere schmackhafte Rezepte finden Sie in den Büchern „Einfach kochen" und „Einfach kochen 2"

Dinkel

Wie immer Dinkel zubereitet wird und in welcher Form er verarbeitet ist – er ist immer ein **Universalheilmittel** und ein **Frohmacher**. Sämtliche Dinkelgerichte bilden die Basis einer gesunden Ernährung.
Besonders bei **körperlicher Schwäche** und **nervlicher Anspannung**, bei **Stoffwechsel- und Kreislaufproblemen**, bei **Diabetes** und bei **Magen-Darmleiden** stärken und kräftigen Dinkelgerichte.

Dinkelgrießsuppe

1 Zwiebel	fein hacken und in
1 EL Sonnenblumenöl	goldgelb anrösten.
4 EL Dinkelgrieß	kurz mitrösten, dann mit
1 Liter Wasser	aufgießen und mit
Salz, Galgant, Bertram, Ysop und Quendel	würzen. Nach Belieben
ein Stück Karotte, Fenchel und Sellerie	mitkochen.

Ca. 15–20 Minuten köcheln, damit sich der Kleberanteil vom Grieß entwickeln kann.
Am besten 2-mal pro Woche diese Suppe als Abendessen genießen. Sie entlastet die Nieren und den Verdauungsapparat.

Dinkelkörner – Grundzubereitung

1 kg Dinkelkörner 2 Liter Wasser	im Sieb kalt abspülen und kalt aufsetzen. Wenn das Wasser kocht
Galgant, Bertram, Fenchel, Quendel Kubeben	 und dazugeben.

Ca. 40 Minuten köcheln lassen. Dann erst salzen und weitere 15 Minuten auf der ausgeschalteten Herdplatte quellen lassen.

Dinkel-Kopfsalat

2 EL Sonnenblumenöl, 1 EL Weinessig, 1 EL Balsamicoessig, Salz und Galgant	 gut vermengen und mit
Salatblättern	mischen. Pro Portion
3 EL Dinkelkörner,	gekocht, untermengen und 10 Minuten ziehen lassen.

Diesen Salat im Idealfall täglich als Vorspeise servieren. Er regt den **Stoffwechsel** an, sorgt für eine gute **Verdauung**, hält den **Blutzuckerspiegel** konstant und sättigt dadurch nachhaltig.

Dinkelkörnersalat mit Granatapfel

Die Dinkelkörner halten den **Blutzuckerspiegel** hoch und sättigen. Granatapfel wird von Hildegard nicht beschrieben, hat aber viele Antioxidantien, Kalium und Eisen und ist deshalb eine willkommene und fruchtige Abwechslung.

250 g gekochte Dinkelkörner,	
1 Granatapfel	Kerne auslösen und miteinander mischen.
3 EL Öl	erhitzen,
1 Zwiebel,	klein geschnitten,
1 Knoblauchzehe,	fein gehackt, zusammen mit
Kreuzkümmel	und
Koriander	kurz anbraten, vom Herd nehmen und abkühlen lassen.
Zitronensaft	von einer Zitrone mit
1 Bund Petersilie,	fein gehackt, und
Zitronenzesten,	
Salz, Galgant, Zucker	mischen und unter die Zwiebel-Öl-Mischung geben.

Schältipp: Schneiden Sie einen Granatapfel in der Mitte durch, legen Sie eine Hälfte locker auf Ihre Handfläche und klopfen Sie mit dem Griff eines großen Küchenmessers die Kerne aus der Schale. Wenn Sie die Hand mit dem Granatapfel in einen Nylonsack geben, gibt es keine Spritzer.

Mit den Körnern und Kernen mischen und 20 Minuten marinieren.

Fenchel mariniert

Fenchel ist ein **Frohmacher** – ob als Tee, Gewürz oder Gemüsegericht und er kann als einziges Gemüse bei Hildegard auch roh genossen werden.

Fenchel ist das gesündeste Gemüse überhaupt und sollte so oft wie möglich auf dem Speiseplan stehen.

3 kleine Fenchelknollen	halbieren, in
Salzwasser	2–3 Minuten kochen, abgießen und kalt abschrecken.

So in grobe Streifen schneiden, dass der Strunk die Blätter zusammen hält. Die Fenchelstücke in eine flache Schüssel oder eine Gratinform schichten. -

Marinade:

1 mittelgroße Zwiebel	in feine Ringe schneiden, in etwas
Sonnenblumenöl	kurz anrösten und ankühlen lassen.
1 Knoblauchzehe	zerdrücken.
4 EL Sherry	oder Weißwein,
6 EL Balsamicoessig,	
2 TL Honig,	
Salz, Galgant, Bertram	und
1 EL Fenchelgrün	hacken.

Alle Zutaten gut verrühren und über den Fenchel verteilen. Mindestens 2 Stunden im Kühlschrank ziehen lassen und zwischendurch wenden. Den Fenchel mit Mozzarella-Scheiben „umranden" und mit Grissini oder einer Foccaccia servieren.

Fenchel gebraten

Fenchel eignet sich bestens als Grillgemüse: Die Fenchelscheiben mit Öl beträufelt auf den Rost legen und vor dem Servieren mit den Gewürzen bestreuen.

4 Fenchelknollen	halbieren und so in 1/2 cm dicke Streifen schneiden, dass der Strunk die Blätter hält. In
Sonnenblumenöl	bei starker Hitze portionenweise scharf anbraten, Farbe nehmen lassen und auf eine Platte geben und salzen.
1–2 TL Fenchelsamen	und
1–2 TL Koriandersamen	im Mörser zerstoßen und in der Pfanne kurz anrösten. Mit
2 EL weißem Balsamicoessig	ablöschen, den Fenchel zurück in die Pfanne geben,

durchschwenken und wieder zurück auf die Platte legen. Mit Fenchelgrün bestreuen.

Karottensuppe

Alle Wurzelgemüse wachsen langsam und haben dadurch viel Zeit, um Mineralstoffe aus dem Boden aufzunehmen und um Sonnenlicht zu tanken. Dieses Sonnenlicht ist letztlich die Energie der Pflanze bzw. des Gemüses. Sie wärmen den **Magen** und stärken somit **Blase** und **Niere**. Sie haben zahlreiche wertvolle Inhaltsstoffe und sind als Suppe oder Eintopf doppelt wärmend.

1 große Zwiebel	hacken und in
1 EL Butterschmalz	goldgelb anrösten.
800 g Karotten	schälen, grob schneiden, zur Zwiebel geben und kurz mitrösten.
3 EL Dinkelvollmehl	dazugeben, alles gut durchrösten und mit
1/2 Liter Wasser	aufgießen. Mit
Galgant, Bertram, Griechenkleepulver	und
Quendel	würzen und ca. 20 Minuten köcheln lassen. Die Suppe mit dem Stabmixer pürieren, nochmals
ca. 1/2 Liter Wasser	und
50 ml Rahm	dazugeben und zum Schluss noch
Salz	beifügen.

Kichererbsensuppe

Kichererbsen haben wertvolle pflanzliche Proteine und Ballaststoffe. Sie können bei der Regulierung des **Blutzuckers** unterstützen und über den Darm **Cholesterin** ausscheiden.

Kichererbsen können bei empfindlichen Menschen Blähungen verursachen, deshalb kräftig mit Galgant würzen und mit kleinen Portionen den Darm an dieses Nahrungsmittel gewöhnen.

250 g Kichererbsen	in der 3-fachen Wassermenge über Nacht einweichen.

Das Einweichwasser abschütten, die Kichererbsen kalt abspülen und mit der 3-fachen frischen Wassermenge in einen Kochtopf geben.

1 Zwiebel, 2 Nelken	in die Zwiebel stecken,
2 Lorbeerblätter,	
Galgant und Bertram	dazugeben und die Kichererbsen eine Stunde weich kochen und erst gegen Ende der Garzeit salzen.
1 Zwiebel hacken	und in
1 EL Butterschmalz	goldgelb dünsten.
1 gehackte	
Knoblauchzehe	dazugeben und mit
1 Schuss Weißweinessig	ablöschen.
1/2 Liter Wasser	und die
gekochten Kichererbsen	dazugeben. Alles mit
Galgant, Bertram, Ysop,	
Griechenkleepulver	und
Salz	kräftig würzen und aufkochen lassen.

Die Suppe mit dem Stabmixer pürieren und so viel Wasser dazugeben, bis die gewünschte Konsistenz erreicht ist. Die Suppe sollte sehr sämig sein. 2 Tassen gekochte Dinkelkörner in die Suppe geben und in Tellern anrichten. Zum Schluss 1 Kaffeelöffel Pesto in die Mitte eines jeden Tellers geben.

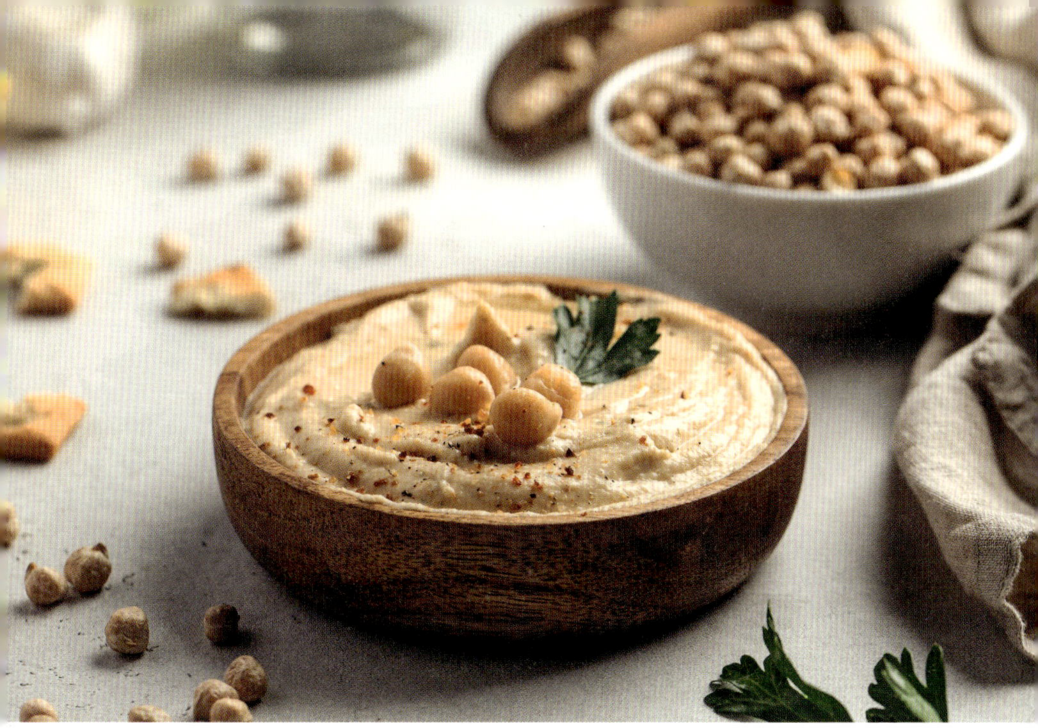

Kichererbsen

Variante: Kichererbseneintopf

Die Suppe nach dem Pürieren mit weniger Wasser aufgießen, beiseite gestellte ganze gekochte Kichererbsen und in Scheiben geschnittene Karotten und Stangensellerie dazugeben und alles zusammen weich köcheln lassen.

Kichererbsenaufstrich (Hummus)

400 g gekochte Kichererbsen mit
etwas Kochwasser,
1–2 Knoblauchzehen,
3 Esslöffel Öl, Salz,
Galgant, Bertram,
Griechenkleepulver,
Kreuzkümmelpulver und
wenig Zitronensaft sehr lange in der Küchenmaschine pürieren.

Konsistenz prüfen und eventuell noch etwas Flüssigkeit oder Öl dazugeben.

Kornelkirschenmarmelade

Die Kornelkirsche ist ein heimischer Strauch, der in vielen Parkanlagen zu finden ist. Seine roten olivenförmigen Früchte können zu Marmelade oder Kompott verarbeitet werden.

Sie reinigt und stärkt sowohl den kranken als auch den gesunden Magen. Am besten über einen längeren Zeitraum täglich einen Esslöffel Kornelkirschenmarmelade als Brotaufstrich essen.

Herstellung: Reife Kornelkirschen zuerst mit etwas Wasser zugedeckt dämpfen, bis sie platzen. Dann durch ein Passiersieb drücken, damit die Kerne zurückbleiben und anschließend das Fruchtmus mit Rohrohrzucker im Verhältnis 1:1 etwa 8 Minuten kochen und zum Schluss noch eine Prise Zimt beifügen. Die Kornelkirschenmarmelade in kleine Gläser füllen und sofort verschließen.

Kürbis vom Blech

Kürbis wächst langsam und hat viel Zeit, um Sonnenergie zu tanken und diese Energie und Wärme den Menschen in Gerichten weiterzugeben.

800 g Kürbis	in ca. 1 cm dicke Scheiben schneiden, mit
1 Tasse Öl, 1 Tasse frischem Orangensaft, Salz, Currypulver	und
rosa Pfeffer	mindestens 1 Stunde marinieren.

Auf ein Backblech verteilen, bei 170 Grad Heißluft ca. 20 Minuten braten, nach Belieben geröstete Kürbiskerne oder Granatapfelkerne darüberstreuen und servieren.

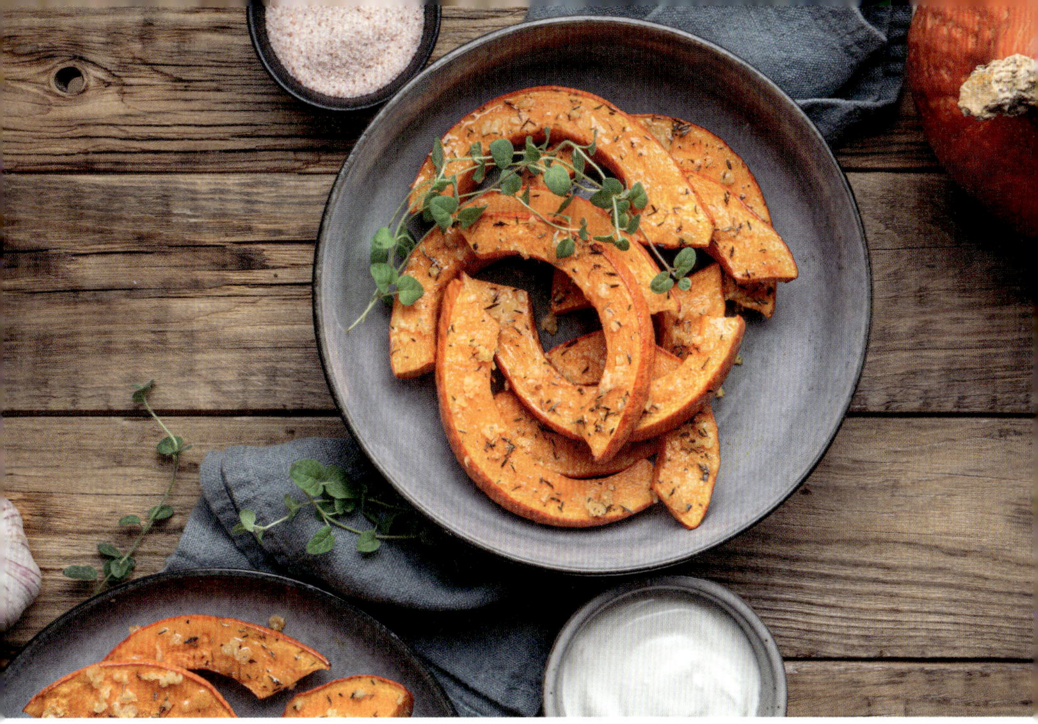

Kürbis vom Blech

Kürbisgratin

800 g Kürbisfleisch	in kleine Würfel schneiden und in eine gefettete Auflaufform geben. Mit
1–2 EL Dinkelfeinmehl	durchmischen.
2 Knoblauchzehen,	
1 EL Petersilie	und
1 EL Schnittlauch	fein schneiden und mit
1/4 Liter Rahm, Salz,	
Galgant, Quendel, Ysop	verrühren und über den Gratin gießen.

Bei 180 Grad Heißluft ca. 20 Minuten garen.
Nach 10 Minuten einmal umrühren.

Mangold und Spinat haben viele Ballaststoffe und sind reich an Vitaminen. Grüne Gemüse stärken unsere „Viriditas", unsere Lebenskraft, ganz besonders.

Mangold mit Frühlingszwiebeln

500–600 g Mangold	waschen und die Stiele von den Blättern trennen.
11/2 Liter Salzwasser	mit
3 Scheiben Zitrone	und
1 KL Rohrohrzucker	zum Kochen bringen.

Die Mangoldstiele 5 Minuten kochen lassen, dann die Mangoldblätter dazugeben und eine weitere Minute kochen lassen. Den Mangold abseihen und kalt abschrecken.

2 EL Butterschmalz	in einer Pfanne erhitzen.
1 Knoblauchzehe,	ohne Keimling, fein hacken und ganz kurz mitrösten. Dann den grob geschnittenen Mangold mitrösten.
1 Bund Frühlingszwiebeln	jeweils in 5 cm lange Stücke schneiden und ebenfalls kurz mitrösten. Mit
Galgant, Bertram	und
Salz	würzen und mit
50 ml Weißwein	oder Wasser ablöschen.

Noch kurz dünsten lassen und anschließend servieren.

Maronihonig

500 g Bienenhonig	vorsichtig erwärmen und mit
150–200 g Maronimehl	gut verrühren.

Als Brotaufstrich, pur und zum Verfeinern von Salatsoßen verwenden.

Maronigemüse

Maroni wärmen den **Magen** und **stärken Milz** und **Leber**. Sie sind fettarm, reich an Vitaminen und ein Frohmacher.

1 gehackte Zwiebel	in
1 EL Butterschmalz	goldgelb andünsten.
500 g Maroni,	gekocht, dazugeben und kurz durchrösten. Mit
1 EL Dinkelfeinmehl	stauben und kräftig Farbe nehmen lassen. Mit
1/8 Liter Rotwein	ablöschen und mit
Galgant, Bertram,	
Quendel, Salz	und eventuell mit etwas
Griechenkleepulver	würzen.

Maroni sind nach dem Dinkel das zweitwichtigste Grundnahrungsmittel in der Hildegardküche.

Alles so lange dünsten, bis eine sämige Sauce entsteht, eventuell noch etwas Wasser dazugeben.

Maroniomelette

4 EL Dinkelfeinmehl,	
2 EL Maronimehl,	
350 ml Milch	(oder Ziegenmilch für Allergiker),
2 Eier, 1/2 KL Salz	und
1 Prise Galgant	gut verquirlen und 1/2 Stunde quellen lassen.

In wenig Butterschmalz oder Öl dünne Omeletten backen.
Als Suppeneinlage Omeletten auskühlen lassen und in feine Streifen schneiden.
Als Hauptspeise mit pikanter oder süßer Füllung.

Mispelmarmelade

1 kg reife Mispeln	gut waschen und durch ein Sieb passieren. Das Fruchtfleisch mit
500 Rohrohrzucker	und
1/2 Liter Wasser	

bei kleiner Hitze langsam etwa 1/2 Stunde köcheln lassen, bis eine cremige Masse entsteht. Eventuell noch etwas Wasser dazugeben, da es leicht anbrennt.
Zum Schluss nach Belieben Zitronensaft und/oder 4 EL Rum beifügen. Die Marmelade in kleine Gläser füllen und sofort verschließen.
Mispelmarmelade ist ein köstlicher Brotaufstrich. Mit Rahm verfeinert ist das Mispelmus ein schnelles Dessert und mit geriebenen Mandeln gemischt eine Fülle für Gebäck.

Die Mispel ist reich an Vitamin C und Eisen. Sie ist ein Kräftigungsmittel und wirkt besonders bei Blutarmut unterstützend.

Mispelreste mit Wasser nochmals aufkochen, abseihen und etwas Zucker und Zitronensaft dazugeben. Den **Mispelsaft** in Flaschen abfüllen und genießen. Rasch verbrauchen.

Mutterkrautsuppe

5 Blättchen Mutterkraut	klein schneiden.
1 EL Dinkelmehl	mit
1 KL Butterschmalz	in einer Pfanne anschwitzen, mit
1/4 Liter Wasser	ablöschen, glatt rühren, mit
Salz	würzen und aufkochen lassen.

Diese Suppe v. a. bei Regelschmerzen und PMS anwenden.

Das klein geschnittene Mutterkraut beigeben und 1–2 Minuten mitkochen.

Nervenkekse

Diese Kekse werden auch Glücks- oder Energiekekse genannt. Sie sorgen in jedem Fall für mehr **Energie**, **bessere Nerven** und mehr **Geduld** – das Glück kommt dann von selbst.

Verwenden Sie immer Ceylon-Zimt, da zu viel Cassia-Zimt die Leber belasten kann.

1 kg Dinkelfeinmehl,
400 g Butter,
250 g feinen Rohrohrzucker,
200 g gemahlene Mandeln,
3 EL Nervenkekspulver,
4 Eier, 1 Prise Salz und
100 ml Milch zu einem eher feuchten Mürbteig verarbeiten.

Nervenkekspulver
45 g Zimtpulver
45 g Muskatnuss-pulver
10 g Nelkenpulver

Den Teig mindestens eine Stunde (besser über Nacht) kalt stellen. Dann 3–5 mm dick ausrollen, Kekse ausstechen und bei 180 Grad ca. 15 Minuten backen.

Onyxessig

Dieser Essig reinigt den **Magen** und sollte den Speisen und Salaten regelmäßig beigegeben werden.
Einen Onyx 5 Tage in 1/2 Liter Weinessig legen, danach den Stein herausnehmen und Salate und Speisen damit würzen.

Quendelstängel, pikant

1 kg Dinkelfeinmehl,
250 g Butter,
200 g geriebene Mandeln,
2 EL Quendelpulver,
2 Eier, 1 EL Salz und
150 ml Wasser zu einem eher feuchten Mürbteig kneten.

Quendel hilft bei Hautproblemen und Vergesslichkeit.

Den Teig mehrere Stunden im Kühlschrank rasten lassen (am besten über Nacht).
Danach den Teig ausrollen, Streifen schneiden und diese auf ein mit Backpapier belegtes Blech legen. Die Quendelstängel mit Wasser bepinseln bzw. besprühen und mit Sesam oder Mohn bestreuen. Bei 160 Grad Umluft 20–30 Minuten backen.

Quitten, gebratene

Die Früchte trocken abreiben und dann erst waschen. Die Quitten auf ein Backblech legen und bei 180° im Rohr ca. 40–50 Minuten (je nach Größe) braten. Die Früchte sind gar, wenn man mit der Gabel bis zum Gehäuse stechen kann. Mit Zimt und Zucker servieren.

Quitten sind das gesündeste Obst und das Rheumamittel schlechthin. Sie entsäuern und helfen somit auch bei anderen entzündlichen Erkrankungen.

Es empfiehlt sich, ein ganzes Blech Quitten zuzubereiten (ca. 5 kg Früchte). Zur Weiterverarbeitung die Früchte über Nacht abkühlen lassen, damit sich das Pektin wieder verfestigt. Schnitze abschneiden und als Kuchenbelag weiterverwenden (eventuell einfrieren). Schnitze mit Wasser und Zucker aufkochen und als Kompott in Gläser füllen. Das Fruchtfleisch von den „Butzen" bzw. dem Quittengehäuse abkratzen und unschöne Früchte als Mus verarbeiten (tiefgefrieren).

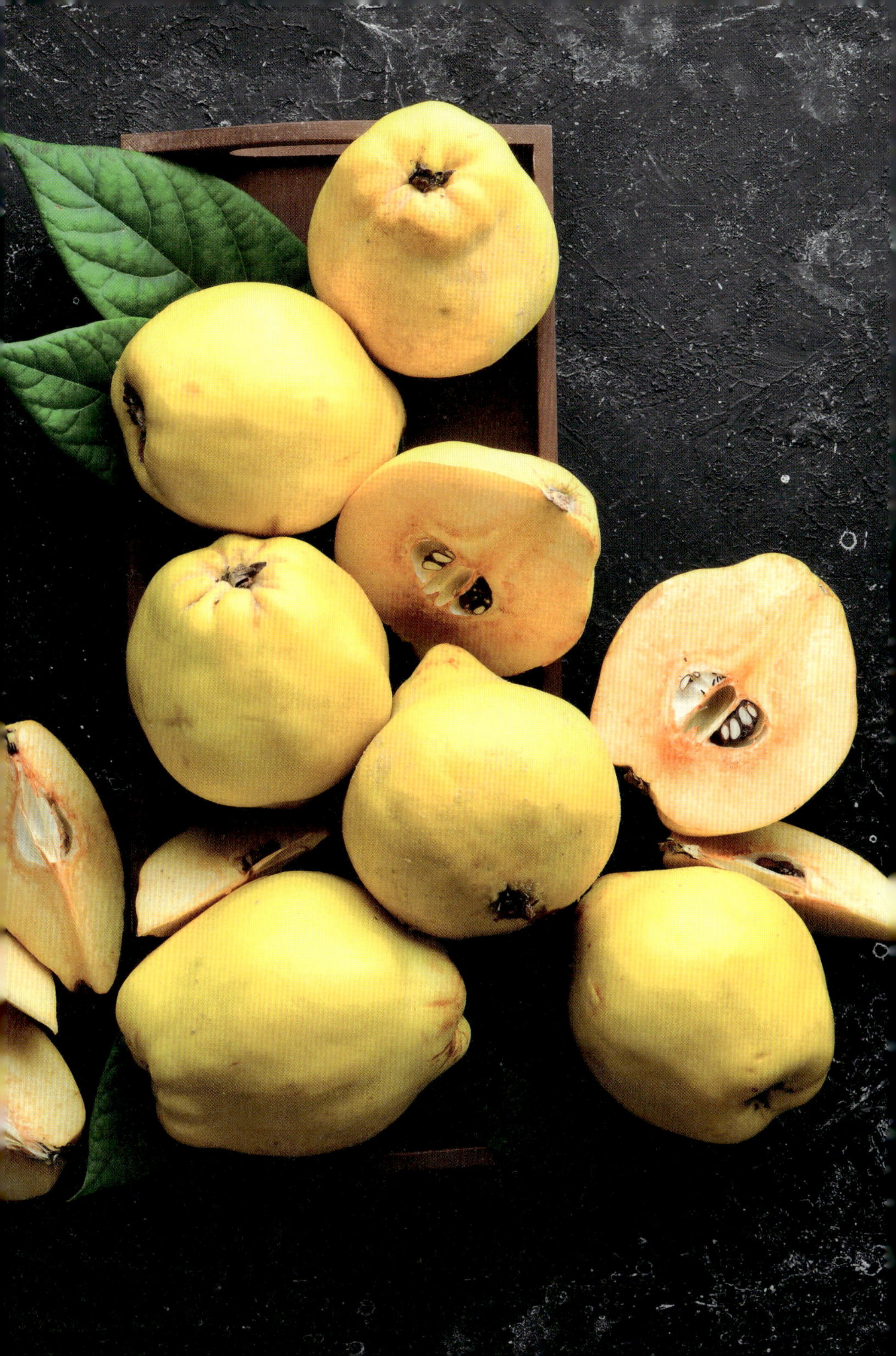

Rainfarnmehlsuppe

Die Rainfarnmehlsuppe hilft besonders bei Husten mit Auswurf.

1 EL Dinkelfeinmehl	und
1 Msp. Rainfarnpulver	mit
wenig kaltem Wasser	glatt rühren, in kochendes Wasser einrühren,
1 KL Butter	und
Salz	dazugeben, 10 Minuten köcheln lassen.

Mit Rainfarnpulver auch Palatschinken, Rühreier und Bechamelsaucen zubereiten.

Rainfarnbouillon

Die Rainfarnbouillon kommt bei trockenem und hartem Husten zum Einsatz.

1 EL Dinkelfeinmehl,	
1 Msp. Rainfarnpulver,	
1 EL Dinkelgrieß	und
1 Ei	verquirlen und in
1 Liter Hühnerbouillon	oder Gemüsebrühe einrühren und 10 Minuten köcheln lassen und salzen.

Rote-Beete-Apfelsuppe

1 rote Zwiebel	in
1EL Butterschmalz	goldgelb anrösten,
500 g Rote Beete,	gekocht und gewürfelt, mitrösten. Mit
Salz, Galgant, Bertram	und
Kümmel	kräftig würzen.
1 Msp. Rohrohrzucker	dazugeben und mit
1 Schuss Weinessig	ablöschen.
3/4 l Wasser	dazugeben und 5 Minuten köcheln lassen.
1 Apfel,	entkernt und geschält, dazugeben und kurz mitkochen lassen.

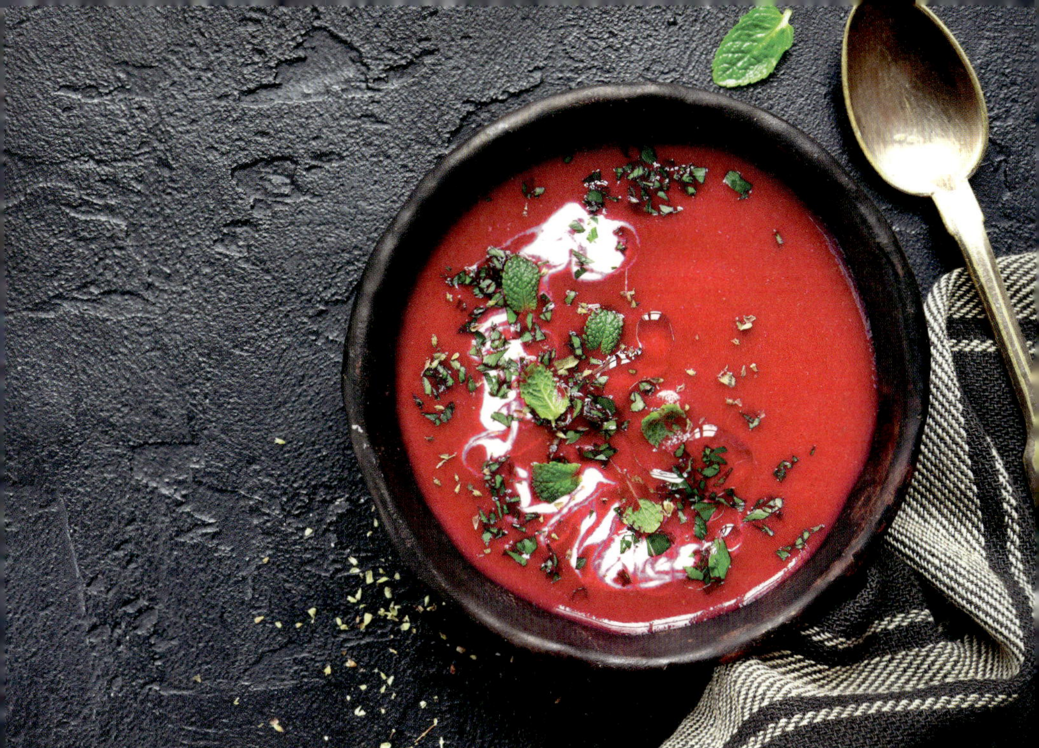

Rote-Beete-Apfelsuppe

Die Suppe pürieren, mit Wasser aufgießen, bis die gewünschte Konsistenz erreicht ist.

100 ml Rahm — dazugeben,
1–2 EL Meerrettich (Kren) — dazureiben und nochmals schaumig mixen.

1 Tasse gekochte Dinkelkörner — unterrühren.

Auf Teller anrichten, einige Tropfen Rahm in die Mitte geben und kleinste Apfelstücke darauf verteilen.

Rote Beete ist das beste Gemüse bei Hautproblemen, sie ist reich an Vitaminen, wichtigen Nährstoffen und Eisen. Sie senkt den Blutdruck und stärkt das Herz.

Rote-Beete-Carpaccio mit Balsamico-Zwiebeln

2–3 Rote Beete	schälen und bissfest kochen. Das Gemüse mit einem Gurkenhobel dünn schneiden.
2–3 rote Zwiebeln	in 2 mm dicke Ringe schneiden, in
1 EL Sonnenblumenöl	kurz andünsten, mit
2 EL Weinessig	ablöschen und vom Herd nehmen.
2–3 EL Balsamicoessig,	
3 EL Sonnenblumenöl,	
Galgant, Bertram	und
Salz	zu einer Marinade mischen und die Zwiebelringe untermengen.

Rote Beete auf Tellern anrichten, die Marinade darauf verteilen, kurz ziehen lassen und mit Dinkelbrot servieren.

Topinambur-Gemüse

Topinambur enthält viel pflanzliches Inulin, welches das körpereigene Insulin auf natürliche Weise unterstützt, und ist deshalb bei **Diabetes** ein wichtiges Nahrungsmittel. Da er bei empfindlichen Menschen Blähungen verursachen kann, kräftig mit Galgant würzen oder nach dem Essen Galgantwurzel kauen.

600 g Topinambur	schälen und in
1 Liter Salzwasser	5–7 Minuten lang bissfest kochen. Das Gemüse abseihen, mit

Galgant, Bertram, Salz	und eventuell
1 Msp. Poleiminze	würzen und in der Pfanne schwenken.
1 1/2 Tassen	
Dinkelbrotbrösel	in
2 EL Butterschmalz	bei mittlerer Hitze goldbraun rösten. Topinambur in den Bröseln wälzen.

Gekochten Topinambur kann man ausgezeichnet zu Püree und Suppen weiter verarbeiten.
Topinambur ist ein sehr nahrhaftes und eiweißreiches Sonnenblumengewächs, das früher in jedem Bauerngarten zu finden war.

Topinambur-Püree

600 g Topinambur	schälen, in
1 l Salzwasser	weichkochen und abseihen. Das Topinambur in eine Pfanne geben, etwas
frisches Wasser	
oder Milch	dazugeben und aufkochen. Mit
Galgant, Bertram, Salz	und
Zitronenzesten	kräftig würzen und pürieren.

Ysophuhn

Dies ist eines der wenigen Rezepte, die Hildegard tatsächlich hinterlassen hat. Die Ysophuhnsuppe hilft bei **Melancholie**, **Traurigkeit** und beugt **Wochenbettdepression** vor. Es kommt auch in der süditalienischen Volksmedizin vor.

1 Zwiebel, 2 Karotten,	
1 Lorbeerblatt, 2 Nelken,	
2 Prisen Galgantpulver,	
Salz, 1 TL Ysoppulver	und
Ysopkraut	mit
3 Liter Wasser	aufkochen.
1 Suppenhuhn	in den Sud legen und weich kochen.

Hildegard rät bei großer Traurigkeit „oft" vom Ysophuhn und dem mitgekochten Ysopkraut zu essen.

Ysop ist relativ geschmacksneutral und passt zu allen Gemüse-, Fleisch- und Fischgerichten, aber auch zu Teigwaren und Getreidegerichten. Ysop muss immer mitgekocht werden. Das Trockenpulver wirkt intensiver als frisches Kraut. Er hilft bei Traurigkeit, Melancholie, Depressionen und Leberschmerzen.

Zwiebelsuppe

Zwiebeln sind gekocht, gebraten und gedünstet ein wichtiges und wirksames Mittel gegen Rheuma. Deshalb Zwiebelgerichte häufig auf den Speiseplan setzen.

Roh gegessen sind Zwiebeln für alle Menschen belastend, weil ihr roher Saft den Stoffwechsel durcheinanderbringt.

1 kg Zwiebeln	in grobe Streifen schneiden und aufgeteilt auf zwei große Pfannen mit jeweils
1 EL Butterschmalz	so lange anrösten, bis sie eine dunkle Farbe erhalten. Dann das Ganze mit
Weinessig	aufgießen. Mit
Galgant, Bertram	und
Muskatnusspulver	gut würzen und mit
etwa 11/2 Liter Wasser	aufgießen.

Die Suppe eine Viertelstunde köcheln lassen und zum Schluss vorsichtig salzen. Zwiebeln haben einen süßlichen Geschmack, das verleitet dazu, sie zu versalzen.

Gefüllte Zwiebeln

8 mittelgroße rote Zwiebeln	schälen und oben am Stielansatz jeweils eine Scheibe abschneiden. In
1 Liter Salzwasser	ca. 7 Minuten kochen, abseihen und kalt abspülen. Die Zwiebeln aushöhlen, die äußeren Zwiebelschalen beiseite stellen, den Rest hacken und in
1 EL Butterschmalz	anrösten.
100 g Shiitakepilze	fein schneiden und kurz mitrösten.
11/2 Tassen gekochte Dinkelkörner	dazugeben, mit
100 ml Weißwein	ablöschen und mit
Galgant, Bertram	und
Salz	würzen.
Gehackte Petersilie	beifügen und alles gut vermengen.

Die Zwiebeln mit dieser Masse füllen und die restliche Fülle in eine gefettete Gratinform verteilen. Die Zwiebeln draufsetzen und bei 180° Heißluft 10 Minuten gratinieren. Bei Bedarf noch etwas Flüssigkeit dazugeben.

100 g Mozzarella	in 8 Scheiben schneiden, auf den Zwiebeln verteilen und nochmals im Ofen 10 Minuten gratinieren.

Zwieback

400 g Dinkelfeinmehl	und
200 g Dinkelvollmehl	in eine weite Schüssel geben und eine Mulde drücken.
230 ml lauwarmes Wasser	bereitstellen. Etwa 50 ml davon in die Mulde geben und
1/3 Würfel Hefe	darin auflösen. Mit Mehl (vom Rand) bedecken.

Bei allen Krankheiten sind einfache Suppen, trockenes Brot und Zwieback die ideale Krankenkost, da der Körper nicht mit Verdauen beschäftigt ist, sondern die Energie in die Heilung fließt.

Sobald das Mehl Risse zeigt, das restliche Wasser und

100 ml Sahne,	
80 g Butter,	
1 EL Rohrohrzucker	oder Honig,
1 KL Salz,	
1 Prise Bertram,	
1 Prise Galgant	und
1 Ei	dazugeben und einen geschmeidigen Teig kneten.

Den Teig etwa 45 Minuten gehen lassen, in zwei Portionen teilen und schleifen. Zu dünnen Rollen formen und auf das mit Backtrennpapier belegte Blech setzen. Bei 160° Umluft ca. 30 Minuten backen. Auskühlen lassen und dann 1 cm dicke Scheiben schneiden. Auf das Backblech verteilen und bei 180° Umluft ca. 20 Minuten (dazwischen einmal wenden) trocknen bzw. rösten. Am besten über Nacht auskühlen lassen und in einem Papiersack aufbewahren.

Getränke

Wasser

In unseren Breiten ist Wasser ein hochwertiges Getränk. Es ist daher nicht notwendig, Mineralwasser zu kaufen, da dieses übersäuert und häufig zu Blähungen führt.

Nach Hildegard sollten alle Getränke wohltemperiert, also nicht zu heiß und nicht zu kalt, serviert werden.

Steinwasser

Zur Herstellung von Steinwasser eignen sich:
Bergkristall: Drüsen- und Stoffwechsel
Chalzedon: Hormone, Stress und Zorn
Chrysopras: Rheuma, Hyperaktivität und Zorn
Karneol: Blut
Rubin: Fieber und Infekte

Erfahrungsgemäß reicht eine Steinsorte pro Glaskrug, es sollten höchstens drei unterschiedliche Steine verwendet werden.

Einen Hildegard-Stein in einen mit Wasser gefüllten Glaskrug legen und 24 Stunden lang in die Sonne oder zumindest an einen mit Licht durchfluteten Platz stellen. Auf diese Weise wird die Energie des Steines auf das Wasser übertragen und gelangt über das Trinken in unseren Körper. Anschließend das Wasser in einen anderen Krug umschütten und im Glaskrug wieder Wasser für den nächsten Tag „energetisieren".

Kräutertee

Da jedes Kraut bekanntlich seine Wirkung hat, ist es wichtig, Tees schwach zuzubereiten. Pro Liter Wasser genügt ein Kaffeelöffel Kräutermischung. Ideale Basis sind Fenchelkörner, die Sie nach Belieben mit Rosenblüten, Orangenblüten, Mariendistel, Zimt, Nelken und Galgantwurzeln kombinieren können.

Himbeersaft

Fieber-Kopfschmerzen können mit dem Himbeer-GalgantSaft erstaunlich rasch beseitigt werden.

2 Tassen Himbeeren	mit
3/4 Liter Wasser	zum Kochen bringen,
2–3 EL Rohrohrzucker	beifügen und auskühlen lassen. Nach Belieben etwas
Zitronensaft	beifügen.

Wird dem Himbeersaft noch etwas Galgantpulver zugegeben, erhält man ein wertvolles Heilmittel, das bei grippalen Infekten zum Einsatz kommen sollte.

Johannisbeersirup

Alle roten Früchte (Johannisbeeren, Brombeeren, Maulbeeren) sind besonders vitaminreich und eignen sich zur Herstellung von Säften.

1 kg Johannisbeeren	(rot oder schwarz) mit
1/2 Tasse Wasser	zum Kochen bringen und so lange kochen lassen, bis die Früchte platzen.

Den Saft durch ein Tuch pressen, mit 300 g Rohrohrzucker nochmals zum Kochen bringen und abfüllen.

Melissensirup

Aus getrockneten Melissenblättern Tee zubereiten. Anstatt Melisse kann auch Pfefferminze verwendet werden. Pfefferminz wirkt immer kühlend.

4 Hand voll Melissenblätter,	
4 kg Zucker,	
4 Zitronen,	in Scheiben geschnitten,
50 g Zitronensäure	und
2 Liter Wasser	kalt anrühren und 5–6 Tage an die Sonne stellen.

Jeden Tag 2-mal umrühren, damit sich der Zucker mit der Flüssigkeit vermischt. Anschließend den Melissensaft abseihen und in saubere Flaschen füllen.

Quittensaft

11/2 kg Quitten	waschen, die Blüten und Stiele entfernen, die Früchte in Scheiben schneiden und mit
1/2 kg Rohrohrzucker	und
11/2 Liter Wasser	etwa eine Stunde weich kochen.

Über Nacht stehen lassen, damit der Saft schön rot wird. Den Saft am nächsten Tag durch ein Tuch abrinnen lassen, etwa 3 Minuten aufkochen lassen und heiß in Flaschen füllen.

Quittentee

10 getrocknete Quittenscheiben	2 Stunden in
2 Liter Wasser	einlegen, dann nach Belieben mit
300 ml Rotwein, 1/2 Zimtstange	und
Zitronenschale	zum Kochen bringen.

15 Minuten auf kleiner Flamme köcheln lassen, absieben und mit Rohrohrzucker süßen.

Hildegard-Apotheke für Einsteiger

Wer sich heute eigenverantwortlich um seine Gesundheit kümmern möchte, der findet bei Hildegard wertvolle Heilmittel. Für fast jedes Krankheitsbild gibt es mehrere Mittel, die je nach Jahreszeit, Vorkommen und Verfügbarkeit zum Einsatz kommen.

Es ist mir ein Anliegen, Ihnen aus der großen Zahl der Hildegard-Heilmittel diejenigen zu empfehlen, die zuverlässig wirken, leicht erhältlich und gut aufzubewahren sind. Es handelt sich also um „einfache" Heilmittel mit großer Kraft, denn sie sollen bei Bedarf rasch zur Hand sein, damit effizient geholfen werden kann. Diese Auflistung ist als Anhaltspunkt gedacht. Sie ermöglicht es Ihnen, sich Ihre ganz persönliche „kleine Hildegard-Apotheke" zusammenzustellen, um möglichst viele Beschwerden schnell lindern zu können.

Apotheke

Akeleisaft bzw.
Akelei-Urtinktur
Bertrampulver
Eisenkraut
Fenchelkörner
Flohsamen
Galgantwurzel
Herzwein
Kubeben
Leinentücher
Leinsamen
Meisterwurz
Pelargonienpulver
Quendelsalbe
Rebstockwasser
Rebtropfen, ölige
Schafgarbenpulver
Veilchencreme und
Veilchenöl
Wegerichsaft bzw.
Wegerich-Urtinkur
Wermutcreme bzw.
Wermutöl
Wermutelixier

Steine:
Bergkristall
Chalzedon
Chrysopras
Jaspis
Onyx
Rubin

Akeleisaft bzw. Akelei-Urtinktur
Akeleisaft wird bei Erkältungen, allen entzündlichen Erkrankungen und bei Angina und Polypen eingesetzt.

Bertrampulver
Das so genannte Bertram-Ziehen hilft bei Verschleimungen im Hals-, Nasen- und Kopfbereich. Es beugt auch Erkältungen vor und ist eine optimale tägliche Mundhygiene.

Eisenkraut
Es eignet sich hervorragend zur äußeren Anwendung als Wickel bzw. als Auflage bei Entzündungen.

Fenchelkörner
Sie wirken basisch und können täglich gekaut oder als Tee getrunken werden. Sie sind außerdem Bestandteil des Stimmkräuterweins, der bei Erkältungen hervorragend wirkt.

Flohsamen
Sie werden in der Hildegard-Heilkunde anstelle von Leinsamen angewendet und fördern die Verdauung. Zudem werden sie für den gemütsaufheiternden Flohsamenwein und als Umschlag verwendet. Mit Flohsamenschalen wurden gute Erfahrungen bei erhöhtem Cholesterinspiegel gemacht.

Galgantwurzeln
Sie dürfen in keiner Handtasche fehlen, denn sie unterstützen den Kreislauf, fördern die Konzentration und helfen bei Blähungen und Kopfschmerzen. Galgantwurzeln sind auch Bestandteil des Schmerzweins.

Herzwein
Der Petersilienhonigwein stärkt Herz, Kreislauf und Gemüt. Er darf täglich eingenommen werden und eignet sich als Frohmacher.

Kubeben
Diese Pfefferart wirkt rasch bei Stress, bei Wallungen und bei Lernunlust von Kindern. Die Kubeben leisten auch bei Raucher-Entwöhnung wertvolle Hilfe.

Leinentücher
Sollten für Wickel und Umschläge in unterschiedlichen Größen immer griffbereit in der Apotheke vorhanden sein. Vor Gebrauch werden sie gebügelt, um sie keimfrei anzuwenden.

Leinsamen
Dienen nur zur äußeren Anwendung bei Verbrennungen und Hautproblemen. Das fertige Leinsamengel sollte stets auf Vorrat im Kühlschrank gelagert werden.

Meisterwurz
Er ist ein effektives Fiebermittel und hilft als so genannter Meisterwurzwein zuverlässig.

Pelargonienpulver
Es hilft als Pulver und als „Grippewein" rasch und zuverlässig bei Schnupfen und Erkältungen.

Quendelsalbe
Die Quendelsalbe leistet bei sämtlichen Hautproblemen wertvolle Hilfe.

Rebstockwasser
Das Rebstockwasser wird auch „Einfache Rebtropfen" genannt und bringt große Erleichterung bei Erkältungen, Augenproblemen und Heuschnupfen.

Rebtropfen, ölige

Die öligen Rebtropfen helfen bei Kopf- und Ohrenschmerzen und werden vor allem von Kindern gut vertragen.

Schafgarbenpulver

Das Schafgarbenpulver ist ein wichtiges Wundheilmittel und kommt vor und nach Operationen zum Einsatz.

Veilchencreme und Veilchenöl

Veilchencreme und Veilchenöl sind Universalheilmittel, die die Durchblutung fördern. Sie finden bei allen Hautproblemen, frischer Geschwulst, blauen Flecken und auch Kopfschmerzen Anwendung.

Wegerichsaft bzw. Wegerich-Urtinktur

Sie helfen bei Insektenstichen rasch und zuverlässig, nehmen sofort den Juckreiz und gehören in jede Urlaubsapotheke.

Wermutcreme bzw. Wermutöl

Sie werden bei Erkältungen äußerlich angewendet und bringen rasch große Erleichterung.

Wermutelixier

Dieses Elixier ist ein Konstitutionsmittel und sollte einmal pro Jahr als Kur eingenommen werden. Zudem hilft es in Akutsituationen u. a. bei Blasen-, Nieren-, Magen- und Verdauungsproblemen.

Steine

Mehr über die Hildegard-Heilsteine finden Sie im Buch: „Hildegard von Bingen – Heilsteine einfach anwenden“.

Bergkristall
Der Bergkristall regt als „Wasserstein“ die Drüsentätigkeit und den Stoffwechsel an. Er kann auch als Kette getragen werden und hilft bei Halsproblemen und Angina.

Chalzedon
Der Chalzedon wird als Anhänger oder als Kette getragen und als „Wasserstein“ eingesetzt. Er hilft gegen Stress, Zorn und bei hormonellen Problemen.

Chrysopras
Der Chrysopras wirkt bei Unbesonnenheit und Zorn, aber auch bei Gicht und Rheuma und daraus folgenden Schmerzen. Einen Anhänger oder eine Kette auf der Haut tragen und Wasser damit energetisieren.

Jaspis
Er ist das Multitalent unter den Steinen. Er beruhigt bei Kummer und Sorgen, bewirkt einen guten Schlaf und hilft bei Alpträumen und Bettnässen. Er lindert Schmerzen jeder Art und hilft auch bei Herzproblemen.

Onyx
Dieser Stein wird zur Herstellung des vielfach einsetzbaren Onyxessigs benötigt und er hilft zudem bei Trauer.

Rubin
Der Rubin wird als „Wasserstein“ bei Krankheiten eingesetzt und hilft als Trommelstein auch hervorragend zur Beseitigung von Warzen, Herpes und Candida.

Das Leben der heiligen Hildegard von Bingen

1098

1098 wird Hildegard als zehntes Kind des Grafen Hildebert und seiner Frau Mechthild von Bermersheim im Rheinland geboren.
Sie hat von Kindheit an die so genannte „Schau" (Ahnung von bevorstehenden Ereignissen), hält aber ihr Wissen mehr und mehr zurück, da sie Unverständnis und Furcht bemerkt.
Hildegard ist von Natur aus schwächlich und oft krank – aber genau deshalb ist sie glaubwürdig in ihrem Bestreben, ganzheitlich gesund zu werden.

1106

1106 wird sie gemäß der herrschenden Tradition als „Zehent" dem Kloster sozusagen als Dank überlassen.Sie kommt unter die Obhut von Jutta von Sponheim und erhält eine für die damalige Zeit umfassende Ausbildung. Die einzigen Bildungsstätten zu jener Zeit sind die Klöster. Frauen haben überdies keine andere Möglichkeit, sich Wissen anzueignen. Zudem dürfen nur Adelige ins Kloster gehen, die sich auf diese Art auch oft einen Platz als „Rentenversicherung" erkaufen. Die Klöster sind auf die finanzielle Unterstützung der Adeligen angewiesen. So erst wird Studium und Forschung im damaligen Sinn möglich.
Klöster sind aber auch Anlaufstellen für Reisende, für Schutzsuchende und das „gemeine" Volk, wenn es um medizinische Belange geht.

Kloster Disibodenberg

Jutta von Sponheim – eine kluge, gebildete Frau und mütterliche Freundin von Hildegard – ist Äbtissin in der Frauenklause des Klosters Disibodenberg. Sie unterrichtet ihre Zöglinge in Schreiben und Lesen, im Singen der Psalmen und in praktischen Arbeiten.

1136 stirbt Jutta von Sponheim und hinterlässt eine blühende Klause bzw. ein stattliches Benediktinerkloster.
Hildegard wird von ihren Mitschwestern einstimmig zur neuen Äbtissin gewählt, obwohl sie oft kränkelt. Aber ihr Wesen, das als demütig und bescheiden beschrieben wird, muss eine immense Ausstrahlung besessen haben. Hildegard ist 38 Jahre alt, als sie das schwere Amt antritt.

1141 Nachdem sie fünf Jahre als Äbtissin gewirkt hatte, erhält sie von Gott den Auftrag, ihre Visionen niederzuschreiben. In ihrer Demut will sie diesen Ruf nicht annehmen und erkrankt wieder einmal schwer, möglicherweise aus Angst, dem göttlichen Ruf nicht gerecht zu werden, sich gegen Gott zu versündigen, oder aus Furcht vor den Reaktionen des Klerus. Jedenfalls kann man nachfühlen, dass Hildegards Begabung mehr Belastung als Freude war.
Als sie sich entschließt, ihre Visionen niederzuschreiben, gesundet sie sofort und beginnt mit ihrem ersten großen Werk: „**SCIVIAS**" – „Wisse die Wege".
Als Kostprobe der damaligen Sprache und zur Erläuterung ihrer Schau ein kurzes Zitat:
„Im Jahre 1141 der Menschwerdung Christi, des Gottessohnes, als ich zweiundvierzig Jahre und sieben Monate alt war, kam ein feuriges Licht mit Blitzesleuchten vom offenen Himmel hernieder. Es durchströmte mein Gehirn und durchglühte mir Herz und Brust gleich einer Flamme, die jedoch nicht brannte, sondern wärmte, wie die Sonne einen Gegenstand erwärmt, auf den sie ihre Strahlen legt. Nun erschloss sich mir plötzlich der Sinn der Schriften, des Psalters, des Evangeliums und der übrigen katholischen Bücher des Alten und Neuen Testaments ..."
Ihre Visionen hat sie immer in wachem Zustand. Sie sind mystischen Ursprungs, entstehen aus einem geistigen Dialog mit Gott.

Wibert von Gembloux

In einem Antwortbrief an den Mönch Wibert von Gembloux, der sich sehr für ihre Niederschriften interessiert, schreibt sie viele Jahre später:
„Von meiner Kindheit an erfreue ich mich der Gabe dieser Schau in meiner Seele bis zur gegenwärtigen Stunde, wo ich doch schon mehr als siebzig Jahre alt bin.
Und meine Seele steigt – wie Gott will – in dieser Schau empor bis in die Höhe des Firmaments.
Ich sehe aber diese Dinge nicht mit den äußeren Augen und höre sie nicht mit den äußeren Ohren, auch nehme ich sie nicht mit den Gedanken meines Herzens wahr, noch durch irgendwelche Vermittlungen meiner fünf Sinne. Ich sehe sie vielmehr einzig in meiner Seele, mit offenen leiblichen Augen, so, dass ich dabei niemals die Bewusstlosigkeit einer Ekstase erleide, sondern wachend schau ich dies, bei Tag und Nacht."
„Das Licht, das ich schaue, ist nicht an den Raum gebunden. Es ist viel, viel lichter als eine Wolke, die die Sonne in sich trägt. Weder Höhe noch Länge noch Breite vermag ich an ihm zu erkennen. Es wird mir als der ‚Schatten des lebendigen Lichtes' bezeichnet. Und wie Sonne, Mond und Sterne in Wassern spiegeln, so leuchten mir Schriften, Reden, Kräfte und gewisse Werke der Menschen in ihm auf …
Alles, was ich in der Schau sehe und lerne, das behalte ich lange Zeit in meinem Gedächtnis, wie, sobald ich es sehe oder höre, es in mein Gedächtnis eingeht. Ich sehe, höre und weiß gleichzeitig, und wie in einem Augenblick erlerne ich das, was ich weiß. Was ich aber nicht sehe, das weiß ich nicht, denn ich bin ungelehrt und wurde nur unterwiesen, in Einfalt Buchstaben zu lesen …"

„In diesem Licht sehe ich zuweilen, aber nicht oft, ein anderes Licht, das mir das ‚lebendige Licht' genannt wird. Wann und wie ich es schaue, kann ich nicht sagen. Aber solange ich es sehe, wird alle Traurigkeit und alle

Angst von mir genommen, so dass ich mich wie ein junges Mädchen fühle und nicht wie eine alte Frau ..."

Nahtod-Berichte und Grenzerfahrungen zeugen ebenfalls immer von einem hellen Licht und einem unbeschreiblichen Wohlbefinden. Wer diesen Berichten Glauben schenkt, kann auch Hildegards Visionen problemlos annehmen. Wem Hildegards Visionen suspekt erscheinen, der sollte jedoch bedenken, dass ihre Anleitungen immer wieder wirken!

An diesem großen Werk „**SCIVIAS**" und den aufwendigen Bildtafeln arbeitet sie zehn Jahre lang. Der Mönch

Mönch Volmar

Volmar vom Disibodenberg wird bis zu seinem Tod ihr Sekretär und treuer Freund.

Richardis von Stade

Zu dieser Zeit tritt Richardis von Stade ins Kloster ein und die beiden Frauen verbindet eine lebenslange innige Beziehung. Die Familie Stade wiederum ist mit ihrem weltlichen Einfluss sehr hilfreich für Hildegard.
Ihre Begabungen und Visionen werden bekannt und bringen ihr nicht nur Freude und Freunde ein. Neid und Missgunst (warum wird ausgerechnet eine Frau mit wenig Bildung von Gott auserwählt?) begleiten sie ebenso wie Freude und Begeisterung.

1147
Papst Eugen III.

anerkennt Papst Eugen III. während der Synode in Trier ihre Sehergabe als echt.
Da ihre Klostergemeinschaft ständig wächst und sie – sei es Wunsch oder Vision – ein eigenes unabhängiges Kloster gründen will, bittet sie den Abt vom Disibodenberg um Erlaubnis. Das Stammkloster ist nicht erfreut, da durch Hildegard ein reger Zulauf zum Kloster entstanden ist und zahlreiche Spenden eingehen.
Nach einem anfänglichen „Nein" erkrankt Hildegard einmal mehr, und als der Abt schließlich einwilligt – vielleicht nach dem Motto „Besser eine weit entfernte Äbtissin als gar keine" –, gesundet sie und zieht mit

ihren Schwestern an den dreißig Kilometer entfernten Rupertsberg. Kloster Rupertsberg

1150 gründet sie dort das gleichnamige und eigenständige Kloster. Nach anfänglichen Schwierigkeiten wächst die Gemeinschaft intensiv und das „Sprachrohr Gottes", als das sie sich mittlerweile selbst bezeichnet, wird immer mehr zur Mahnerin und Lehrerin für die Persönlichkeiten ihrer Zeit und für die einfachen Leute, die in ihrem Kloster beraten, betreut und gesund gepflegt werden. 1150

1151–1158 schreibt Hildegard zwei weitere Werke: 1151–1158
„**PHYSICA**" – „Heilkraft der Natur" und „**CAUSAE ET CURAE**" – „Ursachen und Behandlung von Krankheiten".
In diesem Zeitraum entsteht das „**LIBER VITAE MERI-** 1158–1163
TORUM", das Buch der Lebensverdienste, bekannt als „Der Mensch in der Verantwortung". Gleichzeitig unternimmt sie Predigtreisen ins Frankenland, nach Lothringen und ins Rheinland.
Dies ist deshalb hervorzuheben, da es für Frauen damals völlig unüblich war, öffentlich Reden zu halten. Auf Marktplätzen appelliert sie an das Volk, die Liebe zu Gott nicht zu verlieren, zumal das Schisma (= Kirchenspaltung) damals eine zusätzliche Bedrohung für den Glauben darstellte.
1163 entsteht „**LIBER DIVINORUM OPERUM**", das Buch 1163
vom Wirken Gottes, auch bekannt unter „Welt und Mensch".
Während all der Zeit ist sie als Äbtissin, Mahnerin und Korrespondentin aktiv. Von ihrem regen Briefwechsel mit Adel und Klerus sind rund 300 Briefe erhalten geblieben. In der spärlichen Freizeit komponiert sie 77 Lieder und ein Singspiel. Sie wagt sich an eigene Klangbilder heran und beschreitet für damalige Verhältnisse völlig neue Wege. Sie empfiehlt das Singen und Mu-

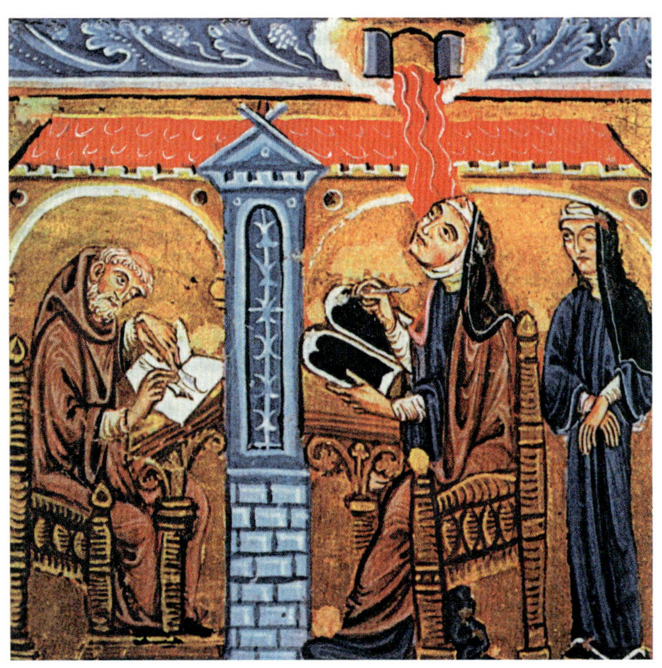

Hildegard schreibt eine Vision nieder; vor ihr Volkmar, hinter ihr Richardis. Miniatur im Buch „Liber Divinorum Operum".

sizieren zum „Stimmen der Seele", denn nur eine gut gestimmte Seele diene zur Freude Gottes.

1164 gründet Hildegard auf der anderen Seite des Rheins bei
Kloster Eibingen Rüdesheim das Kloster Eibingen. Diese zweite Klostergründung wird notwendig, da der Rupertsberg einen immensen Zuwachs erfährt.

Sie fährt zwei Mal pro Woche über den Rhein, um in beiden Klöstern nach dem Rechten zu sehen. (Das nur noch teilweise erhaltene Kloster Eibingen ist das einzige, in dem heute ein Museum untergebracht ist.)

1178 wird das „**Interdikt**" (= Verbot kirchlicher Amtshandlungen) über das Kloster am Rupertsberg verhängt, weil

Hildegard einen exkommunizierten Adeligen auf dem Klosterfriedhof beerdigen lässt. Als sie sich weigert, ihn exhumieren zu lassen, kommt es zu dieser schwerwiegenden Strafe.
Für ein Kloster war es die größte Strafe überhaupt, keine Gottesdienste mehr feiern, keine Sakramente empfangen und keine Loblieder mehr singen zu dürfen.
Sie gibt nicht nach und schreibt einmal mehr an den Klerus, sich seiner eigentlichen Aufgaben zu besinnen!
Am Anfang dieses Jahres wird das Interdikt schließlich 1179
wieder aufgehoben.

Am 17. September 1179 stirbt Hildegard. An ihrem Todestag ist Berichten zufolge ein großes helles Kreuz am Himmel zu sehen.

Am 7. Oktober erhebt Papst Benedikt XVI. die heilige 2012
Hildegard zur Kirchenlehrerin.

Stichwortverzeichnis

Mengenangaben / Abkürzungen

EL – Esslöffel
KL – Kaffeelöffel
TL – Teelöffel
Msp. – Messerspitze
Tasse – 150 ml
Prise – die Menge, die zwischen zwei Fingern Platz hat

Literaturverzeichnis / Quellennachweis

Hildegard von Bingen, Heilkraft der Natur, „Physica". Pattloch Verlag

Hildegard von Bingen, „Causae et Curae". Pattloch Verlag

Hildegard von Bingen, Das Buch der Göttlichen Werke, „Liber Divinorum Operum". Hovine Verlag

Hildegard von Bingen, Der Mensch in der Verantwortung, „Liber Vitae Meritorum". Herder Spektrum Verlag

Gottfried Hertzka / Wighard Strehlow, Die Große Hildegard-Apotheke. Verlag Hermann Bauer

Ellen Breindl, Das große Gesundheitsbuch der heiligen Hildegard von Bingen. Econ Taschenbuchverlag

Dr. Michael Ptok, Die Hildegardapotheke für die ganze Familie. St. Benno Verlag

Dr. Claus Schulte-Uebbing, Hildegard-Medizin für Frauen. Verlag Haug

Hildegard von Bingen

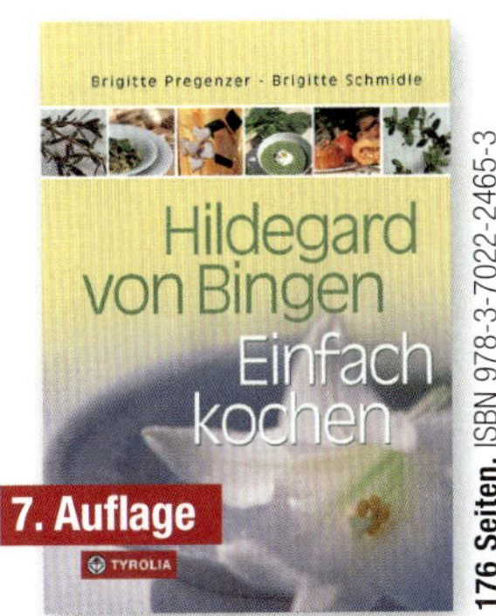

176 Seiten, ISBN 978-3-7022-2465-3

Pregenzer / Schmidle
Einfach kochen 1
Die moderne Hildegard-Küche für ernährungsbewusste Menschen mit 200 Rezepten.

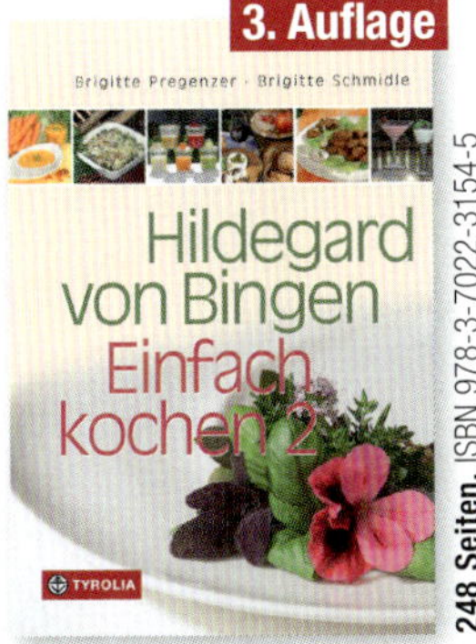

248 Seiten, ISBN 978-3-7022-3154-5

Pregenzer / Schmidle
Einfach kochen 2
Die Fortsetzung des Kochbuch-Klassikers mit 230 neuen gesunden Rezepten.

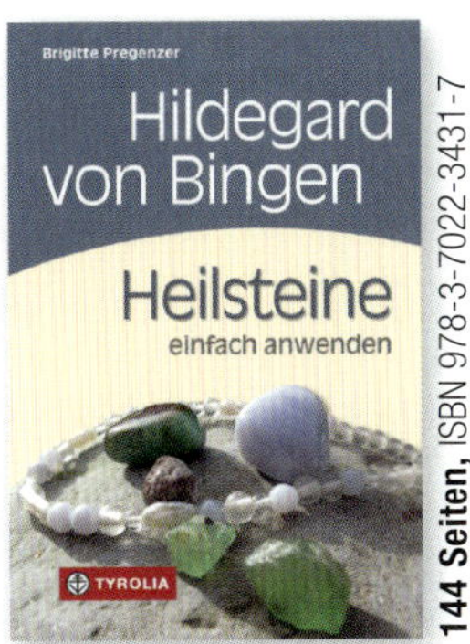

144 Seiten, ISBN 978-3-7022-3431-7

Brigitte Pregenzer
Hildegard von Bingen. Heilsteine einfach anwenden
Gesund leben mit der Kraft der Natur.

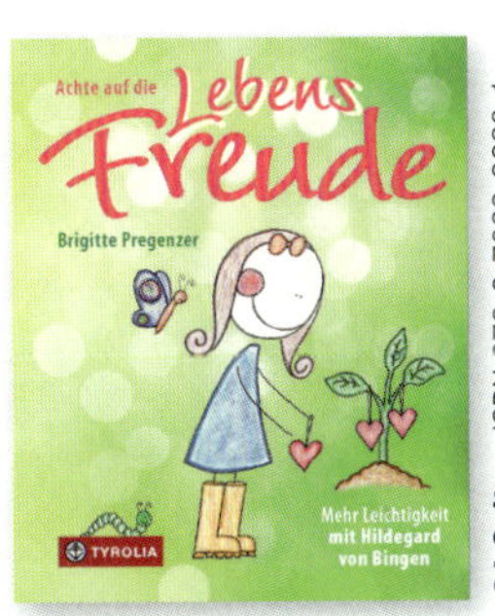

64 Seiten, ISBN 978-3-7022-3628-1

Brigitte Pregenzer
Achte auf die Lebensfreude
Weisheiten der Hildegard von Bingen für mehr Leichtigkeit im Leben.

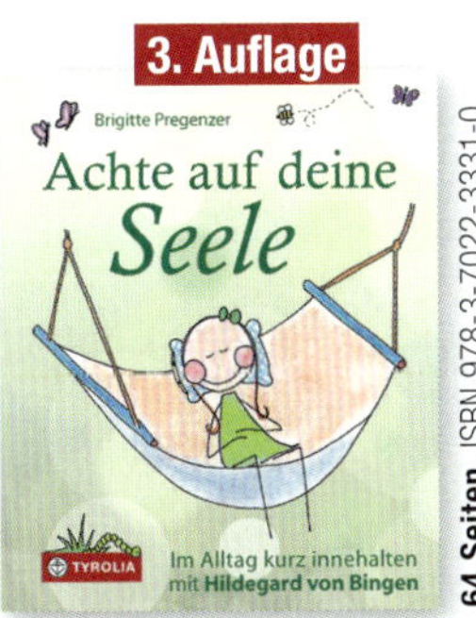

64 Seiten, ISBN 978-3-7022-3331-0

Brigitte Pregenzer
Achte auf deine Seele
Im Alltag kurz innehalten mit diesem Geschenkbuch voller Weisheiten der Hildegard von Bingen.

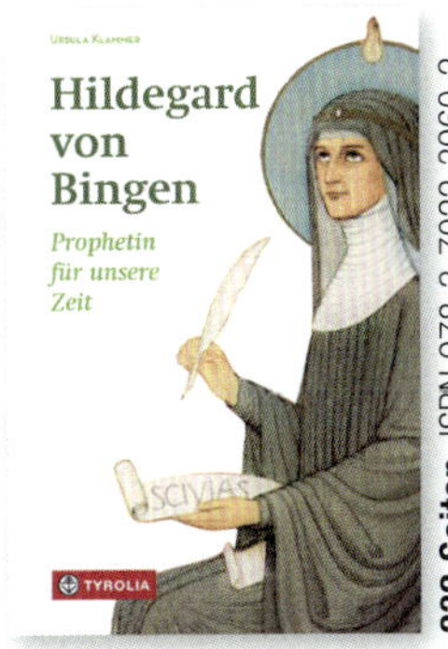

232 Seiten, ISBN 978-3-7022-3960-2

Ursula Klammer
Hildegard von Bingen
Prophetin für unsere Zeit
Die Hildegard-Biografie voller aktuell gültiger Lebensweisheiten.

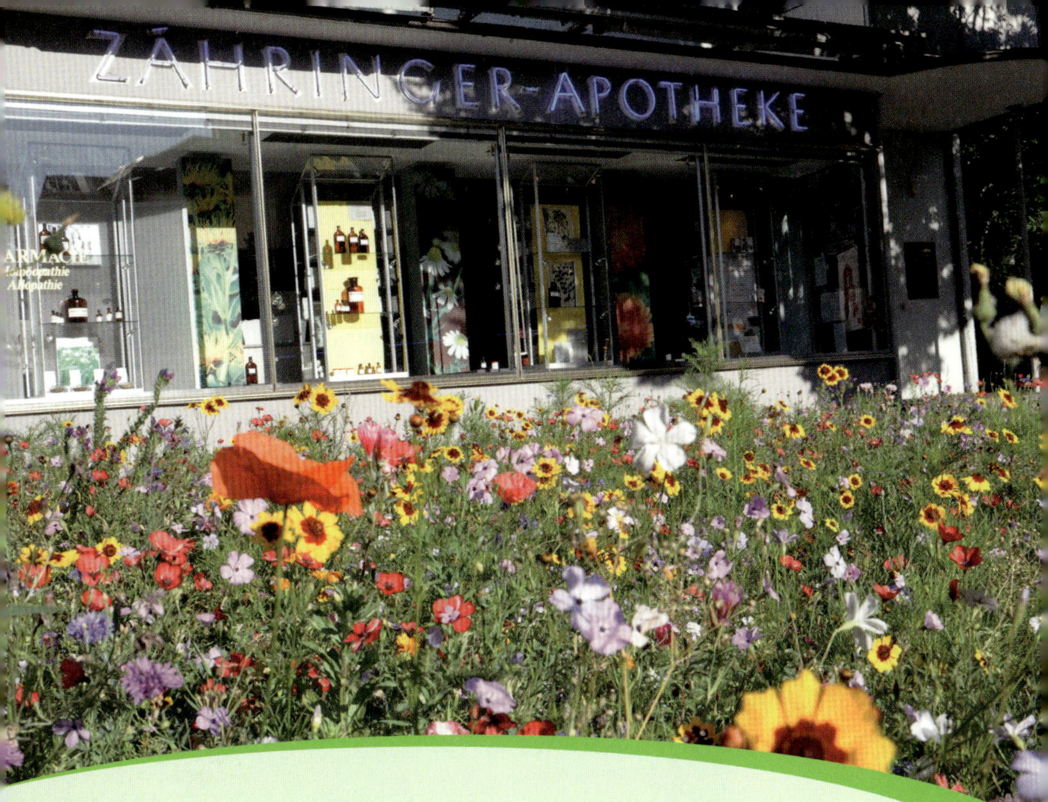

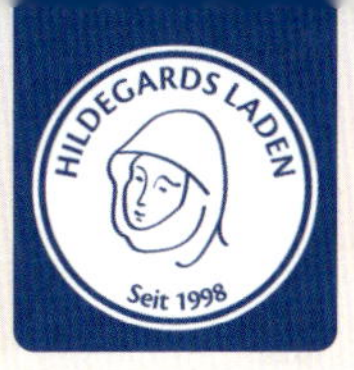
HILDEGARDS LADEN
Seit 1998

Dinkel-Fastenwochen
nach Hildegard
von Bingen
Reith im Alpbachtal
+43 5337 62749
info@pirchnerhof.at
HOTEL
Pirchnerhof
ZEIT ZUM AUFLADEN
www.pirchnerhof.at

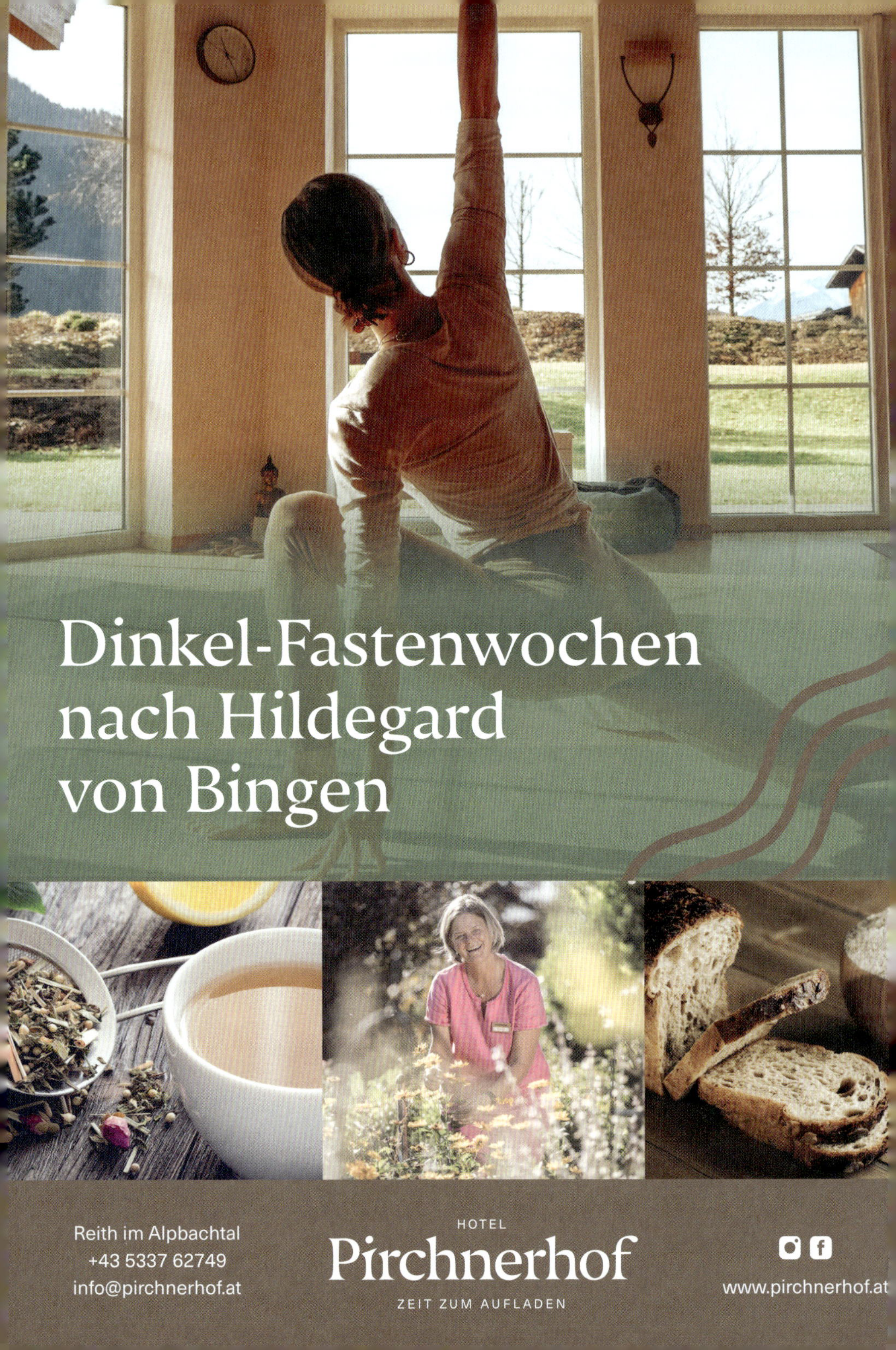